Monographien aus dem
Gesamtgebiete der Psychiatrie

Springer
*Berlin
Heidelberg
New York
Barcelona
Budapest
Hongkong
London
Mailand
Paris
Santa Clara
Singapur
Tokio*

Monographien aus dem
Gesamtgebiete der Psychiatrie
Herausgegeben von
H. Hippius, München · W. Janzarik, Heidelberg · C. Müller, Onnens (VD)

Band 75　Die Psychiatrie in der Kritik
　　　　　Die antipsychiatrische Szene und ihre Bedeutung für die
　　　　　klinische Psychiatrie heute
　　　　　Von T. Rechlin und J. Vliegen

Band 76　Postpartum-Psychosen
　　　　　Ein Beitrag zur Nosologie
　　　　　Von J. Schöpf

Band 77　Psychosoziale Entwicklung im jungen Erwachsenenalter
　　　　　Entwicklungspsychopathologische Vergleichsstudien an
　　　　　psychiatrischen Patienten und seelisch gesunden Probanden
　　　　　Von H.-P. Kapfhammer

Band 78　Dissexualität im Lebenslängsschnitt
　　　　　Theoretische und empirische Untersuchungen zu Phänomeno-
　　　　　logie und Prognose begutachteter Sexualstraftäter
　　　　　Von K.M. Beier

Band 79　Affekt und Sprache
　　　　　Stimm- und Sprachanalysen bei Gesunden,
　　　　　depressiven und schizophrenen Patienten
　　　　　Von H.H. Stassen

Band 80　Psychoneuroimmunologie psychiatrischer Erkrankungen
　　　　　Untersuchungen bei Schizophrenie und affektiven Psychosen
　　　　　Von N. Müller

Band 81　Schlaf, Schlafentzug und Depression
　　　　　Experimentelle Studien zum therapeutischen Schlafentzug
　　　　　Von M.H. Wiegand

Band 82　Qualitative Diagnostikforschung
　　　　　Inhaltsanalytische Untersuchungen zum psychotherapeutischen
　　　　　Erstgespräch
　　　　　Von J. Frommer

Band 83　Familiendiagnostik bei Drogenabhängigkeit
　　　　　Eine Querschnittstudie zur Detailanalyse
　　　　　von Familien mit opiatabhängigen Jungerwachsenen
　　　　　Von R. Thomasius

Band 84　Psychische Störungen bei Krankenhauspatienten
　　　　　Eine epidemiologische Untersuchung zu Diagnostik, Prävalenz
　　　　　und Behandlungsbedarf psychiatrischer Morbidität bei inter-
　　　　　nistischen und chirurgischen Patienten
　　　　　Von V. Arolt

Volker Arolt

Psychische Störungen bei Krankenhauspatienten

Eine epidemiologische Untersuchung zu Diagnostik, Prävalenz und Behandlungsbedarf psychiatrischer Morbidität bei internistischen und chirurgischen Patienten

Geleitwort von Horst Dilling

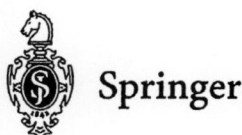 Springer

Privatdozent Dr. med. Volker Arolt
Leitender Oberarzt der Klinik für Psychiatrie
der Medizinischen Universität zu Lübeck
Ratzeburger Allee 160
D-23538 Lübeck

ISBN-13:978-3-642-64584-6   Springer-Verlag Berlin Heidelberg New York

Die Deutsche Bibliothek - CIP-Einheitsaufnahme
Arolt, Volker: Psychische Störungen bei Krankenhauspatienten: eine epidemiologische Untersuchung zu Diagnostik, Prävalenz und Behandlungsbedarf psychiatrischer Morbidität bei internistischen und chirurgischen Patienten / Volker Arolt. - Berlin; Heidelberg, New York; Barcelona; Budapest; Hongkong; London; Mailand; Paris; Santa Clara; Singapur; Tokio: Springer, 1997
   (Monographien aus dem Gesamtgebiete der Psychiatrie; Bd. 84)
   ISBN-13:978-3-642-64584-6   e-ISBN-13:978-3-642-60850-6
   DOI: 10.1007/978-3-642-60850-6

Dieses Werk ist urheberrechtlich geschützt. Die dadurch begründeten Rechte, insbesondere die der Übersetzung, des Nachdrucks, des Vortrags, der Entnahme von Abbildungen und Tabellen, der Funksendung, der Mikroverfilmung oder der Vervielfältigung auf anderen Wegen und der Speicherung in Datenverarbeitungsanlagen, bleiben, auch bei nur auszugsweiser Verwertung, vorbehalten. Eine Vervielfältigung dieses Werkes oder von Teilen dieses Werkes ist auch im Einzelfall nur in den Grenzen der gesetzlichen Bestimmungen des Urheberrechtsgesetzes der Bundesrepublik Deutschland vom 9. September 1965 in der jeweils geltenden Fassung zulässig. Sie ist grundsätzlich vergütungspflichtig. Zuwiderhandlungen unterliegen den Strafbestimmungen des Urheberrechtsgesetzes.
© Springer-Verlag Berlin Heidelberg 1997
Softcover reprint of the hardcover 1st edition 1997

Die Wiedergabe von Gebrauchsnamen, Handelsnamen, Warenbezeichnungen usw. in diesem Werk berechtigt auch ohne besondere Kennzeichnung nicht zu der Annahme, daß solche Namen im Sinne der Warenzeichen- und Markenschutz-Gesetzgebung als frei zu betrachten wären und daher von jedermann benutzt werden dürften.

Umschlaggestaltung: Design & Production
Satz: Reproduktionsfertige Autorenvorlage
Herstellung: Renate Münzenmayer

SPIN 10631057   25/3134-5 4 3 2 1 0 - Gedruckt auf säurefreiem Papier

Für Renate,
Johannes, Christoph und Philip-Benjamin

Geleitwort

Konsiliar- und Liaisonpsychiatrie sind unabdingbare Bestandteile der psychiatrischen Versorgung, deren Bedeutung in den vergangenen Jahrzehnten ständig gewachsen ist. Die Gründung von psychiatrischen Abteilungen in zahlreichen Allgemeinkrankenhäusern, die gemeindenahe Versorgung und die wissenschaftliche Verknüpfung der Psychiatrie mit zahlreichen anderen klinischen Fächern müssen zu einer engen Zusammenarbeit führen, die über die Tätigkeit von Psychiatern mit den somatischen Abteilungen der Allgemeinkrankenhäuser realisiert werden kann. Diese Intensivierung der konsiliarischen Arbeit erfordert auch entsprechende wissenschaftliche Erkenntnisse über das Vorhandensein, die Behandlung und die Prognose von psychischen Störungen bei Patienten somatischer Abteilungen von Allgemeinkrankenhäusern. Die Arbeit von Arolt und Mitarbeitern stellt eine ungemeine Bereicherung unseres Wissens über diese Patienten dar und muß als bahnbrechend in der einschlägigen deutschsprachigen Literatur angesehen werden. Dieses ist umso wichtiger, da die Versorgungsverhältnisse in englischsprachigen oder skandinavischen Ländern nicht ohne weiteres auf unsere Situation zu übertragen sind.

Für mich ist es eine große Freude, dieser Publikation ein Geleitwort mitzugeben, da mein Mitarbeiter, Herr Priv-Doz. Dr. V. Arolt hiermit einer Tradition von Arbeiten folgt, welche im Rahmen meiner wissenschaftlichen Tätigkeiten an der Münchner Nervenklinik als epidemiologische Feldstudien entstanden. Damals wurde die administrative Prävalenz mehrerer oberbayerischer Landkreise und später in einer Bevölkerung, aber auch die Prävalenz psychischer Störungen in Allgemeinpraxen bestimmt.

Neben den weiteren in Lübeck stattfindenden Studien zur Epidemiologie des Alkoholismus, die in Allgemeinpraxen und ebenfalls im Allgemeinkrankenhaus durchgeführt wurden, ist die vorliegende Untersuchung auf die Erfassung aller psychischen Störungen internistischer und chirurgischer Stationen gerichtet und entspricht methodisch dem gegenwärtigen Standard. Ich wünsche dem Buch einen lebhaften Widerhall. Möge es mit dazu beitragen, daß die Konsiliar- und Liaisonpsychiatrie den ihr zustehenden Platz im deutschsprachigen Raum erhält.

Lübeck, im April 1997   Horst Dilling

Vorwort und Danksagungen

Psychische Störungen bei körperlich Kranken sind häufig. Sie können mit einer somatischen Erkrankung zusammenhängen, aber auch unabhängig vorliegen. In Krankenhäusern und Arztpraxen, ist durch den Kontakt mit medizinisch Ausgebildeten die Chance gegeben, daß neben der notwendigen Diagnostik und Therapie der somatischen Erkrankungen auch psychische Störungen und Probleme erkannt und behandelt werden. Die meisten klinisch interessierten und erfahrenen Ärzte wissen oder ahnen zumindest, daß diese Aufgabe in viel geringerem Maße wahrgenommen wird, als sie gestellt zu sein scheint. Die mit dieser Problematik befaßten Psychiater sind sich in diesem Punkt jedoch weltweit einig. Die Gründe für die vermutlich insgesamt unzureichende Beachtung psychischer Störungen bei körperlich Kranken sind vielschichtig. Sie reichen von unzureichender Ausbildung über mangelnde zeitliche Möglichkeiten, mangelndes Interesse, bis zu eigener Abwehr von Angst, Scham, oder Aggression. In dieser Situation macht es in der Praxis wenig Sinn, etwas rechthaberisch auf die intrapsychische Abwehrproblematik der ärztlichen Kollegen zu verweisen. Das konkrete Bemühen um Zusammenarbeit ist im Hinblick auf die Patienten allemal nutzbringender. Von besonderer Bedeutung ist hierbei das persönliche Engagement des einzelnen Psychiaters bzw. Psychosomatikers; es reicht jedoch allein sicher nicht aus. Das Bemühen des Einzelnen muß in institutionelle Rahmenbedingungen eingebettet sein, die eine Versorgung psychischer Störungen ermöglichen, welche wenigstens annähernd bedarfsgerecht ist und damit über die derzeit meist praktizierte Sichtung der auffälligsten Patienten hinausgeht. Die Planung derartiger Versorgungsleistungen erfordert jedoch eine zuverlässige Einschätzung des Behandlungsbedarfs. Es liegen eine nicht geringe Anzahl von Studien aus Großbritannien und den USA vor, mit deren Hilfe die Häufigkeit psychischer Störungen bei Allgemeinkrankenhauspatienten geschätzt werden kann. Aufgrund unterschiedlicher Bedingen der medizinischen Versorgung sind diese Ergebnisse jedoch nur bedingt auf deutsche Verhältnisse übertragbar. Leider wurden bisher in Deutschland entsprechende Fragestellungen, von wenigen Studien abgesehen, kaum bearbeitet. So gut wie keine Erkenntnisse liegen überdies (weltweit) hinsichtlich der Frage vor, in welcher Größenordnung therapeutische Leistungen von seiten der Psychiater bzw. Psychosomatiker sinnvollerweise erbracht werden sollten.

Aufgabe der vorliegenden Untersuchung war es daher, eine Schätzung der Häufigkeit psychischer Störungen bei Allgemeinkrankenhauspatienten zu ermöglichen. Hierfür wurden jeweils eine internistische und eine chirurgische Stichprobe gezogen, da beide Fächer in Allgemeinkrankenhäusern die größten Versorgungsbereiche repräsentieren. Darüberhinaus sollte die Untersuchung aber auch eine Abwägung des Bedarfs an spezifischen therapeutischen Verfahren ermöglichen. Die vorliegende Studie soll also auf einer recht allgemeinen Ebene empirische Hilfen für eine sinnvolle Vorsorgungsplanung zur Verfügung stellen. Ein wesentlicher Wert der Arbeit besteht in der Art der Datenerhebung. Es sollte daher nicht verwundern, daß die statistische Bearbeitung der erhobenen Daten einfach ausfällt. Die Bearbeitung spezieller und komplexerer Problemstellungen, wie z.B. die Untersuchung von Entstehungsbedingungen psychischer

Störungen bei somatisch Kranken, war nicht beabsichtigt. Hierzu wäre ein in vieler Hinsicht anders gestalteter Studienplan notwendig gewesen.

Die psychosomatische Medizin hat in Deutschland im Vergleich zur übrigen Welt eine eigenständige Entwicklung genommen. Hierdurch wird möglicherweise verständlich, warum das wissenschaftliche Engagement im Hinblick auf psychische Störungen bei körperlich Kranken in der psychosomatischen Medizin erheblich ausgeprägter war, als im psychiatrische Fachgebiet. Es hat den Anschein, als hätten die Psychiater diesen Forschungsbereich an die Psychosomatiker "abgetreten", obwohl viele Fragestellungen (z.B. im Hinblick auf depressive Störungen oder organische Psychosyndrome) durchaus für das psychiatrische Fachgebiet von Interesse sind, vom praktischen Aspekt der Anzahl erbrachter Konsilarleistungen ganz zu schweigen. Auch angesichts der Probleme, mit denen "somatisch" tätige Ärzte im Hinblick auf psychische Störungen bei körperlich Kranken zu kämpfen haben, ist es bedauerlich, daß sich beide Fachgebiete immer weiter auseinanderentwickeln. Es muß aber vielleicht nicht ein Indikator für Naivität sein, darauf zu hoffen, daß sich eine integrative, durch fachlichen Austausch und gekennzeichnete Arbeit gerade im Bereich der Konsiliar/Liaisontätigkeit als ausgesprochen fruchtbar erweisen kann.

Die Durchführung der vorliegende Studie wäre nicht gelungen ohne die großzügige und vielfältige Unterstützung von Herrn Prof. Dr. med. Horst Dilling, dem ich an dieser Stelle herzlich danke. Er hat es als Direktor der Lübecker Klinik z.B. ermöglicht, daß auch angesichts einer knappen Personalausstattung die Untersuchung von sechs Fachärzten für Psychiatrie-Psychotherapie durchgeführt werden konnte. Auch sein fachlicher Rat hat sich als sehr hilfreich erwiesen. Ich danke ebenfalls herzlich meinen Kollegen, Frau Dr. med. Dipl.-Psych. Anne Bangert-Verleger, Herrn Priv.-Doz. Dr. med. Martin Driessen, Frau Dr. med. Dipl.-Psych Hildegard Neubauer, Frau Dr. med. Angela Schürmann und Herrn Dr. med. Wolfram Seibert, die mit großem Engagement und Zuverlässigkeit ganz wesentlich zum Gelingen der Arbeit beigetragen haben. Ferner danke ich für viele hilfreiche Anregungen Herrn Dr. phil. Thomas Kohlmann, Herrn Dr. rer.nat. Hans-Jürgen Friedrichs, Herrn Priv.-Doz. Dr. phil. Siegfried Weyerer und Herrn Prof. Dr. phil. Hans-Ulrich Wittchen. Frau Dr. med. Dörte Eckhoff und Herrn Dr. med. Carsten Spitzer sei für ihre besonders sorgfältige Hilfe bei der Aufbereitung der Daten gedankt. Ich danke auch Frau Sylvia Gussner, Frau Ilse Lehmann und Frau Catrin Lange, die verschiedene Arbeiten am Manuskript ausgeführt haben und sich dabei durch meine Umtriebigkeit nicht haben beirren lassen. Ich bedanke mich auch für das Entgegenkommen und die Offenheit der Direktoren der Lübecker internistischen und chirurgischen Kliniken, Herrn Prof. Dr. med. Hans-Peter Bruch, Herrn Prof. Dr. med. Jürgen Durst, Herrn Prof. Dr. med. Horst-Lorenz Fehm und Herrn Prof. Dr. med. Thomas Hütteroth. Meine Kollegen und ich sind dankbar für die vielen praktischen Hilfestellungen, die uns von seiten der Ärzte/innen und des Pflegepersonals der Kliniken zuteil geworden sind. Wenn auch nur im mittelbaren Zusammenhang mit der vorliegenden Arbeit, so möchte ich doch möchte ich ebenfalls Herrn Prof. Dr. med. Christian Reimer danken, der früh meinen Blick für bestimmte wesentliche klinische Probleme geschärft hat, sowie Herrn Prof. Dr.

med. Peter Ostendorf (Marienkrankenhaus Hamburg) und seinen internistischen Kollegen (besonders Frau Dr. med. Anette und Herrn Dr. med. Klaus Josten), die alle aufgrund ungemein gedeihlicher praktischer Zusammenarbeit bei mir ein nachhaltiges Interesse an der Thematik genährt haben. Mein Dank gilt nicht zuletzt den Mitarbeitern des Springer-Verlags, Herrn Dr. Thomas Thiekötter, Frau Stephanie Benko und Frau Ingrid Haas.

Lübeck, im April 1997   Volker Arolt

Inhaltsverzeichnis

1	**Einleitung**	1
1.1	**Stand der Forschung**	3
1.1.1	Psychiatrische Epidemiologie und psychiatrische Morbidität bei körperlich Kranken	3
1.1.2	Psychiatrische Diagnosen bei Krankenhauspatienten	9
1.1.2.1	Studien zur Prävalenz depressiver Erkrankungen	10
1.1.2.2	Organische Psychosyndrome und Demenzen	12
1.1.2.3	Alkoholabhängigkeit	15
1.1.2.4	Somatoforme Störungen	18
1.1.2.5	Angsterkrankungen	18
1.1.2.6	Schizophrenie und bipolare affektive Störungen	19
1.1.3	Das Problem des Behandlungsbedarfs	19
1.1.4	Der Verlauf psychiatrischer Erkrankungen bei Krankenhauspatienten	21
1.1.5	Forschungsmethoden zur Erhebung der psychiatrischen Morbidität bei somatisch Kranken: Darstellung und kritische Würdigung	22
1.2	**Untersuchungsziele und Hypothesen**	26
2	**Methoden**	28
2.1	**Untersuchungsfeld**	28
2.2	**Stichprobe**	29
2.3	**Art und Durchführung der Studie**	32
2.4	**Fallidentifikation**	36
2.5	**Erhebungsinstrumente**	37
2.5.1	Interviewverfahren	37
2.5.2	Psychometrische Fremdbeurteilungsinstrumente	40
2.5.3	Psychometrische Selbstbeurteilungsinstrumente	42
2.5.4	Statistische Verfahren	43

3.	**Ergebnisse**	**44**
3.1	**Psychiatrische Morbidität internistischer Patienten**	**44**
3.1.1	Körperliche Erkrankungen und Behandlungsursachen	44
3.1.2	Prävalenz psychischer Störungen	46
3.1.2.1	Aktualdiagnosen psychischer Störungen	46
3.1.2.2	Persönlichkeitsstörungen (Achse II)	50
3.1.2.3	Die Beurteilung der psychosozialen Belastung	52
3.1.2.4	Das allgemeine Funktionsniveau	53
3.1.3	Indikation zur Durchführung psychiatrischer und sozialtherapeutischer Maßnahmen	55
3.1.3.1	Indikation zu psychiatrischen Konsiliarbetreuung	55
3.1.3.2	Psychotherapeutische Mitbetreuung	56
3.1.3.3	Psychopharmakologische Behandlung	58
3.1.3.4	Indikation für psychosoziale Hilfen	59
3.1.3.5	Verlegung in psychiatrische/psychosomatische Fachkliniken	60
3.1.4	Indikation zur Weiterbehandlung nach Krankenhausentlassung	60
3.2	**Diskussion: Häufigkeit psychischer Störungen und ihr Behandlungsbedarf bei internistischen Patienten**	**63**
3.2.1	Körperliche Erkrankungen	63
3.2.2	Vergleich der Prävalenzraten der wichtigsten Störungseinheiten auf dem Hintergrund der wissenschaftlichen Literatur	63
3.2.2.1	Depressionen	64
3.2.2.2	Psychoorganische Störungen	66
3.2.2.3	Alkoholabhängigkeit	68
3.2.3	Bedarf an Konsiliar-/Liaisonleistungen	70
3.2.4	Differentielle Indikation zu psychiatrischen Behandlungsverfahren	73
3.3	**Psychiatrische Morbidität chirurgischer Patienten**	**75**
3.3.1	Körperliche Erkrankungen und Behandlungsursachen	75

3.3.2	Prävalenz psychischer Störungen bei chirurgischen Patienten	77
3.3.2.1	Aktualdiagnosen psychischer Störungen	77
3.3.2.2	Persönlichkeitsstörungen	80
3.3.2.3	Beurteilung der psychosozialen Belastung	81
3.3.2.4	Das allgemeine Funktionsniveau	83
3.3.3	Indikation zur Durchführung psychiatrischer und sozialtherapeutischer Maßnahmen	84
3.3.3.1	Indikation zu psychiatrischen Konsiliarbetreuung	84
3.3.3.2	Psychotherapeutische Mitbetreuung	85
3.3.3.3	Psychopharmakologische Behandlung	86
3.3.3.4	Indikation für psychosoziale Hilfsmaßnahmen	87
3.3.3.5	Verlegung in psychiatrische/ psychosomatische Fachkliniken	88
3.3.4	Indikation zur Durchführung von Behandlungsmaßnahmen nach Entlassung aus stationärer Behandlung	88
3.4	**Diskussion: Häufigkeit psychischer Störungen und Behandlungsbedarf bei chirurgischen Patienten**	**91**
3.4.1	Vergleich der ermittelten Prävalenzraten mit Ergebnissen der wissenschaftlichen Literatur	91
3.4.2	Vergleich der Störungshäufigkeiten und differentiellen Behandlungsindikation mit der internistischen Teilstichprobe	94
3.4.3	Vergleich des Bedarfs an psychiatrischen Konsiliarleistungen mit durchgeführten Konsilen in der chirurgischen Stichprobe	96
3.5	**Ergebnisse auf der Grundlage der Gesamtstichprobe**	**98**
3.5.1	Probleme der Validität der erhobenen Befunde	98
3.5.1.1	Der Allgemeine Gesundheitsfragebogen (GHQ-12) als Instrument zur Fallerkennung	99
3.5.1.1.1	Prüfung des Selektionsbias	100
3.5.1.1.2	Prüfung der externen Validität des GHQ-12	103

3.5.1.1.3	Diagnosen der vom GHQ-12 falsch-negativ identifizierten Patientengruppe	105
3.5.1.1.4	Diskussion: Die Fallfindungsfähigkeit des GHQ-12	107
3.5.1.2	Zur empirischen Validierung des CIDI	109
3.5.1.2.1	Vergleich zwischen CIDI und strukturiertem Interview hinsichtlich Fähigkeit zur Fallerkennung	109
3.5.1.2.2	Diskussion: Fallerfassung durch die verwandten Interviewverfahren	111
3.5.2	Prävalenz psychischer Störungen in der Gesamtstichprobe	115
3.5.3	Vorbehandlung von Patienten mit psychischen Störungen	116
3.5.4	Kausale Wirkung von körperlichen Erkrankungen auf psychische Störungen	118
3.5.4.1	Typologie	118
3.5.4.2	Verursachung psychischer Störungen durch somatische Erkrankungen und Schätzung der Inzidenz psychischer Störungen	120
3.5.5	Depressionsrisiko und somatische Erkrankung	123
3.5.5.1	Soziodemographische Merkmale depressiver Patienten	123
3.5.5.2	Schweregrad der somatischen Erkrankung und Depression	124
3.5.5.3	Psychosoziale Belastung und Depression	124
3.5.5.4	Aktuelle Depression und Lebenszeitprävalenz depressiver Störungen	125
3.5.5.5	Suche nach Variablen mit prädiktiver Validität	125
3.6	**Diskussion der Ergebnisse aus der Gesamtstichprobe**	129
3.6.1	Vergleich der Häufigkeit psychischer Störungen bei Krankenhauspatienten mit der Allgemeinbevölkerung	129
3.6.2	Depressive Störungen bei Krankenhauspatienten	131
3.6.3	Differentielle Indikation zur psychiatrischen Behandlung	134
4	**Diskussion der Methodik und Stichprobenwahl**	137
4.1	Probleme der Stichprobenziehung	137
4.2	Repräsentativität der Stichproben	139
5	**Kurzgefaßte Überlegungen zum Bedarf an psychiatrischer, psychosomatischer und medizinpsychologischer Versorgung**	142
6	**Zusammenfassung**	146

		XVII
7	**Literaturverzeichnis**	**148**

ANHANG

Anhang 1:	**Punktprävalenz psychischer Störungen in den Teilstichproben und der Gesamtstichprobe**	**169**
A1.1	Prävalenz psychiatrischer Erkrankungen (ICD-9) bei den Patienten der Stichproben	169
A1.2	Punkt(7-Tage)prävalenz psychischer Störungen (ICD-10) bei internistischen und chirurgischen Patienten	174
A1.3	Psychische Störungen in den Stichproben: Addition der Erst-, Zweit-, und Drittdiagnosen (Aktualdiagnosen)	178
A1.4-1.13	Weitere Tabellen	184
Anhang 2:	**Untersuchungsinstrumente und Skalen**	**193**
A.2.1	Schweregradeinteilung psychischer Störungen (modifiziert nach Cooper, 1978)	193
A.2.2	Klassifikation der Schweregrade somatischer Erkrankungen	194
A.2.3	Klassifikation möglicher Zusammenhänge zwischen somatischen und psychiatrischen Erkrankungen	194

1
Einleitung

Zur klinischen Bedeutung psychischer Störungen bei Krankenhauspatienten

In vielen chirugischen Abteilungen werden Patienten nach Möglichkeit nicht operiert, solange sie erkennbar depressiv sind. Erfahrene Chirurgen hegen hinsichtlich Rekonvaleszenz und Rehabilitation solcher Patienten oft erhebliche Skepsis. Die Beobachtungen dieser Ärzte widerspiegeln einen wesentlichen Aspekt der klinischen Bedeutung psychischer Störungen bei somatisch Kranken. Auch auf der Grundlage empirischer Studien wird zunehmend erkennbar, daß psychische Störungen Verlauf und Ausgang somatischer Erkrankungen komplizieren und auch die Mortalität beeinflussen können. So konnte z.B. mit Hilfe einer in jüngster Zeit publizierten, methodisch überzeugenden Studie gezeigt werden, daß die kardiale Mortalität von Patienten nach einem Myokardinfarkt im Fall einer zusätzliche vorhandenen Depression um mehr als das 6-fache gegenüber nichtdepressiven Patienten erhöht war (Frasure-Smith, 1995). Eine möglichst frühzeitige Diagnose einer psychischen Störung und eine entsprechende fachspezifische Intervention könnte sich vermutlich auch günstig auf den Verlauf einer somatischen Erkrankung auswirken. Die Diskussion der vielfältigen Forschungsergebnisse in diesem Bereich, die in der britischen und amerikanischen Psychiatrie seit mehr als zwei Jahrzehnten breiten Raum einnimmt, ist in einschlägigen Übersichtsarbeiten dokumentiert (z.B. Goldberg und Stoudemire, 1995; Creed, 1997; Pinkus et al., 1991) und soll daher im Rahmen dieser Einführung nicht dargestellt werden. Der gegenwärtige Erkenntnisstand spricht jedoch für den Nutzen rechtzeitiger psychiatrischer bzw. psychosomatischer Interventionen bei Krankenhauspatienten.

Psychische Störungen bei körperlich Kranken stellen auch für sich genommen in den meisten Fällen diagnostisch abklärungsbedürftige, oft aber auch behandlungsbedürftige Erkrankungen dar. Bisherige versorgungsepidemiologische Studien haben ergeben, daß psychische Störungen während der Krankenhausbehandlung in mehr als der Hälfte der Fälle vermutlich nicht erkannt und nicht behandelt werden. Die Ergebnisse der hier vorliegenden Lübecker Allgemeinkrankenhausstudie legen den gleichen Schluß nahe, wenn sie mit den Ergebnissen einer Erhebung über die Leistungen des Lübecker psychiatrischen Konsiliardienstes (Arolt et al., 1995c) verglichen werden. Diese Situation entspricht den Beobachtungen, die in deutschen aber auch ausländischen Allgemeinarztpraxen gemacht wurden (Dilling et al., 1978; Linden et al., 1996; Üstün und Sartorius, 1995; Zintl-Wiegang und Cooper, 1979). Auf der Grundlage dieser Erkenntnisse erscheint die Vermutung durchaus plausibel, daß in den wesentlichen Institutionen der Gesundheitsversorgung der Allgemeinbevölkerung die Möglichkeiten der Sekundärprävention psychischer Störungen ungenügend genutzt werden. Neben dem beträchtlichen, sicher minderungsfähigen, subjektiven Leid der Patienten und ihrer Angehörigen, welches durch bestehende psychische Störungen und ihre Chronifizierung verursacht wird sollten auch die gesellschaftlich zu tragenden Folgekosten nicht außer acht bleiben (vgl. Johnson et al., 1992).

Einen weiteren, wichtigen, praktisch-klinischen Zugang zum Thema der vorliegenden Arbeit stellt die Vermittlung von Kenntnissen für die ärztliche, insbesondere die allgemeinärztliche und internistische Weiterbildung dar. Beide Arztgruppen sind in der Primärversorgung in besonderem Ausmaß mit psychischen Störungen bei ihren Patienten konfrontiert. Das zunehmende Bewußtsein für diese Problematik hat sich in den letzten 2 Jahrzehnten in einer starken Zunahme psychotherapeutischer Weiterbildungsanteile (z.B. im Rahmen der "psychosomatischen Grundversorgung") bemerkbar gemacht. Diese Aktivitäten können aber mit einem, während der Facharztweiterbildung möglichen, supervidierten, kontinuierlichen Lernen am Kranken sicher nicht gleichgesetzt werden. Eine wesentliche Aufgabe eines gut funktionierenden psychiatrischen bzw. psychosomatischen Konsiliar-/Liaisondienstes besteht in der Weitergabe von Wissen und Fertigkeiten an die Fachkollegen aus der "somatischen" Medizin. Die Erfahrungen des Autors gehen dahin, daß derartige Bemühungen in den meisten Fällen mit Interesse, machmal geradezu dankbar aufgegriffen wird. Eine didaktisch qualifizierte Vermittelung von Kentnissen durch Konsiliar-/Liaisonärzte kann während der Zeit der allgemeinärztlichen oder internistischen Facharztweiterbildung für die Fähigkeiten zur Erkennung und Behandlungseinleitung psychischer Störungen in der späteren Berufpraxis von großem Nutzen sein.

Ein vierter wichtiger Aspekt betrifft schließlich das psychiatrische Fachgebiet selbst. Die in Deutschland und im europäischen Ausland (mit Ausnahme von Großbritannien und den Niederlanden) anzutreffende, i.A. institutionell wenig entwickelte psychiatrische Konsiliarpraxis sowie die hierzulande bislang eher spärliche wissenschaftliche Literatur auf diesem Gebiet lassen schließen, daß psychische Störungen bei somatisch Kranken eher als zur Randzone des Fachgebiets gehörig aufgefaßt werden. Zwar steht die Auseinandersetzung mit körperlich begründbaren psychische Störungen i.S. psychoorganischer Syndrome in einer langen und reichen Tradition. Die Vielfalt der nichtorganischen psychischen Störungen, die mit unterschiedlichen Assoziationsmodalitäten bei somatischen Erkrankungen vorliegen können, blieben weit weniger beachtet. In Deutschland wird dieser Bereich im übrigen von den Gebieten der Psychosomatik und der medizinischen Psychologie sehr aktiv mitvertreten. Unzweifelhaft ist dennoch, daß die Hauptlast der praktischen Aufgabenerfüllung überwiegend von den Vertretern des psychiatrischen Fachgebiets übernommen werden muß. Es stimmt hoffnungsvoll, daß, angesichts dieser Situation und im Hinblick auf den Reichtum an möglichem Wissensgewinn[1], das Interesse an diesen Arbeitsbereich in Deutschland seit etwa 5 Jahre merklich zunimmt damit auf praktische Erfahrungen und wissenschaftliche Erkenntnisse nicht mehr verzichtet wird, die sich auch für das psychiatrische Fachgebiet als wertvoll erweisen können.

---

[1] vgl. die Konsiliar/Liaison-Datenbasis in General Hospital Psychiatry 5, 1996

1.1
Stand der Forschung

1.1.1
Psychiatrische Epidemiologie und psychiatrische Morbidität bei körperlich Kranken

Psychiatrische Epidemiologie kann als die Erforschung der Verteilung psychischer Störungen in Populationen definiert werden (Burke & Regier, 1988). Unter historischer Perspektive entwickelte sich die psychiatrische Epidemiologie in engem Zusammenhang mit der Erforschung von Ursachen und Behandlungsmöglichkeiten psychischer Störungen. Hinsichtlich der Untersuchungspopulationen lassen sich zwei wesentliche Vorgehensweisen unterscheiden: 1. Es können Stichproben aus der Allgemeinbevölkerung gewählt werden, die hinsichtlich wichtiger soziodemographischer Variablen repräsentativ sind. Die Untersuchung stratifizierter Stichproben basiert auf der Aggregation eines soziodemographischen Merkmals (z.B. Arbeitslosigkeit, Nationalität, Institutionalisierung) und kann auch der Ergänzung von Stichproben dienen, die mit dem Ziel der Repräsentativität aus der Allgemeinbevölkerung gezogen werden. 2. In der klinischen Epidemiologie werden Stichproben untersucht, die ebenfalls mit dem Ziel der Repräsentativität für bestimmte Variablen aus Patientenpopulationen gezogen werden.

Die quantitative Verteilung psychischer Störungen wird mit Hilfe deskriptiver Studienansätze zur Feststellung der Vorkommenshäufigkeit (Prävalenz) oder der Neuerkrankungshäufigkeit (Inzidenz) innerhalb definierter Zeiträume festgestellt. Sollen jedoch Erkrankungsrisiken ermittelt werden, sind analytische Studienpläne zu erstellen, auf deren Grundlage plausible Hypothesen über kausale Zusammenhänge geprüft werden. Eine dritte Gruppe von Forschungsverfahren besteht in der Wahl experimenteller Studienpläne mit den Zielen der Aufklärung von Krankheitsursachen und der Erfolgsbeurteilung von therapeutischen Interventionen (vgl. Cooper & Morgan, 1977; Häfner, 1978).

Von großer wissenschaftlicher und gesundheitspolitischer Bedeutung sind die Studien zur psychiatrischen Morbidität in der Allgemeinbevölkerung. Aus diesen Untersuchungen ergeben sich die wesentlichen Grundlagen zur Planung psychiatrischer Versorgungssysteme. Zu den wichtigsten Feldstudien zählen die "Midtown Manhattan" - Studie in den USA (Srole et al., 1962), die "Stirling County" - Studie in Kanada (Leighton et al., 1963), die "Samsö - Studie" in Dänemark (Nielsen et al., 1965), die "Lundby" - Studie in Schweden (Essen-Möller 1956; Hagnell, 1966; Hagnell und Öjesjö, 1975) und unter Verwendung einer kriterienorientierten Klassifikation (DSM-III) und Strukturierung der Interviewtechnik die "Epidemiological Catchment Area"-Studie in den USA (Robins und Regier, 1991).

In der Bundesrepublik erlangte nach dem 2. Weltkrieg die psychiatrische Epidemiologie erst ab 1973 mit der Gründung des Sonderforschungsbereichs 116 (SFB 116: psychiatrische Epidemiologie) den ihr angemessenen wissenschaftlichen Stellenwert. Hinsichtlich der Schätzung von Prävalenzraten in der Allgemeinbevölkerung und des Bedarfs an psychiatrischer Versorgung erlangte (als Teilprojekt des SFB) die "Oberbayern"-Studie besondere Bedeutung (Dilling et al., 1984). Die Studienergebnisse bildeten die Grundlage für die Planung psychiatrischer Behandlungseinrichtungen und wurden mitbestimmend für den "Bericht über die Lage der Psychiatrie in der Bundesrepublik Deutschland. Zur psychiatrischen und psychotherapeutisch/psychosomatischen Versorgung der Bevölkerung (Psychiatrie-Enquete)" der Sachverständigenkommission der Bundesregierung (Sachverständigenkommission, 1975). Die Beobachtungen und Empfehlungen der Kommission wurden richtungsweisend für die Entwicklung psychiatrischer Versorgungssysteme. Hinsichtlich der Validität ihrer Ergebnisse ist der Umstand von besonderer Bedeutung, daß in einer 2. Erhebungsphase im gleichen Untersuchungsraum (10 Jahre später) im wesentlichen gleiche Prävalenzraten gefunden wurden (Fichter et al., 1990). Außerdem gelang es in diesem zweiten Untersuchungsansatz, entsprechend der Entwicklungstendenz der psychiatrischen Epidemiologie, kausale Hypothesen zur Entstehung psychischer Störungen zu prüfen. Mit den in Oberbayern durchgeführten Bevölkerungsstudien methodisch vergleichbar, jedoch auf die spezielle Problematik der über 65jährigen Allgemeinbevölkerung ausgerichtet, sind die Studien von Krauß et al. (1977) und insbesondere von Cooper und Sosna (1983; s.a. Bickel et al., 1993). Die Arbeitsgruppen von Schmidt (vgl. Esser u. Schmidt, 1987) und Castell (vgl. Artner et al., 1984) untersuchten Kinder und Jugendliche. Die Erkrankungshäufigkeit der Stadtbevölkerung hinsichtlich neurotischer und psychosomatischer Erkrankungen haben Schepank und Mitarbeiter in zwei aufwendigen Studien untersucht (Schepank, 1987; Ergebnisse zum Erkrankungsverlauf: Schepank, 1990; ebenfalls im Rahmen des SFB 116), wobei auch in dieser Arbeit ein wesentlicher Akzent auf der Erhellung kausaler Zusammenhänge in der Krankheitsentstehung lag. Wichtige Ergebnisse, die in diesem Zusammenhang nicht dargestellt werden können, lieferten auch die Züricher Kohorten-Studie (vgl. Angst et al., 1984 und folgende) und die Münchner Studie zum Verlauf behandelter und unbehandelter Depressionen und Angststörungen (Wittchen u. v. Zerssen, 1988).

Die psychiatrische Epidemiologie ist jedoch nicht auf Studien in der Allgemeinbevölkerung beschränkt, sondern umfaßt ebenfalls Untersuchungsansätze, die sich auf die Erhebung der psychiatrischen Morbidität in bestimmten Bevölkerungsgruppen (z.B. Familien, alte Menschen, ethnische Gruppen, Angehörige einer Sozialschicht), aber auch der Klientel medizinischer Institutionen (z.B. Patienten in der Allgemeinpraxis oder im Krankenhaus) beziehen. Bei dieser inhaltlichen Ausrichtung ergeben sich insbesondere im Hinblick auf die Untersuchung von Patienten in medizinischen Institutionen vielfältige Fragestellungen sowohl hinsichtlich des Entstehens und der Vorkommenshäufigkeit psychischer Störungen wie auch hinsichtlich der Modalitäten ihrer Behandlung und des

Krankheitsverlaufs. In der Bundesrepublik liegen im Vergleich zu den USA und zu Großbritannien nur wenige Studien vor, in denen entsprechende Fragestellungen bearbeitet werden.
Hierzu gehören die Studien zur Vorkommenshäufigkeit und Diagnostik von psychischen Störungen in Allgemeinarztpraxen in Oberbayern (Dilling et al., 1978) und Mannheim (Zintl-Wiegand und Cooper, 1979) sowie die weltweit angelegte multizentrische WHO-Studie (Maier et al., 1996).

Besonders augenfällig wird der Mangel an Untersuchungen in der Bundesrepublik bei der Frage der psychiatrischen Morbidität in somatischen Krankenhausabteilungen. Die empirisch fundierte Bearbeitung dieser Thematik ermöglicht einerseits Einblicke in die Beziehung zwischen körperlichen und psychischen Erkrankungen und bildet andererseits die Grundlage für die Einrichtung von angemessenen Behandlungsmöglichkeiten. In den wenigen Studien, die im deutschen Sprachraum existieren, wird der Versuch unternommen, die psychiatrische Morbiditätsrate und z.T. auch den Behandlungsbedarf zu schätzen. Die Arbeiten unterscheiden sich hinsichtlich der Art und Qualität der angewandten epidemiologischen Methodik erheblich. Die Validität ihrer Ergebnisse muß daher ebenfalls unterschiedlich beurteilt werden; ein Ergebnisvergleich ist poblematisch.

Siede und Mitarbeiter (1975) baten internistisch und chirurgisch tätige Ärzte in 5 Allgemeinkrankenhäusern um die Benennung von Patienten mit psychischen Störungen. Dabei ergab sich eine (vergleichsweise niedrige) Prävalenzrate von 5,1% (274 von 5384).

Modestin (1977) untersuchte mit Hilfe eines selbst entwickelten halbstrukturierten Interviews 244 neu in eine internistische Abteilung aufgenommene Patienten und fand eine psychiatrische Morbidität von 62,2% und einen Behandlungsbedarf von 38,9%.

Athen und Schranner (1981) untersuchten mit Hilfe des Münchner Alkoholismus Tests (MALT, Feuerlein et al., 1979) 849 neu aufgenommene Patienten der internistischen Abteilung eines Allgemeinkrankenhauses. 11% der Befragten wurden als Alkoholiker klassifiziert, 4% als alkoholgefährdet.

Auerbach und Melchertsen (1981), bzw. Nieder (1985) untersuchten klinisch und mit Hilfe des MALT insgesamt 371 Patienten und fanden folgende Prävalenzraten für Alkoholabhängigkeit: 14,0% bei internistischen Patienten (n = 123), 7,2 % bei chirurgischen Patienten (n = 124) und 31% bei psychiatrischen Patienten (n = 124). Sensitivität, Spezifität und Gesamteffizienz des MALT erwiesen sich als hoch.

Künsebeck und Mitarbeiter (1984) untersuchten in einer Querschnittserhebung mit Hilfe eines Sets von Selbsteinschätzungsfragebögen und einer anschließenden Faktorenanalyse 322 Patienten auf chirurgischen und internistischen Stationen einer Universitätsklinik. Sie fanden eine durchschnittliche Störungsprävalenz von ca. 37%. 20,5 % aller untersuchten Patienten wiesen eine depressive Symptomatik auf.

Cooper und Mitarbeiter (vgl. Cooper, 1987; Cooper u. Bickel, 1987; Bickel et al., 1993) führten im Rahmen des SFB 116 eine Studie über Erkennung und Verlauf psychischer Störungen bei 626 65- bis 80jährigen Patienten in internistischen Abteilungen in Allgemeinkrankenhäusern in Mannheim und Ludwigshafen durch. Hierbei verwandten sie eine am internationalen Standart orientierte zweistufige Vorgehensweise (Screening mit CASE plus Interview CIS, s. 1.1.6). Die Ergebnisse des Screenings wurden durch die Interviewergebnisse korrigiert. Die ermittelte Punktprävalenz betrug für alle Störungseinheiten 30,2%, davon entfielen 9,1% auf organische Psychosyndrome (überwiegend Demenzen).

Eichinger und Güntzel (1987) sichteten Aufnahme- und Entlassungsdiagnosen aller Patienten einer internistischen Abteilung in Berlin im Verlauf eines Jahres und fanden bei 17,6% Hinweise auf psychische und psychosomatische Beschwerden.

Möller und Mitarbeiter (1987) untersuchten in München mit Hilfe des MALT eine Stichprobe von 600 chirurgischen (je 300 traumatologische und nicht-traumatologische) Patienten. Als alkoholabhängig wurden 14% der Patienten eingestuft, als alkoholismusverdächtig weitere 12%. Die Prävalenzrate manifester oder verdächtigter Alkoholabhängigkeit war bei den tarumatologischen Patienten mehr als doppelt so hoch wie bei den übrigen.

Stuhr und Haag (1989) führten mit ihren Mitarbeitern eine Querschnittsuntersuchung in internistischen Abteilungen städtischer Allgemeinkrankenhäuser durch (1981- 1986). Mit Hilfe eines halbstandardisierten psychodynamischen Interviews sowie Fragebögen (Laienätiologie, Lebensereignisse) identifizierten sie von 154 Patienten 38,4% als "psychosomatisch erkrankt" und fanden Hinweise auf das Vorliegen psychischer Störungen in ca.35% der Patientengruppe (n=367), die der Untersuchung aus verschiedenen Gründen nicht zugänglich war. Hochgerechnet auf die gesamte Zielpopulation, schätzten die Autoren einen "psychosomatischen" Behandlungsbedarf (bei vorliegender Motivation) von 4,3%.

Margraf und Mitarbeiter (1990) untersuchten mit einem standardisierten Interview (SKID: Strukturiertes Klinisches Interview für DSM-III-R, Spitzer und Williams, 1985) 210 Patienten einer psychosomatisch/internistischen Fachklinik. 72% der Patienten erhielten mindestens eine psychiatrische Diagnose. Bei ca. 50% aller untersuchten Patienten lag eine Form der Angststörung vor, bei etwa 30% eine Depression.

John und Mitarbeiter (1996) haben in jüngster Zeit in Lübeck die für den deutschen Bereich wohl gründlichsten Erhebungen zur Prävalenz von Alkoholismus bei stationären (aber auch ambulanten) internistischen und chirurgischen Allgemeinkarnkenhauspatienten durchgeführt. In einer Stichprobe von 1309 18-65-jährigen Patienten wurden mit Hilfe eines Screenings durch CAGE und MAST sowie anschließender vertiefter Diagnostik 17,5% Alkoholabhängige oder -mißbraucher identifiziert. Bei weiteren 9,7% wurde eine Verdachtsdiagnose gestellt.

Auf die Studien aus dem deutschen Sprachraum zu Vorkommenshäufigkeit und Verlauf psychischer Störungen bei definierten Krankheitsbildern oder Behandlungsinterventionen kann in diesem Rahmen nicht eingegangen werden (z.b. Problematik von Operationen am offenen Herzen: z.B. Speidel et al., 1979; Meffert et al., 1979; Götze, 1980; Naber et al., 1990; chronische Niereninsuffizienz und Transplantation: z.B. Balck et al., 1985).

Die bisher vorliegenden Arbeiten lassen eine verläßliche Schätzung der Vorkommenshäufigkeit definierter psychiatrischer Erkrankungseinheiten sowie des differentiellen Behandlungsbedarfs in somatischen Abteilungen von Allgemeinkrankenhäusern für den Bereich der Bundesrepublik Deutschland nicht zu. Die Verwendung von Erhebungstechniken, denen eine Indikatorfunktion zukommt (Siede et al., 1974; Eichinger und Güntzel, 1987), erlaubt zwar eine grobe quantitative Schätzung als Hinweis auf eine bestehende Problematik, ist jedoch hinsichtlich der Ermittlung von Prävalenzraten ungeeignet. Die ausschließliche Verwendung von Selbstbeurteilungsfragebögen (Künsebeck et al., 1984) erlaubt eine bessere, jedoch immer noch recht grobe Einschätzung der Störungshäufigkeit, z.B. in den Dimensionen Angst oder Depression; entsprechende Untersuchungen existieren im angloamerikanischen Sprachraum (s.u.). Die Problematik falsch-negativer und falsch-positiver Ergebnisse bei Untersuchungen, die ausschließlich mit Selbstbeurteilungsfragebögen durchgeführt werden, ist erheblich (Mayou und Hawton, 1986). Die Klassifizierung von Patienten als "psychosomatisch erkrankt" (Stuhr und Haag, 1989) erlaubt eine ungefähre Schätzung der Größenordnung der psychologischen (Mit-)Verursachung somatischer Erkrankungen, sagt jedoch über die Vorkommenshäufigkeit definierter Störungseinheiten nichts aus. Die zweistufige Vorgehensweise in der Untersuchung 65-80jähriger Krankenhauspatienten (Cooper und Bickel, 1987) entspricht dem internationalen Standard und liefert präzise Prävalenzangaben; ein möglicher Behandlungsbedarf läßt sich jedoch nur annähernd schätzen, da differentielle Indikatonsstellungen nicht erhoben wurden. Die Studien zur Prävalenz der Alkoholabhängigkeit benutzen ein gut validiertes, standardisiertes Erhebungsinstrument und liefern ebenfalls präzise (und in der Höhe vergleichbare) Prävalenzangaben. Die Arbeit von Margraf et al.(1990) nimmt eine Sonderstellung ein, da eine spezielle Klientel untersucht wird, die mit dem Patientengut eines Allgemeinkrankenhauses nicht vergleichbar ist.

Zusammengenommen zeigt sich, daß für den Bereich der Bundesrepublik mehrere Studien auf die bestehende Problematik psychischer Störungen bei somatisch erkrankten Krankenhauspatienten hinweisen, daß jedoch 1. aufgrund der angewandten Methodik und 2. aufgrund fehlender Vergleichsuntersuchungen weder eine valide Schätzung der

Vorkommenshäufigkeit psychischer Störungen noch des sich ergebenden differentiellen Behandlungsbedarfs möglich ist. Die Studien von Cooper und Bickel (1987) aber auch die Arbeiten zur Haüfigkeit von Alkoholabhängigkeit geben jedoch Prävalenzraten an, die einen Vergleich im internationalen Rahmen ermöglichen.

In diesem Zusammenhang muß betont werden, daß Erkenntnisse über die Vorkommenshäufigkeit psychischer Störungen zwar die prinzipielle Notwendigkeit ihrer Behandlung implizieren, jedoch nur ausgesprochen grobe und für die Planung von Versorgungssystemen kaum verwendbare Schätzungen ermöglichen (s. 1.1.4). Ebenfalls ist zu beachten, daß die Studienergebnisse aus den USA oder Großbritannien aufgrund der unterschiedlichen Modalitäten stationärer und ambulanter Krankenversorgung in den verschiedenen Gesundheitssystemen nicht auf deutsche Verhältnisse übertragbar sind, sondern nur als Anhaltszahlen gewertet werden können. Als weiterer wichtiger Gesichtspunkt muß erwähnt werden, daß Ergebnisse (die für den Bereich der Bundesrepublik zu erbringen sind) in Hinblick auf ihre Validität erst befriedigen können, wenn sie durch weitere Studien bestätigt werden konnten.

1.1.2.
Psychiatrische Diagnosen bei Krankenhauspatienten

Auch wenn die Anwendungsproblematik psychiatrischer Klassifikationen bei der Diagnostik primär nicht-psychiatrischer Patienten, zum Beispiel in Allgemeinarztpraxen oder internistischen Krankenhausabteilungen zunehmend erkannt wird (vgl. Diskussion bei Cooper, 1990), bieten die herkömmlichen Klassifikationen gegenüber möglichen Alternativen erhebliche Vorteile: Sie verfügen bereits über präzise Formulierungen von Krankheitseinheiten und diagnostischen Kriterien. Nach jahrelanger Forschungsaktivität konnte (nach verschiedenen Vorläufersystemen) die Klassifikation DSM-III-R (Diagnostic and Statistical Manual of Diseases III-Revised, APA, 1987), bzw. jetzt die DSM-IV zur Anwendung gelangen. In der Anwendungsphase befindet sich auch die ICD-10(V) (International Classification of Diseases, Chapter V, Mental and Behavioural Disorders, WHO, 1991). Aus der Orientierung an Kriteriensätzen ("Operationalisierung") resultiert eine hohe Reliabilität, ein Umstand, der auch im Hinblick auf den internationalen Vergleich von erheblicher Bedeutung ist. Ihre Akzeptanz im wissenschaftlichen Bereich ist daher hoch. Eine große Anzahl von Studien zur psychiatrischen Diagnostik gilt derzeit der Überprüfung der internen und externen Validität der diagnostischen Entitäten. Die vorliegenden Studien zur psychiatrischen Morbidität bei körperlich kranken Patienten beziehen sich durchgängig auf die zum jeweiligen Untersuchungszeitpunkt im Gebrauch befindlichen psychiatrischen Klassifikationen, auch wenn diese nicht in allen Studien (besonders älteren) explizit erwähnt werden. Kriterienorientierte Klassifikationen wurden erst ab etwa 1980 (mit der Einführung des DSM-III in den USA) in Untersuchungen an verschiedenen Stichproben von stationären und ambulanten Patienten im Allgemeinkrankenhaus benutzt. Sie haben sich jedoch bis heute weltweit durchgesetzt.

Die klassische Untersuchung zur psychiatrischen Morbidität bei Krankenhauspatienten wurde 1959 von Querido und Mitarbeitern in Amsterdam durchgeführt. Dabei wurden 1630 Patienten verschiedener Abteilungen eines Allgemeinkrankenhauses erfaßt. Es konnte bei 47% der Patienten "distress", also eine psychische Beeinträchtigung in weitgefaßten Grenzen, festgestellt werden. Bereits 1950 und 1958 erschienen gründliche, aber heute fast vergessene Studien von Helsborg an 200 bzw. 500 internistischen Patienten aus Aarhus (Helsborg, 1958). Helsborg diagnostizierte bei 22 % der Patienten eine psychiatrische Erkrankung, bei weiteren 19% eine "psychische Komponente" einer organischen Erkrankung, womit eine psychische Störung gemeint ist, deren Symptomatik die körperliche Erkrankung nur begleitet. Andere frühe Arbeiten leisten eine globale Schätzung der psychiatrischen Morbidität, die zwischen 30% (Denney et al., 1966) und 86% (Zwerling et al., 1955) liegt. Als Stichproben wurden überwiegend internistische Patientenpopulationen gewählt.

Im Folgenden wird eine Übersicht über die Prävalenzraten bestimmter psychiatrischer Krankheitseinheiten oder -gruppen bei körperlich erkrankten Patienten in stationären

Versorgungsbereichen gegeben. Dabei finden aus methodischen Gründen in dieser Zusammenstellung Studien keine Berücksichtigung, die das Ausmaß psychischer Störungen in speziellen Patientenpopulationen (Krebs, Niereninsuffizienz, Psychosomatische Erkrankungen) erkennen lassen, sondern nur diejenigen, die eine Prävalenzschätzung in größeren klinischen Einheiten (Innere Medizin, Chirurgie, Neurologie) ermöglichen.

1.1.2.1
Studien zur Prävalenz depressiver Erkrankungen

Depressive Syndrome unterschiedlicher diagnostischer Zuordnung sind bei körperlich kranken Patienten sowohl in ambulanten wie stationären Versorgungsbereichen ausgesprochen häufig zu beobachten (Cavanaugh & Wettstein, 1984; Lobo, 1990; Mayou & Hawton, 1986; Rodin & Voshard, 1986; Fulop & Strain, 1991). Mayou und Hawton (1986) fanden zusammenfassend, daß emotionale Störungen ("emotional disorders" = Depressionen und Angststörungen) meist lediglich einen mäßigen Schweregrad haben, besonders häufig bei jungen Frauen auftreten, oft in Verbindung mit bereits vorbestehenden psychologischen Problemen und sozialen Schwierigkeiten.

Die meisten Befunde liegen bei Krankenhauspatienten ("inpatients") aus internistischen Abteilungen hinsichtlich der Prävalenz depressiver Erkrankungen vor (Tabelle 1.1). Die Studien unterscheiden sich hinsichtlich der Prävalenzangaben z.T. erheblich, die Angaben liegen zwischen 6% (Helsborg, 1958) und 61% (Cavanaugh, 1983). Auch die Zusammensetzung der untersuchten Patientengruppen ist sehr unterschiedlich; es wurden untersucht: internistische Notfallaufnahmen, reguläre Aufnahmen, bereits auf der Station befindliche Patienten, neurologische Patienten, internistische/ chirurgische/ gynäkologische Patienten, Patienten aller Altersgruppen, speziell über 65jährige. Die in den verschiedenen Untersuchungen angewendete Untersuchungsmethodik variiert ebenfalls stark. Wurde zunächst ausschließlich mit Hilfe einer klinisch-psychiatrischen Exploration mit selbstgewählter Strukturierung untersucht, so wurden dann zunehmend Selbstrating-Fragebögen eingesetzt, insbesondere die verschiedenen Versionen des General Health Questionaire (GHQ, Goldberg, 1972) und das Beck Depressionsinventar (BDI, Beck, 1961). 9 der in Tabelle 1.1 referierten 23 Untersuchungen stützen sich ausschließlich auf die Fragebogenangaben von Patienten (einstufige Methode). Ausschließlich auf ein klinisches, häufig halbstandardisiertes Interview stützen sich 5 Studien, darunter auch neuere Untersuchungen. Die verbleibenden Studien wenden eine zweistufige Methodik an, bei der Selbstrating-Instrumente, insbesondere der GHQ, als Screening-Verfahren eingesetzt werden und anschließend bei den Patienten, die im Screening-Fragebogen einen bestimmten Schwellenwert überschreiten (Fallverdacht), klinische oder strukturierte Interviews zur Anwendung kommen. Am häufigsten wurde das CIS (Clinical Interview Schedule, "Goldberg-Cooper-Interview", Goldberg et al., 1970) verwandt.

Tab. 1.1
Prävalenz depressiver Erkrankungen bei stationär behandelten Allgemeinkrankenhauspatienten

Autoren	Population	Anzahl	Methode	Prävalenz (%)
Helsborg (1958)	Innere	500	klin.US	6
Kaufmann et al. (1959)	Innere/Aufnah.	253	klin./DSM-1	18
Schwab et al. (1967)	Innere/Aufnah.	153	BDI (13/14)	22
Maguire et al. (1974)	Innere/Aufnah.	170	GHQ-60, CIS + Krankenakt.	15
Bergmann & Eastham (1974)	Innere/Aufnahmestr. Über 65J	100	klin.US	19
Moffic & Paykel (1975)	Innere	150	BDI (13/14)	24
Knights & Folstein (1977)	Innere/Aufnahmen	57	GHQ-30 (4/5)	46
Modestin (1977)*	Innere	244	klin.US	10
Cheah et al. (1979)	Geriatrie/Aufnahm.	136	klin./DSM-II	37
De Paulo et al. (1980)	Neurologie/Aufnahmen	126	GHQ-30 (4/5)	50
Fava et al. (1982)	7 Fachgebiete	325	CES-D(23/24)	34
Cavanaugh (1983)	Innere	335	GHQ-30(4/5)	61
			BDI (13/14)	32
Bridges & Goldberg (1984)	Neurologie	121	GHQ-28 (11/12)+CIS	39
Künsebeck et al. (1984)*	Innere/Chirurg.	322	BDI (13/14) STAI (49/50)	20
Heeren & Rooymans (1985)	Innere/über 65 J.	90	BDI (12/13) klin.US	16
Feldman et al. (1986)	Innere	453	GHQ-30 (4/5) + PSE	15
Johnston et al. (1987)	Innere/ über 65 J.	204	GHQ-28 (4/5) + klin. US	13
Cooper & Bickel(1987)*	Innere/65-80 J.	626	Screen.+CIS	17
Hengeveld et al. (1987)	Innere/Aufnah.	220	BDI (12/13)	32
		33	klin.US	10
Metcalfe et al. (1988)	Neurologie/Frauen	93	GHQ-28 (4/5) + CIS	27
Lykouras et al. (1989)	Innere+Chir.	150	BDI (13/14)	29
Saravay et al. (1991)	Innere+Chir.+Gyn.	424	ZDS (59/60)	9
Arolt et al. (1995a)*	Innere+Chir.	400	CIDI klin.Interview	9
Silverstone (1996)	Innere/Notaufnah.	343	SCAN	8

Die mit * versehenen Untersuchungen stammen aus dem deutschen Sprachraum (3); Abkürzungen: klin.US = klinisch-psychiatrische Untersuchung; GHQ = General Health Questionnaire in verschiedenen Versionen (28, 30, 60), jeweils mit Angabe des angewandten Schwellenwerts; BDI = Beck Depression Inventory; ZDS = Zung Depression Scale; CES-D = Center for Epidemiological Studies-Depression Scale; CIS = Clinical Interview Schedule (Interview); PSE = Present State Examination (Interview); SCAN: Schedules For Clinical Assessment in Neuropsychiatry; STAI = State-Trait-Angstinventar; in Klammern: in den jeweiligen Untersuchungen benutzte Schwellenwerte zur Beurteilung der Selbsteinschätzungsfragebögen.

Aus dem Gesagten wird erkennbar, daß ein Vergleich der Prävalenzraten der verschiedenen Studien außerordentlich schwierig ist. Werden jedoch die 8 Studien ausgewählt, die mit der am meisten fortentwickelten zweistufigen Methodik in internistischen Abteilungen durchgeführt wurden (davon 3 Studien bei Patienten über 65 Jahren), so läßt sich mit doch recht guter Übereinstimmung schätzen, daß bei etwa 15-20% internistischer Krankenhauspatienten ein depressives Krankheitsbild vorliegt. Die Erhebungen, die ausschließlich auf der Grundlage von Fragebogenuntersuchungen durchgeführt wurden, ergaben eine deutlich höhere Prävalenzrate von etwa 30%. Die beiden Studien mit neurologischen Patienten (Metcalfe et al., 1984 ; Bridges und Goldberg, 1988) zeigen eine Prävalenzrate, die höher als diejenige liegt, die mit methodisch vergleichbarem Vorgehen auf internistischen Stationen erhoben wurde (39% resp. 27%).

1.1.2.2.
Organische Psychosyndrome und Demenzen

Zur Feststellung der Vorkommenshäufigkeit körperlich begründbarer Störungen in medizinischen Versorgungsbereichen wurden verschiedene methodische Ansätze gewählt. Während in älteren Arbeiten (- ca. 1980) überwiegend einstufige Verfahren zur Anwendung kamen, haben sich inzwischen Vorgehensweisen durchgesetzt, die ein Screening-Verfahren mit einem klinischen Interview kombinieren. Einen Überblick über angewandte Methoden geben Cooper und Bickel (1984), Mayou und Hawton (1986) und Nelson et al.(1986). Standardisierte Verfahren zur Messung der kognitiven Beeinträchtigung haben sich sowohl als Screening-Instrumente als auch zur Ergänzung klinischer Diagnosen bewährt. Besondere Bedeutung haben der Mini Mental State (MMS, Folstein et al., 1975) und die Cognitive Assessment Scale (CAS, Pattie und Gilleard, 1979) erlangt. Für die Untersuchung von Krankenhauspatienten erscheinen beide Instrumente geeignet (Mayou und Hawton, 1986) und wurden am häufigsten eingesetzt (s.u.). Der MMS ist Bestandteil des standardisierten Composite International Diagnostic Interview (CIDI, WHO, 1991); er wurde in leicht modifizierter Form und durch drei zusätzliche Fragen ergänzt als "Sektion M" zur Grundlage der operationalisierten Diagnose der Kategorie "organic brain disorder". Beide Verfahren, MMS und CAS, wurden an psychiatrischen Patienten validiert. Die Sensitivität und Spezifität des MMS erscheint befriedigend (87% bzw. 82%, Anthony et al., 1982), wobei vermutlich ein negativer Zusammenhang zwischen Spezifität und Bildungsstand sowie der Spezifität und Probandenalter besteht (Gefahr falsch-positiver Resultate!). Diese Problematik besteht wahrscheinlich bei der CAS in geringerem Ausmaß (Johnston et al., 1986). Hinsichtlich der Anwendungsmöglichkeiten beider Instrumente ist bemerkenswert, daß zwar Hinweise auf eine gute Akzeptanz bei älteren Patienten vorliegen, daß jedoch in vielen Studien auf ihren Einsatz bei Patienten verzichtet wurde, die als zu schwer erkrankt erschienen; es muß als wahrscheinlich angesehen werden, daß dieser Selektionsbias zu einer systematischen Unterschätzung der Vorkommenshäufigkeit organischer Psychosyndrome führt (vgl. Feldman et al., 1986).

Auch wenn die Anwendung des MMS oder der CAS zu den genannten Zwecken empfehlenswert ist, muß betont werden, daß die Skalen nur allgemeine kognitive Defizite abbilden, jedoch keine Aussagen zu speziellen Syndromen oder Krankheitsbildern ermöglichen. Für diese Aufgabenstellung müssen Zweitverfahren eingesetzt werden, also komplexere neuropsychologische Verfahren zur Leistungsprüfung sowie klinische Untersuchungsmethoden. Hinsichtlich des Vorkommens kognitiver Beeinträchtigungen im Krankenhaus ist die differentielle Beurteilung von besonderer Bedeutung, ob diese Ausdruck einer akuten (exogenen) körperlich begründbaren Störung sind oder Ausdruck eines chronischen dementiellen Prozesses. In Anlehnung an die Vorgehensweise von Mayou und Hawton (1986) soll in der folgenden Tabelle 1.2 eine Unterscheidung zwischen Demenz (D) und akutem hirnorganischen Psychosyndrom (AP) vorgenommen werden.

Tab. 1.2
Vorkommenshäufigkeit körperlich begründbarer Störungen (organischer Psychosyndrome) bei Krankenhauspatienten

Autoren	Population	Anzahl	Methode	Prävalenz (%)	
Bergmann & Eastham (1974)	Innere/Aufnah. > 65	100	klin.US	Demenz AP	7 16
Knights & Folstein (1977)	Aufn.I. 50% über 50J.	57	MMS		33
Cheah et al. (1979)	Aufn. Geriatrie	136	DSM-II	alle	54
Schucki et al. (1980)	Aufn. I & C Männer über 65J	280	Feighner-Krit.	Demenz	15
Anthony et al. (1982)	Aufn. I 29% über 60J.	97	MMS + klin. US	Demenz AP komb.	13 9 1
Cavanaugh (1983)	Querschnitt I 37% über 65J.	335	MMS		28
Roca et al. (1984)	Aufn.I 46% über 65J.	380	MMS + klin. US	Demenz	15
Heeren u. Rooymans (1985)	Querschnitt I über 65 J.	90	MMS + klin. US	Demenz AP komp.	3 6 3
Feldman et al. (1986)	Aufn. I alle Altergr. Über 70J.	451	CAS+Akte	Demenz AP komb. alle	3 6 3 29
Erkinjuntti et al. (1986)	Aufn. I über 55 J.	2000	SPMSQ	Demenz	9
Cooper & Bickel (1987)*	Aufn.I 65-80 J.	626	CASE + CIS	alle Demenz	9 5
Francis et al. (1990)	allgem. Aufn. Über 70 J.	229	MMS + DSM-III-R	AP	22
Kolbeinsson et al. (1993)	Aufn. I über 70 J.	331	MSQ+MMS +DSM-III-R	alle AP Demenz	32 14 18
Arolt et al. (1995a)*	Innere + Chirurgie		CIDI klin. US	Demenz AP	20 12 7
Silverstone (1996)	Innere		SCAN	Demenz AP	3 6

Abkürzungen: * = Studie aus dem deutschen Sprachraum (1); I = Innere Medizin; C = Chirurgie; Aufn. = Neuaufnahmen; AP = akutes organisches Psychosyndrom; komb. = kombiniertes akutes und chronisches himorganisches Psychosyndrom; CASE s. Bickel, 1988; SCAN: Schedules For Clinical Assessment in Neuropsychiatry. SPMSQ: Short Portable Mental Status Questionnaire. Weitere Abkürzungen siehe Text

Es ist bemerkenswert, daß die Untersuchungen, die in einer hinsichtlich des Alters inhomogenen Population unter ausschließlicher Verwendung des MMS durchgeführt wurden (Knights und Folstein, 1977; Cavanaugh, 1983), eine sehr ähnliche Rate hirnorganisch bedingter kognitiver Defizienz zeigen (33% bzw. 28%). Auch Anthony und Mitarbeiter ermittelten in einer ähnlichen Stichprobe eine Gesamtprävalenz von 33%, obwohl sie die Ergebnisse des MMS durch eine klinische Untersuchung ergänzten. Entsprechende Raten um 30% finden auch Kolbeinsson et al. (1993) in etwa vergleichbaren Stichproben. Werden dagegen nur Angaben zur Vorkommenshäufigkeit von Demenzen betrachtet (die Diagnose setzt immer eine klinische Befunderhebung voraus), so sind die gefundenen Prävalenzraten sehr uneinheitlich, auch wenn Patientenkollektive mit ähnlicher Altersstruktur zugrunde gelegt werden (z.B. Schuckit et al., 1980 vs. Cooper und Bickel, 1987; aber auch Feldman et al., 1986 vs. Kolbeinsson et al., 1993). Als mögliche Ursache dieser Differenz sind neben der unterschiedlichen Methodik auch (und besonders im internationalen Vergleich) unterschiedliche Aufnahmemodalitäten der entsprechenden Institutionen als wahrscheinlich anzusehen. Von Bedeutung ist auch der Befund von Kolbeinsson und Mitarbeitern, die zeigen konnten, daß von den 14% der Patienten, bei denen ein akutes organisches Psychosyndrom vorlag, wiederum bei 10% eine Demenz bestand. Die Vorkommenshäufigkeit von Demenzen bei internistischen Aufnahmen über 70 Jahre erhöhte sich damit auf 24%.

1.1.2.3
Alkoholabhängigkeit

Die Prävalenz der Alkoholabhängigkeit bei Krankenhauspatienten war Forschungsgegenstand zahlreicher Erhebungen. Eine sehr eingehende Übersicht über 53 Studien an internistischen Patienten stellte McIntosh (1982) zusammen. Die Punktprävalenz liegt in den dargestellten Arbeiten zwischen 13% und 48%. Werden früherer Alkoholkonsum und alkoholbedingte körperliche Folgeschäden mit einbezogen, ergibt sich ein Bereich von 24% bis 51%. In Tabelle 1.3 werden Studien dargestellt, die von McIntosh nicht berücksichtigt wurden. Hierzu zählen Untersuchungen aus anderen als internistischen Versorgungsbereichen und Studien, die seit 1982 auch in der Bundesrepublik durchgeführt wurden.

Tab. 1.3
Prävalenz von Alkoholabhängigkeit bei Patienten im Allgemeinkrankenhaus

Autoren	Population	Anzahl	Methode	Prävalenz (%)
Jariwalla et al. (1979)	Innere/Aufn.	545	Konsum + med. US	27
Athen & Schranner (1981)*	Innere/Aufn.	849	MALT + Fragebogen	11
Auerbach & Melchertsen (1981)*	Innere/Chirurgie Aufnahmen	247	MALT + klin. US	I:14 C:7
Holt et al. (1980)	Notfallaufnahmen	702	Serumkonz + klin. US	32
Barrison et al. (1982)	Allgemein-KH/ Aufnahmen 18-65	520 219	CAGE + Konsum	23 16
Beresford et al. (1982)	Orthopädie/Aufn. Verletzungen	87	CAGE + Interview	14
Lloyd et al. (1982)	Innere/Aufn.	275	Interview	F: 11 M: 27
Martin et al. (1983)	Innere/Aufn. + med. US	648	MAST, Serumkonz.	M: 20
Lefkowitz et al. (1985)	Allgemein/Aufn.	368	b-MAST/CAGE	8
Corrigan et al. (1986)	Innere	158	MAST/CAGE	23
Curtis et al. (1986)	Aufn.: Innere Chirurgie	258 198	SMAST + DSM-III	30 18
Feldman et al. (1986)	Innere/Aufn.	453	CAGE + Konsum	F: 4 M: 18
Taylor et al. (1986)	Notfallaufnahmen Inn. + Chir. + Orth.	2598	MAST + Anamnese	12
Möller et al. (1987)*	Chirurgie	600	MALT	14
Moore et al. (1989)	Universitäts-KH alle Abteilungen	2002	CAGE+SMAST + Interview	20
Schofield (1989)	Allgemein-KH	331	CAGE	5
Watson et al. (1991)	Allgem.Aufnahme alle Fächer/Frauen	145	Interview + GGT, MCV	F: 15
Arolt et al. (1995a)*	Innere + Chirurgie	400	CIDI klin. US	5 9
John et al. (1996)*	Innere + Chirurgie	1309	CAGE+MAST + klin. US	F: 7 M: 17
Silverstone (1996)	Innere	343	SCAN	5

Abkürzungen: * Studie aus dem deutschen Sprachraum; F = Frauen; M = Männer; I = Innere Medizin, C = Chirurgie; med. US. = medizinische Untersuchung; SMAST bzw b-MAST = MAST in Kurzversionen; SCAN: Schedules For Clinical Assessment in Neuropsychiatry. Weitere Abkürzungen siehe Text.

Standardisierte Untersuchungsinstrumente haben sich neben klinisch-psychiatrischer Untersuchung, körperlicher Untersuchung und der Bewertung von Laborbefunden (Blutalkoholkonzentration, Leberenzyme, mittleres Erythrozytenvolumen) im internationalen Maßstab bewährt. Weite Verbreitung fand vor allem der MAST (Michigan Alcoholism Screening Test; Selzer, 1971), der in zwei Versionen (13, 25 - Items) erhältlich ist. Ebenfalls häufig verwendet wird der CAGE (Mayfield et al., 1974). In Deutschland hat sich der MALT (Münchner Alkoholismus Test; Feuerlein, 1977) durchgesetzt. Die genannten Verfahren sind für einen Einsatz im Allgemeinkrankenhaus nicht validiert. Es liegen jedoch Hinweise auf eine akzeptable Sensitivität bei noch ungenügender Spezifität vor (Holt et al., 1981; Bernadt et al., 1982).

Ein methodischer Vergleich der Arbeiten zeigt, daß:

1. Stichproben aus unterschiedlichen Patientenkollektiven gezogen wurden, häufig aus Notaufnahmeabteilungen,
2. verschiedene Untersuchungsmethoden eingesetzt wurden,
3. Screening-Verfahren als Standardmethoden bei fast allen Untersuchungen benutzt wurden und
4. im wesentlichen drei verschiedene Screening-Verfahren verwandt wurden (CAGE und MAST/SMAST im angloamerikanischen, MALT im deutschen Sprachraum).

Die Vorkommenshäufigkeit von Alkoholabhängigkeit liegt bei Notfallaufnahmen (alle Fachgebiete) zwischen 12% und 32% und in Stichproben, die nicht in Notfallaufnahmeabteilungen untersucht, sondern regulär aufgenommen wurden, ebenfalls zwischen 11% und 30%. Die Raten sind damit gegenüber der Allgemeinbevölkerung um das 2- bis 4fache erhöht (vgl. Dilling et al., 1987). Wurden geschlechtsgebundene Prävalenzraten angegeben, so zeigte sich eine 2- bis 3fach höhere Rate bei Männern. Im Vergleich zu den Verhältnissen in der Allgemeinbevölkerung, in der sich Alkoholismus bei Männern und Frauen etwa im Verhältnis 10 : 1 findet, zeigt sich im Krankenhausbereich möglicherweise eine Nivellierung der Geschlechtsdifferenz. Hervorzuheben ist ebenfalls, daß eine detaillierte Analyse der vorliegenden Publikationen eine uneinheitliche Auffassung von Alkoholabhängigkeit zeigt: gesucht wird z.B. nach Fällen, die bestimmte Kriterien von Abhängigkeit erfüllen, einen fortgesetzten oder sporadischen Alkoholmißbrauch betreiben oder auch "Probleme mit Alkohol" haben. Dennoch erlaubt die übliche Verwendung standardisierter Erhebungsinstrumente einen Vergleich auf dem Boden einer Dimension "Alkoholabhängigkeit", auch wenn das Fehlen kritierieller Normen häufig nicht die Wahl der diagnostischen Kategorie der Alkoholabhängigkeit erlaubt.

1.1.2.4
Somatoforme Störungen

Patienten mit somatischen Symptomen ohne pathologischen Organbefund bzw. ohne nachweisbare organische Ursache kommen im Krankengut von Allgemeinkrankenhäusern regelmäßig vor. Derartige Patienten werden wahrscheinlich etwa so häufig dem Konsiliarpsychiater vorgestellt wie Patienten mit Angsterkrankungen (Snyder & Strain, 1989). Systematische Studien fehlen jedoch, insbesondere mangelt es an Informationen über die vorliegenden Krankheitseinheiten. Erst in jüngster Zeit konnte eine präzisere Zuordnung von comorbiden psychischen Störungen zu Somatisierungsstörungen erfogen, wobei sich ein ausgesprochen polymorphes Bild zeigte (Fink, 1995). Spitzer et al. (1995) untersuchten im deutschen Sprachraum die psychiatrische Komorbidität dissoziativer Störungen in der Neurologie (Spitzer et al., 1994). Die Vorkommenshäufigkeit von somatoformen Störungen i.S. des DSM-IV bzw. der ICD-10 ist jedoch derzeit nicht mit hinreichender Präzision schätzbar (Übersicht: Martin, 1991). Selbst die Schätzung, bei welchem Prozentsatz dieser Patienten eine somatische Erkrankung nicht nachgewiesen werden kann, ist schwierig. Mayou und Hawton (1986) stellten Studien zu neu zugewiesenen Poliklinikpatienten (verschiedener Fachrichtungen) zusammen; bei 1 - 45% wurde keine somatische Diagnose gestellt.

Sogenannte "Artefaktkrankheiten", Störungen, bei denen Patienten sich selbst in Imitation eines körperlichen Krankheitsbildes Schäden zufügen, erregen das Interesse von Konsiliarpsychiatern. Sie werden ebenfalls nicht selten beobachtet (Carney & Brown, 1983; Reich u. Gottfried, 1983; Sneddon, 1983; Bayliss, 1984, Freyberger et al., 1995). Im Falle des Diabetes mellitus spielen artifizielle Störungsmuster eine besonders problematische Rolle (Schade et al., 1985; Kaminer u. Robbins, 1989).

In Schmerzkliniken finden sich erwartungsgemäß Patienten mit somatoformer Schmerzstörung (Benjamin, 1989). Mayou und Sharpe (1991) betonen die methodischen Schwierigkeiten, die sich bei Prävalenzstudien ergeben und vermuten eine niedrige Sensitivität der üblichen Untersuchungsinstrumente. Sie betonen außerdem die Notwendigkeit weiterer Forschung.

1.1.2.5
Angsterkrankungen

Hinsichtlich der Vorkommenshäufigkeit von Angsterkrankungen fehlen ebenfalls Studien, die eine zuverlässige Schätzung ermöglichen könnten. Kaufman et al. (1959) fanden eine Prävalenz von 6% bei Krankenhauspatienten, die gleiche Rate wurde von Maguire und Mitarbeitern (1974) berichtet. In einer aufwendigen Untersuchung an 408 Neuaufnahmen internistischer und chirurgischer Abteilungen fanden Lucente und Fleck (1972) eine ausgeprägte Angstsymptomatik bei 21% der Patienten. Mayou (1989) weist auf die

Assoziation zwischen Brustschmerz, Atemlosigkeit und Angst-. bzw. Panikerkrankungen hin. Eine Übersicht hat Fulop (1990) zusammengestellt.

1.1.2.6
Schizophrenie und bipolare affektive Störungen

Patienten mit schizophrenen, schizophrenieformen, schizoaffektiven, bipolaren affektiven oder manischen Psychosen sind im Krankenhaus etwa in der gleichen Häufigkeit wie in der Allgemeinbevölkerung anzutreffen. (Cavanaugh & Wettstein, 1984; Mayou & Hawton, 1986).

1.1.3
Das Problem des Behandlungsbedarfs

Die Diagnose einer psychischen Störung (bzw. der "Fall"-Status in einer epidemiologischen Untersuchung) legt zwar prinzipiell einen Behandlungsbedarf nahe, ermöglicht jedoch keine Beantwortung der folgenden für eine Bedarfsplanung maßgeblichen Fragestellungen: Behandlung Ja/Nein, Art der Behandlung, Intensität und Dauer der Behandlung. So ist es möglich, daß bei einer vorhandenen Störung kein Behandlungsbedarf besteht oder auch, daß von Arzt und Patient eine Behandlungsnotwendigkeit gesehen wird, obwohl die vorliegende Symptomatik nicht ausgeprägt genug ist, um einen "Fall"-Status zu erreichen (vgl. Jakubaschk et al., 1978). Diese bekannte mangelhafte Kongruenz beider Beurteilungsebenen (s.a. Helmchen, 1991) trägt zur Infragestellung des Nutzens herkömmlicher psychiatrischer Klassifikationssysteme für den nichtpsychiatrischen Gesundheitssektor bei (vgl. Cooper, 1990). Von Korff (1992) sieht in der Realisierung des Therapiebedarfs eine geeignete Möglichkeit, die (weitgehend unbekannte) klinische Nützlichkeit diagnostischer Zuordnungen auf dem Boden herkömmlicher Methoden und Klassifikationen zu überprüfen. Insbesondere kontrollierte Interventionsstudien könnten zu einer Weiterentwicklung der klinischen Epidemiologie in diesem Bereich führen.

Bei Studien in der Allgemeinbevölkerung, insbesondere jedoch bei Allgemeinkrankenhauspatienten, muß sich die Schätzung eines Behandlungsbedarfs an der Diagnose von Erkrankungseinheiten und Schweregradparametern orientieren. Die Zuordnung eines Schweregradparameters zur jeweiligen Diagnose kann eine mögliche Bedarfsschätzung auf den Ebenen "Ja/Nein" und "Behandlungstypus" präzisieren, insbesondere wenn eine fixe Koppelung von Schweregradabschätzung und Bedarfstypus vorgenommen wird.

Ein bekanntes Beispiel hierfür ist die auf Goldberg zurückgehende Schweregradeinteilung nach Cooper (1978), bei der 5 Erkrankungsgrade (0 - 4) mit Versorgungsebenen (0 und 1: Keine Behandlung, 2: Allgemeinarzt, 3: Nervenarzt, 4: Psychiatrische Klinik) gekoppelt sind. Diese Schweregradeinteilung wird in den Untersuchungen von Dilling et al. (1984) und Fichter (1990) verwandt. Es ist zu beachten, daß die erwähnten Versorgungsebenen bei der Vergabe des Schweregrades nur orientierenden Chrakter haben (in dieser Weise wurden sie auch in den erwähnten Studien benutzt). Ein fixe Koppelung von Schweregraden und Versorgungsebenen wäre insbesondere unter zwei Gesichtspunkten problematisch: 1. Unter theoretischem Aspekt ist eine Kongruenzannahme für zwei Beurteilungsebenen, für deren Beurteilung verschiedene Gesetzmäßigkeiten definiert oder zumindest definierbar sind, nicht sinnvoll. Für die Zuordnung zu einer Erkrankungseinheit (Diagnose) ist die gültige psychiatrische Klassifikation maßgebend, für die Zuordnung zu einer Behandlungsmodalität neben der Diagnose eine Anzahl weiterer Variablen, die u.a. am Entwicklungsstand psychiatrischer/ psychotherapeutischer Therapieverfahren im jeweiligen Untersuchungsraum orientiert sind. 2. Eine fixe Koppelung erlaubt eine einfache und übersichtliche Schätzung des Bedarfs auf Versorgungsebenen (Hausarzt, Nervenarzt, Klinik), hierin liegt ihr wesentlicher Vorteil. Sie sagt jedoch nichts über eine differentielle Therapieindikation aus. Die Beantwortung dieser Frage ist auch unter praktischen Gesichtspunkten, vorranging vor der Frage zu beantworten, welche Institution die entsprechenden Verfahren (in einem Untersuchungsbereich!) zur Verfügung stellt.

Sollen im Rahmen von epidemiologischen Untersuchungen Schätzungen des Behandlungsbedarfs vorgenommen werden, so können diese am zuverlässigsten auf der Grundlage der Feststellung differentieller Therapieindikationen im individuellen Fall erfolgen, wenn also die Ebenen Diagnostik und Therapieindikation getrennt beurteilt werden. Die geschilderte Problematik wird besonders deutlich, wenn der zu schätzende Bedarf an bestimmten Versorgungsleistungen (z.B. Psychotherapie) zur Grundlage weitreichender politischer Entscheidungen werden soll. So wird z.B. im "Forschungsgutachten zu Fragen eines Psychotherapeutengesetzes" (Mayer et al., 1991) auf die ungenaue Schätzmöglichkeit mit Hilfe der Hochrechnung eines Psychotherapiebedarfs (verwendet wurde: Prävalenzrate x 0,35) aufgrund vorliegender Studien als eines der zentralen Probleme hingewiesen. Ein großer Teil der anschließenden Auseinandersetzungen machte sich gerade an diesem Punkt fest (Schmid, 1992). Aber auch die alleinige Feststellung eines "psychosomatischen" Behandlungsbedarfs, z.B. für internistische Krankenhauspatienten (Stuhr u. Haag, 1989), ist zu global und kann allenfalls einen groben Anhalt liefern.

Gerade in internistischen und chirurgischen Krankenhausabteilungen liegen hinsichtlich der Indikation zur psychiatrischen Therapie besonders komplizierte Sachverhalte bei den betreffenden Patienten vor. Die für Personen aus der Allgemeinbevölkerung gültigen Verfahren zur Indikationsstellung zur somatischen- oder Psychotherapie müssen modifiziert werden aufgrund des Vorhandenseins einer Anzahl intervenierender Variablen: vergleichsweise hohes Durchschnittsalter der Stichproben, aktuelle Belastung durch somatische Erkrankung sowie in Durchführung befindliche diagnostische und therapeutische Interventionen, unklare Prognose der somatischen Erkrankung, Zusammenhangstypus der psychischen Störung mit der somatischen Erkrankung, individuelle Motivierbarkeit, Hilfestellung durch somatisch tätige Ärzte im Krankenhaus und nach der Entlassung. Die Urteilsbildung hinsichtlich der Indikation zu psychiatrischen Therapieverfahren bei somatisch kranken Patienten stellt sich als außerordentlich komplexer Prozeß dar. Eine auf einheitlichen Maßstäben beruhende, klinisch orientierte Indikationsstellung wird vermutlich diesem Sachverhalt derzeit am meisten gerecht.

1.1.4
Der Verlauf psychiatrischer Erkrankungen bei Krankenhauspatienten

In neuerer Zeit wurden in den USA, insbesondere im Zusammenhang mit der Problematik der Kostenentwicklung im Gesundheitswesen, mehrere Studien durchgeführt, in denen der Einfluß des Vorliegens psychiatrischer Morbidität auf die Länge des Krankenhausaufenthalts untersucht wurde. Im Rahmen mehrerer Arbeiten konnte für verschiedene psychiatrische Erkrankungsgruppen ein deutlicher Einfluß auf die Liegezeit gezeigt werden (Dvoredsky & Cooley, 1986; Fulop et al., 1987; Brezel et al., 1988; Cushman, 1988; Lyons et al., 1988; Thomas et al., 1988; Saravay et al., 1991; Strain et al., 1991), wobei jedoch nur drei dieser Arbeiten prospektiv angelegt waren (Thomas et al., 1988; Saravay et al., 1991; Strain, Hammer et al., 1991). Andere Arbeiten mit gleicher Methodik konnten jedoch keinen Zusammenhang nachweisen (Levenson et al., 1987; Rogers et al., 1989; Morris und Goldberg, 1990).

Im Hinblick auf die Entwicklung der psychiatrischen Erkrankung nach Entlassung aus stationärer Behandlung wird dem Schicksal von somatisch kranken Patienten nur in wenigen Studien (an internistischen Patienten) nachgegangen. Die zurückhaltende Darstellung des katamnestischen Aspekts in Übersichtsarbeiten (s.o.) entspricht dieser Befundlage. Die vorliegenden Arbeiten zu diesem Thema zeigen unterschiedliche Ergebnisse. Die Arbeit von Goldberg und Blackwell (1970) weist auf die Möglichkeit hin, daß ein großer Teil der psychischen Störungen, besonders diejenigen geringeren Schweregrades, nach der Krankenhausentlassung nicht persistieren. Hawton (1981) untersuchte den weiteren Krankheitsverlauf von 185 Patienten aus der Studie von McGuire et al.(1974), indem nach einem katamnestischen Intervall von 18 Monaten Informationen von Hausärzten und aus Krankengeschichten gesammelt wurden. 35% der Patienten waren verstorben, dabei war der Anteil der Patienten mit psychiatrischen Erkrankungen signifikant erhöht (altersbereinigt). Beschwerden psychischen Ursprungs (insbesondere Müdigkeit, Antriebsverlust, Depression, Angst, Schlafstörungen) bestanden nach 18 Monaten etwa bei der Hälfte der Patienten mit psychiatrischer Diagnosestellung im Krankenhaus. Mayou et al.(1988) untersuchten Patienten aus der Studie von Feldman et al.(1987) im Anschluß an ein viermonatiges katamnestisches Intervall mit Hilfe eines strukturierten Interviews (PSE). 54 Patienten mit depressiven Störungen wurden im Vergleich zu 54 psychiatrisch gesunden Kontrollpatienten untersucht. Die Symptomatik bestand bei einem Drittel der Patienten fort, zwei Drittel erfüllten nicht mehr die "Fall"-

Kriterien. Jedoch hatten nur 16% milde oder keine Symptome im Vergleich zu 73% der psychiatrisch gesunden ehemaligen Krankenhauspatienten. Die zu beiden Untersuchungszeitpunkten depressiven Patienten unterschieden sich von gebesserten hinsichtlich des höheren Schweregrades der somatischen Erkrankung sowie einer stärker ausgeprägten Chronizität. Medizinische und soziale Hilfeleistungen wurden in erheblich höherem Ausmaß in Anspruch genommen; die Inanspruchnahme war nur teilweise auf den körperlichen Gesundheitszustand zurückzuführen.

1.1.5
Forschungsmethoden zur Erhebung der psychiatrischen Morbidität bei somatisch Kranken: Darstellung und kritische Würdigung

Bei der Erhebung der psychiatrischen Morbidität somatisch kranker Patienten müssen eine Anzahl methodischer Schwierigkeiten berücksichtigt werden. Die Darstellung der wichtigsten Forschungsergebnisse (s.o.) zeigt bereits die Problematik ihrer Vergleichbarkeit aufgrund erheblicher methodischer Differenzen in den einzelnen Studien. Die methodische Analyse der aufgeführten Arbeiten zeigt, daß im wesentlichen folgende methodische Gesichtspunkte bei der Durchführung von Studien berücksichtigt werden müssen:

1. Die **Beschreibung des Untersuchungsfeldes** ist eine notwendige Voraussetzung für die Beurteilung der Ergebnisse. Alle Studien benennen die medizinische Fachrichtung, von der die untersuchten Patienten behandelt werden: ganz überwiegend innere Medizin, aber auch Neurologie, selten Chirurgie oder andere. Die Versorgungsaufgaben der jeweiligen Krankenhausabteilungen können jedoch erheblich differieren und bedürfen einer Explikation.

2. Eine Darstellung der **somatischen Erkrankungen** der untersuchten Patienten erfolgt in den vorliegenden Arbeiten sehr selten, mit Ausnahme in denjenigen Studien, die sich auf Patienten einer definierten Krankheitsgruppe beschränken (z.B. terminale Niereninsuffizienz, Krebs). Die Darstellung der somatischen Erkrankungen trägt einerseits jedoch zur Vergleichbarkeit der Studien bei, andererseits werden auch Erkenntnisse über eine mögliche Komorbidität bei bestimmten Krankheitsbildern ermöglicht.

3. Der **Schweregrad der somatischen Erkrankung** fand in den bisher veröffentlichten Studien fast keine Erwähnung. Die Probleme einer Schweregraddarstellung sind vielfältig: soll der Schweregrad auf objektiv-medizinischer Ebene oder auf der Ebene der subjektiven Krankheitskenntnis oder Beeinträchtigung abgeschätzt werden? Welche Rolle spielt die mögliche Lebensbedrohung durch die Erkrankung (die Mortalität psychisch erkrankter Patienten ist erhöht)? Die wenigen, z.B. aus katamnestischen Studien vorliegenden Ergebnisse lassen darauf schließen, daß, wie zu erwarten, bei affektiven Erkran-

kungen eine Assoziation zwischen somatischer Krankheitsschwere und Ausprägung der psychischen Symptomatik besteht.

4. Die **Wahl des Erhebungszeitpunktes** ist von Bedeutung und differiert in den Studien. Einzelne Untersuchungen sind als Stichtagserhebungen angelegt: ein Patientensample wird an einem hypothetischen Stichtag, also im zeitlichen Querschnitt, untersucht. In der Praxis erstreckt sich das Vorgehen über einen längeren Zeitraum. Ein Vorteil der Stichtagserhebung besteht in der Erfassung von Patienten in allen Stadien der Krankenhausbehandlung und dementsprechend in allen Stadien ihrer psychischen Reaktion auf Diagnose und Therapie der somatischen Erkrankung oder auch auf den Krankenhausaufenthalt an sich. Die Durchführbarkeit, insbesondere in der Möglichkeit zum zeitlich flexiblen Einsatz von Untersuchern stellt ebenfalls einen wesentlichen Vorteil dar. Im Hinblick auf die Repräsentativität der Stichprobe kann sich der Umstand nachteilig auswirken, daß Patienten mit längerer Aufenthaltsdauer mit größerer Wahrscheinlichkeit in die Untersuchungspopulation eingehen als Patienten mit kurzer Aufenthaltsdauer. Dieser Selektionsvorgang führt zu einer Aggregation von "Langliegern" im Untersuchungskollektiv. Es ist möglich, daß auf diese Weise eine selektionsbedingte Häufung eine Krankheitshäufigkeit vortäuscht; der positive Zusammenhang zwischen psychischer Störung und Aufenthaltsdauer im Krankenhaus ist bekannt (s. 1.1.4). Ein weiterer Nachteil kann in der zufälligen Erfassung zeitabhängiger Variationen bestimmter Variablen liegen, z.B. daß am Jahresende alte Patienten oder im Frühling Herzinfarktpatienten in der Stichprobe aggregieren. Hierdurch kommt es zu einer Merkmalsselektion, die sich hinsichtlich der Repräsentativität der Stichprobe ungünstig auswirken kann.

Im Rahmen konsekutiver Untersuchungspläne, die bei anderen Studien Anwendung fanden, wurden die Patienten innerhalb der ersten 24 oder 48 Stunden nach Aufnahme untersucht. Der Vorteil dieses Studiendesigns liegt in der Vermeidung einer liegezeitabhängigen Selektion sowie in einer in Abhängigkeit vom Untersuchungszeitraum relativ vollständigen Erfassung aller behandlungsbedürftigen Patienten. Als Nachteil kann sich der Umstand herausstellen, daß Patienten miterfaßt werden, bei denen eine Krankenhausaufnahme nicht indiziert ist und die daher nur sehr kurz verbleiben oder Patienten miterfaßt werden, die als Notfälle aufgenommen werden. Nachteilig kann ebenfalls sein, daß die Patienten zum großen Teil am Anfang ihres Krankenhausaufenthaltes stehen und damit häufig die Diagnose noch nicht oder nicht vollständig gestellt und die Behandlung noch nicht eingeleitet ist. Psychische Störungen, die im Rahmen einer Krankheitsverarbeitung oder im Zusammenhang mit dem Krankenhausaufenthalt an sich entstehen, werden in diesem Studiendesign mit verminderter Wahrscheinlichkeit erfaßt. Im Hinblick auf die Durchführung erfordert die Untersuchung konsekutiv aufgenommener Patienten eine starke zeitliche Festlegung der Untersucher. Aus ökonomischen Gründen sind derartige Untersuchungsansätze kaum anders als mit Fragebögen oder in einem zweistufigen Ansatz (s.u.) durchzuführen.

5. Es kann ein **einstufiger oder zweistufiger Untersuchungsansatz** für die psychiatrische Befunderhebung und Diagnostik gewählt werden. Als einstufiger Untersuchungsansatz wird der alleinige Einsatz von Selbst- oder Fremdbeurteilungfragebögen oder der alleinige Einsatz von Interviews bezeichnet. In der ersten Entwicklungsphase der Erhebungen zur psychiatrischen Morbidität von Krankenhauspatienten wurden lediglich klinische Interviews eingesetzt. In der nachfolgenden Phase wurden wegen der erheblich besseren Reliabilität Selbstbeurteilungsfragebögen verwendet. Die Feststellung, ob ein "Fall" vorliegt oder nicht, ist jedoch allein aufgrund von Selbstbeurteilungsfragebögen problematisch. Eine psychiatrische Diagnose kann nicht gestellt werden, weil hierbei mehr und andere dimensionale bzw. kategoriale Aspekte berücksichtigt werden müssen, als durch Fragebögen erfaßt werden. Auch wenn bestimmte Qualitätsmerkmale wie Sensitivität und Spezifität bekannt sind, bleibt die Zuverlässigkeit dieser Eigenschaften beim Einsatz in speziellen Stichproben problematisch, da die Fragebögen nicht in diesen Populationen validiert wurden. Eine Konfundierung somatischer und psychischer Symptome kann auftreten und damit zu fehlerhaften Ergebnissen führen. Zudem ist eine vom jeweiligen Schwellenwert abhängige Anzahl falsch-positiver oder falsch-negativer Ergebnisse zu erwarten. Außerdem muß die mögliche Tendenz von Patienten berücksichtigt werden, unbewußt oder bewußt inkorrekte Angaben zu machen. Letzteres könnte insbesondere deshalb wahrscheinlich sein, weil relativ viele körperlich Schwerkranke befragt werden, die sich hinsichtlich der Wahrnehmung psychischer Merkmale als auch hinsichtlich ihrer Möglichkeit und Neigung, diese auf einem Fragebogen wiederzugeben, von körperlich Gesunden unterscheiden könnten. Der Einsatz von Fremdbeurteilungsbögen, auf denen z.B. eine Beurteilung durch den behandelnden Arzt erfolgt, kann zu Aussagen zur Fallerkennungsrate von Ärzten beitragen, erlaubt jedoch keine verläßliche Aussage zur psychiatrischen Morbidität somatisch kranker Patienten (zwischen 20% und 72% vorliegender psychischer Störungen wurden von den behandelnden Ärzten nicht erkannt; Übersicht in: Mayou und Hawton, 1986).

Die dritte Generation von Untersuchungsplänen ist durch Zweistufigkeit gekennzeichnet: nach einem Screening mit einem Fragebogen wird ein Interview durchgeführt und eine psychiatrische Diagnose erstellt. Als Screening-Instrument hat sich der GHQ (General Health Questionnaire; Goldberg, 1972) in seinen verschiedenen Versionen besonders bewährt, unter anderem weil er, im Gegensatz z.B. zu Depressionsfragebögen, mehr als eine Dimension psychischen Krankseins erfaßt. Als anschließendes Interview wurde in den aus Großbritannien stammenden Untersuchungen überwiegend das CIS (Clinical Interview Schedule, Goldberg et al., 1970) benutzt. Es handelt sich um ein klinisch sehr variabel einsetzbares halbstrukturiertes Interview, das allerdings für verschiedene Krankheitseinheiten unterschiedlich sensitiv ist (vgl. Dilling und Weyerer, 1981). Wegen ihrer höheren Reliabilität wurden auch strukturierte Interviews mit standardisierter Befunderhebung verwandt, insbesondere das PSE (Present State Examination, Wing et al., 1974). Der wesentliche Vorteil zweistufiger Verfahren besteht in ihrer hohen Anwendungsökonomie: es können (bei beschränkten Mitteln) erheblich mehr Patienten untersucht werden als bei einem ausschließlich auf Interviews gestützten Vorgehen. Gleichzeitig werden gegenüber einstufigen Fragebogenuntersuchungen validere Ergebnisse erzielt und eine psychiatrische Diagnostik ermöglicht (Newman et al., 1990). Als Problem muß aber auch bei dieser Vorgehensweise die Abhängigkeit der psychiatrischen Diagnostik von einem Selbstbeurteilungsfragebogen angesehen werden. Sensitivität und Spezifität der verschiedenen Versionen des GHQ sind insbesondere im Fall von schwerkranken Patienten wahrscheinlich nicht ausreichend (Mayou & Hawton, 1986). Außerdem ist das übliche Verfahren, nur Patienten ab einem bestimmten Schwellenwert (s.o.) mit Hilfe eines Interviews nachzuuntersuchen, problematisch, da eine Anzahl falsch-negativer Fälle in Kauf genommen werden muß. So bleibt in den meisten Untersuchungen der Krankheitsstatus der GHQ-negativen Patienten unbekannt. Bei Patienten mit organischen Psychosyndromen, die an der psychiatrischen Gesamtmorbidität erheblichen Anteil haben, sind Sensitivität und Spezifität des GHQ ungeklärt (Cooper und Bickel, 1984). Zwar konnte bei diesen Krankenhauspatienten der Wert von Instrumenten zur Schätzung kognitiver Störungen (z.B. Mini Mental State, MMS) gezeigt werden, jedoch sind diese Verfahren der klinischen Untersuchung wahrscheinlich nicht überlegen (Nelson et al., 1986); außerdem müssen unter bestimmten Bedingungen ebenfalls falsch-negative Resultate hingenommen werden. Die Problematik falsch-negativer Resultate besteht auch bei Screening-Verfahren (CAGE, MAST, MALT-P) für alkoholabhängige Patienten. Für die Untersuchung der Patientengruppe, die nach dem Screening die zweite Untersuchungsstufe erreicht, stehen verschiedene Interviewverfahren zur Verfügung (s.o.), die jedoch alle den wesentlichen Nachteil haben, daß sie nicht für die Anwendung bei der speziellen Problematik körperlich kranker Patienten entworfen und formuliert wurden und daß ebenfalls bisher keine Validierung an dieser Patientengruppe erfolgte.

6. Die **Falldefinition** spielt bei der Beurteilung und dem Vergleich von Untersuchungsergebnissen eine herausragende Rolle (vgl. Wing et al., 1981; Fletcher et al., 1982; Kendell, 1988; v.Korff, 1992). Sie erfolgt in den vorliegenden Studien zur psychiatrischen Morbidität bei Krankenhauspatienten jedoch in sehr unterschiedlicher Weise. In frühen Studien wurde eine Falldefinition selten expliziert. In späteren Arbeiten wurden, wenn Diagnosen gestellt wurden, international akzeptierte Klassifikationssysteme gewählt. In Untersuchungen, die sich auf die Ergebnisse von Selbstbeurteilungsfragebögen stützen, erfolgte die Falldefinition durch die Festlegung von Schwellenwerten (s.o.). Die Beurteilung der Befunderhebung durch strukturierte oder standardisierte Interviews erfolgt entsprechend festgelegter Vorschriften. Im Falle des CIS werden auch (im Rahmen der Erhebung eines psychopathologischen Befundes) im Untersuchungsdesign festgelegte, jedoch nicht standardisierte Schwellenwerte nutzbar gemacht. Die Auswertung des PSE bietet den Vorteil einer standardisierten Befundauswertung durch das CATEGO-Computerprogramm. Das CIDI wird ebenfalls mit Hilfe eines Computerprogramms ausgewertet, neben psychiatrischen Diagnosen (ICD-10; DSM-III-R; in Kürze DSM IV) werden Schweregrade und Streckenprävalenzen angegeben.

7. Die **Angemessenheit psychiatrischer Klassifikationen** (s.o.) für die Diagnose von psychischen Krankheitszuständen bei körperlich Kranken wird gegenwärtig kritisch diskutiert; eine ausführliche Darstellung liefert Cooper (1990).

1.2
Untersuchungsziele und Hypothesen

Nachfolgend werden die wichtigsten Untersuchungsziele aufgeführt, die im Rahmen der vorliegenden Darstellung bearbeitet werden konnten.

1.2.1 Psychiatrische Untersuchung einer Stichprobe von je 200 Patienten aus der Klinik für Innere Medizin bzw. der Klinik für Chirurgie der Medizinischen Universität zu Lübeck und des Städtischen Krankenhauses Süd in Lübeck. Nicht einbezogen werden Stationen und Abteilungen, die hochspezialisierte diagnostische und therapeutische Aufgaben erfüllen und damit das durchschnittlich erwartbare Angebot eines städtischen Allgemeinkrankenhauses übersteigen (z.B. Psychosomatik, Dialyse, Herzkatheter).

1.2.2 Psychiatrische Fallidentifikation und Diagnosenstellung mit der Möglichkeit zu nationalem und internationalem Vergleich:
- auf der Basis des CIDI und computergestützter Diagnostik nach ICD-10 (Forschungskriterien) und DSM-III-R
- auf der Basis eines klinischen strukturierten Interviews nach ICD-9 und ICD-10 (klinische Leitlinien).

1.2.3 Schätzung der Punktprävalenz (7-Tage-Prävalenz) psychischer Störungen. Erwartet wird eine Punktprävalenz von etwa 30%-40% aufgrund klinischer Diagnostik. Depression, organische Psychosyndrome und Alkoholmißbrauch/-abhängigkeit bilden vermutlich die am häufigsten festgestellten Krankheitsgruppen.

1.2.4 Retrospektive Schätzung der Inzidenz psychiatrischer Erkrankungen für den Zeitraum der prädominanten somatischen Erkrankung.

1.2.5 Erhebung der diagnostizierten somatischen Erkrankungen, ihres medizinischen Schweregrades und der von ihnen ausgehenden subjektiven Beeinträchtigung. Vermutet wird eine positive Assoziation zwischen Schweregrad der körperlichen Beeinträchtigung und Vorkommenshäufigkeit depressiver Störungen.

1.2.6 Schätzung der Indikation zur Inanspruchnahme psychiatrischer/psychosomatischer diagnostischer und therapeutischer Leistungen in der Klinik auf der Grundlage von Expertenurteilen.

1.2.7 Schätzung der Indikation zur Inanspruchnahme pharmako-, psycho- und soziotherapeutischer Verfahren nach der Krankenhausentlassung.

1.2.8 Schaffung einer Datenbasis zur Erarbeitung konzeptueller Empfehlungen zum Aufbau eines integrierten psychiatrisch-psychosomatischen Konsiliar- und Liaisondienstes.

2 Methoden

2.1 Untersuchungsfeld

Ziel der vorliegenden Untersuchung ist es unter anderem, Aussagen zur Vorkommenshäufigkeit psychischer Störungen im Patientengut von internistischen und chirurgischen Abteilungen an Allgemeinkrankenhäusern zu ermöglichen. Es wurden damit die Abteilungen gewählt, die an jedem Allgemeinkrankenhaus vorhanden sind und die gleichzeitig im allgemeinen die größte Versorgungsleistung erbringen. Dieser Zielsetzung entsprechend, wurde die vorliegende Untersuchung auf internistischen und chirurgischen Stationen des Klinikums der Medizinischen Universität Lübeck sowie des Lübecker Städtischen Krankenhauses Süd durchgeführt. Beide Krankenhäuser sind in die Regelversorgung der Lübecker Bevölkerung und des Umlandes eingebunden, die Notfallversorgung wird in täglich wechselndem Rhythmus geleistet. Gemeinsam mit den sehr viel kleineren Krankenhäusern: Marienkrankenhaus, Krankenhaus Rotes Kreuz und Städtisches Krankenhaus Priwall sowie Agnes-Karll-Krankenhaus in Bad Schwartau erfolgt eine nahezu vollständige stationäre Versorgung der Bevölkerung Lübecks und des näheren Umlandes und damit eines Einzugsbereiches von etwa 250 000 Einwohnern. Die in Lübeck ebenfalls existierende Klinik für Kinder- und Jugendpsychiatrie kann hier unberücksichtigt bleiben. Überregionale Aufgaben werden nur von wenigen Einrichtungen des Klinikums der Medizinischen Universität wahrgenommen. In der Klinik für Innere Medizin der MUL ist hiervon im wesentlichen die Klinik für Psychosomatik und Psychotherapie berührt.

Die Klinik für Chirurgie der MUL verfügte 1992 über 167 Betten auf 7 Stationen und versorgte im gleichen Jahr 4803 Patienten. Aufgaben in Forschung und Lehre sind verbunden mit breitgefächerten Leistungen in der Maximalversorgung: Neben Unfallchirurgie, Bauchchirurgie und Transplantationschirurgie werden auch gefäßchirurgische Eingriffe und herzchirurgische Operationen durchgeführt.

Die Klinik für Innere Medizin der MUL bestand zum Untersuchungszeitpunkt aus einer Kernklinik mit Abteilungsstruktur sowie aus selbständigen klinischen Einheiten (Klinik für Angiologie und Geriatrie, Klinik für Kardiologie, Klinik für Psychosomatik). Die Gesamtklinik verfügte 1992 über 272 Betten und versorgte 8565 Patienten. Neben Forschung und Lehre werden die speziellen Aufgaben einer internistischen Maximalversorgung wahrgenommen.

Die Abteilung für Chirurgie des Städtischen Krankenhauses verfügt über 182 Betten und behandelte stationär im Jahr 1992 4434 Patienten. Ein breites Spektrum operativer

Maßnahmen der unfallchirurgischen und bauchchirurgischen Aufgabenbereiche wird in der Schwerpunktversorgung wahrgenommen.

Die Abteilung für Innere Medizin des Städtischen Krankenhauses verfügt über 209 Betten, in denen 1992 5550 Patienten behandelt wurden. Mit Ausnahme spezieller Verfahren (Herzkatheter, Dialysebehandlung) werden alle diagnostischen und therapeutischen Aufgaben der Schwerpunktversorgung wahrgenommen mit Schwerpunkten in den Bereichen Gastroenterologie, Kardiologie und Onkologie (selbständige Abteilung).

2.2
Stichprobe

Die Gesamtstichprobe umfaßt einen Umfang von 400 Patienten, die zum Untersuchungszeitpunkt in stationärer Behandlung waren. Davon wurden als Teilstichproben jeweils 200 Patienten aus internistischen und 200 Patienten aus chirurgischen Stationen untersucht. Von den angesprochenen 438 Patienten lehnten im Untersuchungszeitraum 21 die Untersuchung ab (4,8%); 11 Patienten wurden aufgrund ihres schlechten körperlichen Zustands oder unzureichender Verständigungsmöglichkeiten nicht in die Untersuchung einbezogen (2,5%), 6 (1,4%) wegen anderer Ursachen. Die Untersuchung wurde so lange fortgesetzt, bis beide Teilstichproben jeweils eine Größe von 200 Patienten aufwiesen. Die Vollständigkeit der Information auf den verschiedenen Untersuchungsebenen variiert. Die klinisch-psychiatrische Untersuchung wurde bei allen Patienten durchgeführt. Auch das standardisierte Interviewverfahren (Composite International Diagnostic Interview, CIDI, WHO 1992) wurde bei fast allen Patienten angewandt. Die Anwendung des CIDI war jedoch nicht möglich bei 6 Patienten (1,5%); bei 27 Patienten (6,75%) gelang nur eine unvollständige, aber noch verwertbare Durchführung (einzelne Sektionen), letzteres war ganz überwiegend bei Patienten mit ausgeprägter hirnorganischer Leistungsminderung der Fall. Die Fragebögen wurden nur von einem Teil (ca. 50%) der Patienten ausgefüllt, obwohl die Hilfe der Untersucher regelhaft angeboten wurde. Auch das an die psychiatrische Untersuchung anschließende Interview zur sozialen Integration (SIS) konnte nur bei einem Teil der Patienten durchgeführt werden. Tabelle 2.1 gibt einen Überblick über die jeweilige Anzahl der mit einem Erhebungsinstrument untersuchten Patienten.

Tab. 2.1
Anzahl der Patienten die mit dem jeweiligen Erhebungsinstrument untersucht werden konnten (n = 400)

Instrument	Patienten (%)
Composite International Diagnostic Interview (CIDI)	
- regelrecht durchführbar	91.00
- eingeschränkt durchführbar	6.75
- nicht durchführbar	1.50
- fehlende Beurteilung	0.75
Klinisches Interview, Untersuchung, Aktensicht, Fremdanamnese	100.00
General Health Questionnaire, 12-Item-Version (GHQ-12)	56.00
Freiburger Fragebogen zur Krankheitsverarbeitung (FKV)	43.00
Fragebogen zu Kontrollüberzeugungen von Krankheit und Gesundheit (KKG)	44.75
Social Interview Schedule (SIS)	62.50

Die Geschlechtsverteilung wird durch einen Frauenanteil von 48,3% und einen Männeranteil von 51,8% charakterisiert.

Hinsichtlich der Altersverteilung (Tabelle 2.2) ist die Stichprobe charakterisiert durch ein im Vergleich zur Allgemeinbevölkerung relativ hohes Alter.

Tab. 2.2
Altersverteilung der Gesamtstichprobe nach Altersgruppen
(Angaben in %, bezogen auf n der Stichproben)

Altersgruppe (Jahre)	Innere nI=200	Chirurgie nC=200	gesamt ng=400
15-24	4.0	6.0	5.0
25-34	7.5	9.5	8.5
35-44	6.0	10.0	8.0
45-54	16.0	10.5	13.3
55-64	9.5	15.5	12.5
65-74	25.5	19.5	22.5
75-84	25.5	19.5	22.5
85-	6.0	9.5	7.8

Der Median liegt in der Gesamtstichprobe bei 66 Jahren, d.h. jeweils 50% der Patienten sind über bzw. unter 66 Jahre alt (internistische Teilstichprobe: 67 Jahre; chirurgische Teilstichprobe: 63 Jahre). Das arithmetische Mittel beträgt in der Gesamtstichprobe 61,1 Jahre (internistische Teilstichprobe: 62,5 Jahre; chirurgische Teilstichprobe: 59,7). Die Gruppe der über 65-jährigen in der Gesamtstichprobe hat eine Größe von 211 Patienten (52,75% der Stichprobe).

Hinsichtlich des Familienstands zeigte sich, daß 14,5% ledig, 48,5% verheiratet, 9,0% geschieden und 28,5% verwitwet waren. Die Erhebung der sozialen Schicht, entsprechend dem Schichtenmodell nach Kleining und Moore (1968; vgl. Dilling, 1987), erbrachte die folgenden Ergebnisse: Untere Unterschicht 5,5%, obere Unterschicht 16,2%, untere Mittelschicht 39,8%, mittlere Mittelschicht I 21,5%, mittlere Mittelschicht II 9,3%, obere Mittel- und Oberschicht 5,3%, nicht erfaßbar 2,5%. Es stellt sich eine der Normalverteilung ähnliche Verteilung dar, mit der stärksten Ausprägung in der unteren Mittelschicht.

2.3
Art und Durchführung der Studie

Der Studienplan beruht auf vier grundsätzlichen methodischen Überlegungen, die auf verschiedenen **Ebenen der Datenerhebung, -auswertung und -beurteilung** ihren Ausdruck finden:

1. Die psychiatrische Diagnostik erfolgt sowohl klinisch als auch in standardisierter Vorgehensweise. Die standardisierte Diagnostik bietet den Vorteil hoher (und auch internationaler) Vergleichbarkeit der Ergebnisse. Die klinische Diagnostik bietet den Vorteil der flexiblen, am individuellen Patienten orientierten Anwendung des Erfahrungsfundus geschulter Diagnostiker und damit wahrscheinlich höherer Sensitivität und eventuell auch Validität.

2. Die psychiatrische Diagnostik erfolgt sowohl traditionell-typologisch als auch kriterienorientiert. Derzeit vollzieht sich weltweit ein Paradigmenwechsel der psychiatrischen Klassifikation, der bereits 1980 mit der Einführung des DSM-III in den USA begonnen hatte. Diese Neuorientierung hat eine weitgehende Änderung diagnostischer Prozesse zur Folge. Während die traditionelle Diagnostik wesentlich auf der Zuordnung konkreter Fälle zu internalisierten idealtypischen Kategorien des Diagnostikers beruht, werden in der kriterienorientierten Diagnostik definierte Kriteriensätze wesentliche Klassifikationsgrundlage. Für die vorliegende Studie wurden beide diagnostischen Vorgehensweisen (und damit drei Klassifikationen gewählt: typologisch, ICD-9; kriterienorientiert, ICD-10, DSM-III-R), a. damit in der Situation nationaler und internationaler Umstellung die Ergebnisse breit verständlich bleiben und b. da aus Sicht der Untersucher beide diagnostischen Methoden als unterschiedliche Ebenen mit ihren jeweiligen Vor- und Nachteilen für klinische Anwendungsbereiche prinzipiell nebeneinander bestehen bleiben sollten.

3. In der psychiatrischen Diagnostik wurde ein multiaxialer Ansatz gewählt. Der multiaxiale Ansatz existierte in der psychiatrischen Diagnostik in verschiedenen nationalen Modellen, fand jedoch insbesondere mit Einführung des DSM-III breitere Verwendung. Das DSM-III unterscheidet 5 Achsen: Achse I: psychische Störungen, Achse II: Persönlichkeitsstörungen, Achse III: körperliche Erkrankungen, Achse IV: psychosoziale Belastungsfaktoren und Achse V: globales Funktionsniveau. Mittlerweile hat sich die multiaxiale Diagnostik in den USA als Standard in Kasuistiken, weniger jedoch in epidemiologischen Studien durchgesetzt. Die Entwicklung eines mehrachsigen Modells für die ICD-10 unter Leitung der WHO war zum Untersuchungszeitpunkt noch nicht abgeschlossen, so daß auf die Achsen der amerikanischen Klassifikation zurückgegriffen werden mußte.

4. Der Aufbau der Studie sollte einstufig sein, d.h. es sollten so viele Patienten wie möglich direkt untersucht werden, ohne vorherige Verwendung eines Screening-

Instruments. Studien zur Schätzung der psychiatrischen Morbidität in klinischen Einrichtungen wurden in jüngster Zeit in Großbritannien und den USA fast ausschließlich zweistufig aufgebaut (s. Kap. 1). Dieses Vorgehen hat den wesentlichen Vorteil, daß die Arbeitskraft der Untersucher in besonders ökonomischer Weise eingesetzt werden kann. Demgegenüber besteht jedoch der Nachteil einer Wegselektion falsch-negativer Fälle, die mit der zweiten Stufe der Studie, dem jeweiligen Interviewverfahren, nicht oder nur mit einer Kontrollstichprobe untersucht werden können. Dieses Argument fiel besonders ins Gewicht angesichts eines zu untersuchenden Krankengutes, dessen Mitglieder a. durch erhebliche körperliche Erkrankungen beeinträchtigt sind, b. vermutlich in einem (verglichen mit der Allgemeinbevölkerung) hohen Prozentsatz zerebrale Leistungsstörungen aufweisen, c. gegenüber schriftlichen Äußerungen im Krankenhaus aller Erfahrung nach häufig ablehnend reagieren und d. in unbekanntem Ausmaß bewußt oder unbewußt aus verschiedenen Motiven falsche Angaben machen. Hinzu kommt, daß in der Bundesrepublik weder mit Untersuchungen im Krankenhausbereich noch mit der Verwendung der in diesem Rahmen gebräuchlichen Screening-Instrumente ausreichende Erfahrungen vorliegen.

Die vorliegende Untersuchung wurde als Stichtagserhebung durchgeführt, d.h., zu einem definierten Zeitpunkt wurden Informationen über eine Stichprobe als Querschnitt einer Gesamtpopulation erhoben. Eine gleichzeitige Untersuchung aller Mitglieder der Stichprobe ist jedoch, im Gegensatz zu Umfragen in der Allgemeinbevölkerung, in der psychiatrischen Epidemiologie praktisch nicht durchführbar. Daher erstrecken sich Querschnittsuntersuchungen über einen festzulegenden Zeitraum.

In der vorliegenden Studie war die Untersuchung von je 200 internistischen und chirurgischen Patienten geplant, der Untersuchungszeitraum wurde daher durch die Untersuchung des 400. Patienten begrenzt und dauerte vom 6. November 1991 bis zum 31. Mai 1992. Alle Untersuchungen fanden in Einzelkontakten auf den Stationen der entsprechenden Krankenhäuser statt. Zunächst erfolgte die psychiatrische Untersuchung. Die Dauer der Untersuchung variierte in Abhängigkeit vom somatischen und psychischen Krankheitszustand des Patienten und nahm zwischen ca. 30 und 150 Minuten in Anspruch. Da eine kurze Untersuchungsdauer eher selten der Fall war, konnten von einem Untersucher pro Tag in der Regel nur zwei bis höchstens drei Patienten untersucht werden. Im Anschluß an die psychiatrische Untersuchung wurden die Patienten gebeten, am gleichen oder dem nächsten Tag drei Fragebögen (s.u.) auszufüllen. Gleichzeitig wurden die behandelnden Ärzte auf der jeweiligen Station gebeten, einen Arztfragebogen auszufüllen. Ein oder zwei Tage nach der psychiatrischen Untersuchung wurde bei den Patienten ein Interview zur sozialen Integration und Rollenerfüllung durchgeführt. Im gleichen Zeitraum wurden die Patienten, die von den psychiatrischen Untersuchern als manifest alkoholabhängig oder als abhängigkeitsgefährdet eingestuft wurden, in einem speziellen Arbeitsgang im Hinblick auf den Schweregrad der Abhängigkeit untersucht.
Dem Untersuchungsplan entsprechend, wurde die Studie ausschließlich auf Stationen durchgeführt, auf denen Versorgungsleistungen erbracht wurden, wie sie im Prinzip in

Allgemeinkrankenhäusern zu erwarten sind (dieses Vorgehen impliziert keine Beurteilung der Qualität der erbrachten ärztlichen Leistungen). Von der Untersuchung ausgenommen waren daher Stationen, auf denen Speziallleistungen erbracht wurden, z.B. Herzkatheteruntersuchungen oder Herzoperationen. Um eine zufällige Auswahl der Patienten zu gewährleisten, gingen die Untersucher zimmerweise vor, bis alle Patienten auf den jeweiligen Stationen untersucht waren. In dieser Zeit hinzukommende Neuaufnahmen wurden nicht berücksichtigt. Es wurden also die Patienten untersucht, die gerade vorgefunden wurden, bzw. innerhalb eines Tages von diagnostischen oder therapeutischen Maßnahmen auf die Station zurückkehrten. Im Falle von chirurgischen Patienten wurden nur solche untersucht, die nicht vor einer Operation standen. Es wurden also chirurgische Patienten in die Studie aufgenommen, die entweder nicht operiert wurden oder bei denen mindestens 3 Tage nach der Operation bis zum Untersuchungstermin vergangen waren. Der wesentliche Grund für diese Vorgehensweise in der Chirurgie bestand in der Absicht, den konfundierenden Einfluß emotionaler oder kognitiver Zustände, die häufig vor und kurz nach Operationen auftreten (Angst und Anspannung, kurzfristige leichtere organische Psychosyndrome) und die erfahrungsgemäß nach Operationen schnell abklingen, auf die Diagnostik von psychiatrischen Krankheitsbildern möglichst gering zu halten.

Tab. 2.3
Stationen und Anzahl untersuchter Patienten

Klinik	Station	Schwerpunkt	Patienten n	%
Chirurgie MUL	15a	Allgemein	28	7.00
	15b	Gefäßchirurgie	24	6.00
	45a	Abdominal	47	11.75
	45b	Allgemein	31	7.75
	45c	Trauma	32	8.00
Chirurgie Städtisches Krankenhaus Süd	C4	Abdominal	11	2.75
	C7	Trauma	1	0.25
	C8	Trauma	26	6.50
Innere Medizin, MUL	3	Stoffwechsel Herz-Kreislauf	34	8.50
	42c	Geriatrie/ Angiologie	38	9.50
Innere Medizin, Städtisches Krankenhaus Süd				
	M2	Allgemein	23	5.75
	M5	Allgemein	33	8.25
	M10	Kardiologie	31	7.75
	M11	Onkologie	36	9.00
	M12	Allgemein	5	1.25
gesamt			400	100.00

Die Studie stützt sich auf Daten aus vier **Informationsquellen**:
1. die von den beteiligten Ärzten und Studenten durchgeführten Interviews und Fragebogenerhebungen mit den Probanden
2. die Angaben der behandelnden Ärzte
3. die Angaben des Pflegepersonals
4. die Angaben von Angehörigen

Am Ende jeder Untersuchungswoche wurde mit Ärzten und Pflegepersonal eine Sitzung anberaumt, die dem gegenseitigen Informationsaustausch diente. Die Untersucher informierten die Mitarbeiter der Station über psychiatrischen Krankheitszustand, psychosoziales Umfeld und Behandlungsmöglichkeiten der untersuchten Probanden. Gleichzeitig erhielten sie patientenbezogene Informationen, die als Ergänzung der bereits von den Ärzten während der Woche eingeholten Informationen dienten.

zeitig erhielten sie patientenbezogene Informationen, die als Ergänzung der bereits von den Ärzten während der Woche eingeholten Informationen dienten.

Als **Untersucher** waren an der Erhebung beteiligt:

1. Sechs Ärztinnen und Ärzte; von ihnen wurden die psychiatrischen Interviews durchgeführt und die Fragebögen ausgegeben und erläutert. Alle Beiteiligten waren Mitarbeiter der Klinik für Psychiatrie der Medizinischen Universität zu Lübeck, jeweils drei waren als Oberärzte/innen oder als Wissenschaftliche Asssistenten/innen tätig. Alle Untersucher verfügten über den Ausbildungsstand des Arztes/der Ärztin für Psychiatrie mit Zusatzbezeichnung Psychotherapie mit Ausnahme einer Ärztin, der ein Jahr neurologischer Fachweiterbildung fehlte, die jedoch auch ein Psychologiestudium abgeschlossen hatte. Eine Ärztin war zusätzlich Ärztin für Neurologie und Diplompsychlogin.

2. Vier Studentinnen und Studenten; im Rahmen von Dissertationen wurden von ihnen alle erreichbaren Patienten mit dem Interview zur sozialen Integration und Rollenerfüllung bzw. mit Fragebogen zur Abhängigkeitsschwere untersucht.

2.4
Fallidentifikation

Ein Fall psychiatrischer Erkrankung lag vor, wenn:

1. im klinischen psychiatrischen Interview a. mindestens eine Diagnose nach ICD-9 und/oder ICD-10 gestellt wurde und b. der Schweregrad der Erkrankung einen Grad von mindestens 2,3 oder 4 einer modifizierten Schweregradeinteilung nach Cooper (1978) erreichte (s. 2.5 Untersuchungsinstrumente).
oder
2. die computergestützte Auswertung des Composite International Diagnostic Interview entsprechend dem Algorithmus der ICD-10 (Forschungskriterien) oder des DSM-III-R mindestens eine Diagnose ergab.

In der vorliegenden Darstellung werden entsprechend der Vorgehensweise in vielen epidemiologischen Studien nur Diagnosen berücksichtigt, die im Hinblick auf einen Zeitraum von 7 Tagen vor der Untersuchung zu stellen sind (7-Tages-Prävalenz, Punktprävalenz); die ebenfalls im Hinblick auf Streckenprävalenzen erhobenen Diagnosen (0,5 Jahre; 1 Jahr; Lebenszeit) werden nicht dargestellt. Liegen im 7-Tages-Zeitraum mehrere Diagnosen gleichzeitig vor, so wurde diejenige bei der Auswertung der Studie bevorzugt, die aufgrund ihrer Symptomatik, bzw. ihres Schweregrades klinisch im Vordergrund stand (Aktualdiagnose). Zweit- und Drittdiagnosen wurden, falls sich dieses

Vorgehen bei bestimmten Fragestellungen als notwendig erwies, ebenfalls berücksichtigt.

2.5
Erhebungsinstrumente

2.5.1
Interviewverfahren

Das Composite International Diagnostic Interview (CIDI) wurde von der Weltgesundheitsorganisation in Zusammenarbeit mit der nordamerikanischen Alcohol, Drug Abuse and Mental Health Administration (ADAMHA) entwickelt und im Auftrag der WHO ins Deutsche übersetzt. Das Interview ist das Resultat einer jahrelangen internationalen Zusammenarbeit verschiedener Arbeitsgruppen und beruht auf den Erfahrungen im Umgang mit wenigstens fünf wesentlichen diagnostischen Instrumenten (vgl. Wittchen und Essau, 1990). Es handelt sich um ein standardisiertes Interview, also um ein Interviewverfahren, bei dem sowohl die Formulierung der Fragestellung wie auch die Antwortmöglichkeiten vorgegeben sind. Hierdurch unterscheidet sich das Interview erheblich von anderen Verfahren, die bisher in der psychiatrischen Epidemiologie in Gebrauch waren. Das Interview ist in verschiedene Sektionen aufgeteilt, die jeweils einer Erkrankungsgruppe entsprechen. Der wesentliche Vorteil des Verfahrens liegt in der aufgrund der Standardisierung zu erwartenden sehr hohen Reliabilität (Semler et al., 1987; Wittchen et al., 1988, 1989). Damit ist auch die Grundlage für eine verläßliche internationale Vergleichbarkeit geschaffen.

Im Rahmen der vorliegenden Untersuchung wurden die psychiatrischen Interviewer zunächst nach den Empfehlungen der WHO im Gebrauch des CIDI trainiert. Dabei wurde insbesondere auf den Umstand Rücksicht genommen, daß die reliable Anwendung eine strenge Befolgung der Fragenformulierung voraussetzt und daß gerade diese Voraussetzung von langjährig klinisch erfahrenen Interviewern erfahrungsgemäß unterlaufen wird. Im Anschluß an das Training wurde in regelmäßigen Sitzungen eine Reliabilitätskontrolle durchgeführt, die die Schätzung der Interraterreliabilität bezüglich der Fallidentifikation zum Ziel hatte. Von den Sitzungen wurden Videoaufzeichnungen angefertigt.

Die Konkordanzanalyse der diagnostischen Urteile stützt sich auf die Verwendung von Cohen's Kappa (Cohen, 1960). Dieses Maß hat sich in der Diagnostikforschung international bewährt. Kappa ist ein Maß für die Übereinstimmung von zwei Beurteilern, welches korrigiert ist hinsichtlich der zufälligen Übereinstimmung von Beurteilern (alphaFehler). Für die Anwendung im Zusammenhang mit mehreren Beurteilern wurde Kappa modifiziert (Fleiss, 1971; Conger,1980). Die vorliegende Berechnung erfolgt unter Zuhilfenahme eines an der Klinik für Psychiatrie der MUL entwickelten Compterprogramms (Malchow, 1993; unveröffentlicht), dem ein (modifizierter) Algorithmus von Fleiss zugrunde liegt.

Die Ergebnisse der Prüfung der Interraterreliabilität sind in Anhang A wiedergegeben (Tabellen A 1.4 bis A 1.7). Als Beurteilungsmaßstab für die Güte der Übereinstimmung gilt allgemein, daß Kappa-Werte unter 0.40 als schlecht, zwischen 0.40 und 0.75 als befriedigend bis gut und über 0.75 (bis 1.00) als sehr gut anzusehen sind (vgl. Burke und Regier, 1988).

Der wesentliche Nachteil eines standardisierten psychiatrischen Interviews, damit auch des CIDI, liegt in seiner mangelnden Flexibilität angesichts der Vielfalt und Komplexität klinischer Symptome und ihres biologischen, psychologischen und sozialen Bedingungsgefüges.

Das klinische Interview dient der traditionellen, typologischen Diagnostik psychiatrischer Erkrankungen. Die Vorgehensweise ist explorativ und wird vom erfahrenen Interviewer den individuellen Beschwerden, Symptomen und psychosozialen Einflußgrößen in flexibler Weise angepaßt. Die Problematik klinischer Interviews besteht im wesentlichen in ihrer auch den Kenntnissen und Vorlieben des jeweiligen Interviewers entsprechenden individuellen Ausformung, die eine für viele diagnostische Kategorien mangelhafte Reliabilität zur Folge hat, sowohl hinsichtlich der Übereinstimmung verschiedener Untersucher (insbesondere im internationalen Vergleich) als auch im Hinblick auf zeitlich versetzte Interviews desselben Interviewers am selben Patienten (Intraraterreliabilität). In dieser Interviewtechnik, aber auch in den mit ihr eng verbundenen typologisch bestimmten Erkrankungskategorien wurde ein wesentliches Problem der psychiatrischen Diagnostik gesehen (Diskussion s. Kendell, 1975).

In der vorliegenden Studie wurde das klinische Interview im Anschluß an das CIDI durchgeführt. Diese Vorgehensweise impliziert, daß das klinische Interview nicht in der in der Praxis üblichen freiexplorativen Weise angewandt wurde, sondern durch die Informationen strukturiert wurde, die bereits mit Hilfe des CIDI erhoben worden waren.

Die wesentlichen Vorteile dieses Verfahrens bestehen darin, daß,
1. im Gegensatz zum freien Interview durch das CIDI eine Struktur vorgegeben war, aufgrund derer die wesentlichen Beschwerden und psychopathologischen Symptome bereits explizit abgefragt waren, so daß die Gefahr von Auslassungen vermindert wurde. Die bekannten strukturierten Interviews, wie z.B. die Clinical Interview Schedule (CIS, "Goldberg-Cooper-Interview", Goldberg et al., 1970) verfahren in ähnlicher Weise, indem Fragen mit orientierender Funktion vorgegeben werden.

2. im Gegensatz zum CIDI die Fülle der sich aus der Durchführung des CIDI ergebenden Fragen hinsichtlich der psychopathologischen Ausformung einzelner Symptome und Syndrome aber auch aktueller oder latenter lebensgeschichtlicher Hintergründe und

sozialer Bedingungen nicht unberücksichtigt bleibt, sondern einer gezielten Nachexploration zugänglich wird.

Die Rahmenbedingungen für die Durchführung des klinischen Interviews waren nicht nur durch den Aufbau der Studie bestimmt, sondern auch durch den Umstand, daß die Mitarbeiter durch mehrjährige klinische Zusammenarbeit und regelmäßige tägliche Fallvorstellungen im Rahmen der morgendlichen klinischen Konferenzen an der Klinik für Psychiatrie der MUL verbunden waren. Aufgrund dieser Voraussetzungen war zu erwarten, daß die Verwendung sowohl typologischer (ICD-9) wie kriterienorientierter (ICD-10) diagnostischer Kategorien, aber auch die dahinterliegenden individuellen diagnostischen Prozesse einander stark ähneln würden. Diese Vermutung wird durch die hohe Interraterreliabilität im Hinblick auf klinisch gestellte ICD-9- und ICD-10-Diagnosen bestätigt (Tabellen A1.6 und A1.7).

Es hat sich gezeigt, daß die Interraterreliabilität bei der Diagnostik nach der ICD-10 geringfügig höher liegt als nach der ICD-9. Dieses Ergebnis ist plausibel, da die klinischen Leitlinien der ICD-10 eine explizite Kriterienbeschreibung beinhalten und die Untersucher in deren Gebrauch geübt waren. Die jahrelange Erfahrung im Umgang mit den diagnostischen Kriterien der ICD-10 an der Klinik für Psychiatrie hatte die Untersucher auch für mögliche typische Fehler im Gebrauch kriterienorientierter diagnostischer Systeme sensibilisiert (Arolt, 1994b, Arolt und Dilling, 1994).

Das Social Interview Schedule (SIS) ist ein halbstrukturiertes Interview zur Erfassung der aktuellen sozialpsychologischen Situation, orientiert an dem soziologischen Konzept der sozialen Rollenerfüllung. Es wurde am Maudsley Hospital in London von Clare und Cairns (1978) entwickelt und in der überarbeiteten deutschen Version von Hecht, Faltermaier und Wittchen (1987) zur Bearbeitung spezieller Fragestellungen angewendet. In der vorliegenden Darstellung wird auf die Ergebnisse nicht eingegangen.

2.5.2
Psychometrische Fremdbeurteilungsinstrumente

Die **modifizierte Schweregradbeurteilungsskala nach Cooper** wurde in enger Anlehnung an die auf Goldberg zurückgehende in der deutschsprachigen psychiatrischen Epidemiologie häufig gebrauchten Skala nach Cooper (1978) für die vorliegende Studie entwickelt. Letztere Schweregradeinteilung wurde in den bekannten deutschen Studien zur psychiatrischen Morbidität in der Allgemeinbevölkerung verwandt (Dilling et al., 1984; Fichter, 1990), aber auch in einer Untersuchung in internistischen Kliniken (Cooper und Bickel, 1987). Die Originalformulierung zur Beschreibung der Schweregrade für psychiatrische Erkrankungen wurde beibehalten, jedoch in einem anschließenden Satz expliziert. Ferner wurde die Koppelung eines Krankheitsschweregrades mit einer Behandlungsindikation auf einer bestimmten Versorgungsebene (Hausarzt, Nervenarzt, Klinik) zwar übernommen, jedoch wurde ihr konditionaler Charakter herausgestellt. Eine fixe Koppelung ist nicht nur methodisch problematisch, sondern trägt auch den sich wandelnden Bedingungen psychiatrischer Versorgung nicht Rechnung; in diesen Punkten wurde der Argumentation von Schepank (1987) gefolgt. Auch die Arbeitsgruppen Dillings, Fichters und Coopers haben die Koppelung von Behandlungsindikationen in der Anwendung weit ausgelegt, im Sinne einer Orientierungshilfe. Die explizite Formulierung der Schweregradeinteilung ist in Anhang 2.1 wiedergegeben.

Klassifikation der Schweregrade psychischer Störungen (Kurzfassung):
0 = keine psychische Störung
1 = leichte psychische Auffälligkeit oder isolierte Symptome
2 = deutliche psychische Störung
3 = schwere psychische Störung
4 = sehr schwere psychische Störung

Die **Schweregradbestimmung somatischer Erkrankungen** erfolgte in drei Dimensionen:
1 : objektiver medizinischer Schweregrad
2 : objektive vitale Bedrohung
3 : subjektiver Beeinträchtigungs-/Beschwerdegrad

Auf den Achsen 1 und 2 war eine vierstufige, auf der Achse 3 eine fünfstufige Schweregradeinteilung möglich (explizite Formulierung siehe Anhang 2.2). Mit dieser Vorgehensweise wurde versucht, den wichtigsten inhaltlichen Dimensionen körperlicher Erkrankungen und ihres Erlebens gerecht zu werden. Richtungsweisend war die Überlegung, daß vermutlich eher das vom Patienten selbst empfundene Beschwerdebild im Sinne körperlicher Befindlichkeit sowohl mit möglicher psychiatrischer Morbidität als auch mit Mechanismen der Krankheitsverarbeitung im Zusammenhang steht.

Die **Beurteilung der Persönlichkeit und Persönlichkeitsstörung** erfolgte nach klinischen Gesichtspunkten. Im Anschluß an das standardisierte und das klinische Interview wurde zunächst die vorherrschende Persönlichkeitsstruktur beurteilt, wobei eine inhaltliche Orientierung an der Vorgehensweise Schepanks und seiner Mitarbeiter (1987) und damit am Persönlichkeitsmodell Schulz-Henckes erfolgte. Im Rahmen der Studie kann die Anwendung dieser Klassifikation, die sich auf ein psychoanalytisches Strukturmodell bezieht, aufgrund der Zielsetzung der Studie lediglich orientierenden Charakter haben.

Die Klassifikation der Persönlichkeitsstörungen erfolgte klinisch auf der Grundlage der Systematik und der Kriterien des DSM-III-R unter Hinzunahme von vier weiteren Persönlichkeitsstörungen nach der Typologie Kurt Schneiders (vgl. Tölle, 1986; Saß, 1987). Darüber hinaus erschien es aus Sicht der psychiatrischen Diagnostik prinzipiell sinnvoll, nicht nur die volle Ausprägung einer Persönlichkeitsstörung (also die Erfüllung des kompletten Kriteriensatzes des DSM-III-R) zu dokumentieren, sondern auch das Vorhandensein akzentuierter Persönlichkeitszüge (entsprechend einem inkompletten Kriteriensatz des DSM-III-R, jedoch mit ein oder zwei klinisch auffälligen Merkmalen).

Die **Beurteilung der psychosozialen Belastung** wurde im Rahmen der multiaxialen Diagnostik des DSM-III-R mit Hilfe einer standardisierten Schätzskala vorgenommen. Diese Skala erlaubt eine ungefähre Beurteilung der Schwere der globalen Belastung durch psychologische oder soziale Umstände zum Untersuchungszeitpunkt. Die Skalierung erfolgt in Ziffern von 1 bis 6 und stützt sich auf Kurzbeschreibungen der Belastungsschwere sowie auf Ankerbeispiele. Die Beurteilung dieser "Achse IV" des DSM-III und DSM-III-R hat sich international wenig durchgesetzt. In die vorliegende Studie wurde sie jedoch als einfach handhabbare Skala aufgenommen, um dem multiaxialen diagnostischen Ansatz gerecht zu werden (s. Anhang 2).

Die **GAF (Global Assessment of Funktioning)-Skala** stammt ebenfalls aus dem DSM-III-R ("Achse V"). Sie ermöglicht in standardisierter Form eine globale Schätzung der psychischen und sozialen Möglichkeiten und Fähigkeiten zum Untersuchungszeitpunkt. Die Skalierung erfolgt in Zahlenwerten von 1 bis 90 und stützt sich neben den Kurzbeschreibungen der Funktionsniveaus auf Ankerbeispiele. Die GAF-Skala wurde ebenfalls als einfach handhabbare Skala in die Studie aufgenommen, um eine komplette multiaxiale Diagnostik zu ermöglichen (s. Anhang 2).

2.5.3
Psychometrische Selbstbeurteilungsinstrumente

Der **Fragebogen zum gesundheitlichen Befinden** ist die von Linden ins Deutsche übersetzte und bearbeitete Version des General Health Questionaire (GHQ) in der 12-Item-Version (vgl. Goldberg u. Williams, 1988). Das General Health Questionnaire wurde von Goldberg und Mitarbeitern in London entwickelt, ursprünglich in einer 60-

Item-Version. Später entstanden hieraus 3 kürzere Versionen (30-, 28-, 12-Item-Versionen). Die verschiedenen Formen des GHQ haben sich besonders in psychiatrischen epidemiologischen Studien in den Bereichen der Primärversorgung als Screeninginstrumente außerordentlich bewährt. Der GHQ wird als Standardinstrument in der Screening-Phase (1. Phase) der typischerweise zweiphasigen Prävalenzstudien in ambulanten und stationären Versorgungsbereichen eingesetzt und trägt erheblich zur ökonomischen Durchführung von Studien bei (Newman et al., 1990). Für die Kurzversion GHQ-12 konnte in sechs Validierungsstudien eine gute Sensitivität (Median: 86%) und Spezifität (Median: 80%) gezeigt werden. Williams, Goldberg und Mari (1987) verglichen die Eigenschaften aller GHQ-Versionen, indem sie varianzgewichtete Mittelwerte für die Daten zur Sensitivität und Spezifität von 43 Studien berechneten: Für den GHQ-12 zeigte sich die höchste Sensitiviät (89%), die Spezifität lag jedoch etwas niedriger (80%) als bei den anderen Versionen (82-87%). Der GHQ-12 bietet also den Vorteile ähnlich guter Fallabbildungseigenschaften im Vergleich mit den längeren Versionen bei wesentlich geringerer Anzahl von Fragen. Außerdem ist der GHQ für Patienten sprachlich gut verständlich und einfach zu beantworten.

Dennoch muß insbesondere bei der Befragung von akut erkrankten oder im Krankheitsverlauf verschlimmerten Krankenhauspatienten ein Selektionsbias in Kauf genommen werden, da 1. Patienten aufgrund von Verweigerung schriftlicher Festlegungen oder schwerer körperlicher oder psychischer Beeinträchtigung den Bogen nicht ausfüllen und 2. Patienten den Bogen zwar ausfüllen, aber bewußte oder unbewußte Manipulation Tendenzen einfließen können.

Im Gegensatz zu den umfangreichen Erfahrungen in der Anwendung des GHQ in Großbritannien und Australien liegen in der Bundesrepublik aus den Bereichen der primären Gesundheitsversorgung kaum Beobachtungen vor (GHQ-30 bei Kindern und Jugendlichen; Fichter, 1990). In der dargestellten einstufig aufgebauten Studie wird der GHQ-12 nicht als Screening-Instrument eingesetzt, sondern als Instrument zusätzlicher Informationsgewinnung. Dieses Vorgehen diente dem Ziel der Überprüfung der Validität und Benutzerfreundlichkeit des GHQ-12 in der deutschen Version. Es sollte außerdem einen Vergleich mit den Ergebnissen zweistufig aufgebauter Studien ermöglichen.

Der **Fragebogen zur Krankheitsverarbeitung (FKV)** wurde in Freiburg von Muthny und Mitarbeitern entwickelt (Muthny, 1989). In der vorliegenden Studie angewendet wurde die Kurzform zur Selbsteinschätzung FKV-LIS SE.

Der **Fragebogen zu Kontrollüberzeugungen zu Krankheit und Gesundheit (KKG)** wurde in Münster von Lohaus und Schmitt (1990) entwickelt. Er dient der Erfassung generalisierter Erwartungshaltungen gegenüber Krankheit und Gesundheit.

Der **Lübecker Alkoholabhängigkeits-Syndrom Fragebogen (LAS)** wurde an der Klinik für Psychiatrie der Medizinischen Universität zu Lübeck von John und Mitarbeitem entwickelt (John et al., 1993). Er beruht auf der inhaltlichen Formulierung des Syndroms der Alkoholabhängigkeit mit Hilfe von fünf Dimensionen.

Die Anwendung der drei letztgenannten Fragebögen diente der Bearbeitung spezieller Fragestellungen und wurde daher nicht in die vorliegende Arbeit aufgenommen.

2.5.4
Statistische Verfahren

Neben der Angabe einfacher und relativer Häufigkeiten wurden für die Prävalenzraten der wichtigsten Störungseinheiten bzw. Behandlungsindikationen Vertrauensbereiche errechnet. Das Vertrauensintervall wurde so gewählt, daß der "wahre" Wert in der Grundgesamtheit mit einer Irrtumswahrscheinlichkeit von 5% im Intervall liegt. Im allgemeinen wurde vom Vorliegen einer Binomialverteilung ausgegangen. War der betreffende Sampleprozentsatz jedoch kleiner als 10%, wurde auf die Poisson-Verteilung zurückgegriffen. Andere zur Berechnung des Vertrauensbereichs auf dem Boden der Binomialverteilung zu fordernde Voraussetzungen wurden jeweils überprüft: der Sampleumfang soll nicht kleiner als n = 25 sein, die kleinere der beiden im Sample erscheinenden Häufigkeiten soll nicht geringer als 5 sein. Beide Voraussetzungen waren aufgrund der Stichprobengrößen meistens gegeben. Leider fehlen in fast sämtlichen vergleichbaren epidemiologischen Untersuchungen entsprechende Angaben. Dieser Umstand erschwert die Vergleichbarkeit der Ergebnisse.

Als weitere statistische Verfahren wurden verwendet, jeweils nach Prüfung der Voraussetzungen: der z-Test für Prozentwerte, der Sokal-Rohlf-Test für Prozentwerte (Sokal und Rohlf, 1969), der χ^2 - Test bzw. der k*2- Test nach Brandt und Snedecor (s. Sachs, 1984), Cramer`s V und Pearson`s r (Produkt-Moment-Korrelations-koeffi-zient). Punktuell wurden multivariate Standardverfahren verwendet: kanonische Diskriminanzanalyse und multiple Regressionsanalyse.

3 Ergebnisse

3.1 Psychiatrische Morbidität internistischer Patienten

3.1.1 Körperliche Erkrankungen und Behandlungsursachen

Die internistischen Patienten wurden auf sechs Stationen in zwei Kliniken behandelt und waren aufgrund einer Vielzahl von Erkrankungen in Behandlung. Einen Überblick über die im Vordergrund stehenden Erkrankungen der Patienten gibt Tabelle 3.1.1. Die Klassifikation und Dokumentation der internistischen Erkrankungen erfolgte nach dem in der Medizinischen Universität zu Lübeck in Gebrauch befindlichen Diagnosenschlüssel.

Tab. 3.1.1
Somatische Erstdiagnosen bei internistischen Patienten (n = 200)

Erkrankungsgruppen	%
Infektiöse und parasitäre Erkrankungen	2.5
Malignome	18.5
Endokrinologische u. Stoffwechselerkrankungen	9.5
Erkrankungen des Blutes/ blutbildender Organe	2.0
Hypertonien	3.0
Kardiologische Erkrankungen	21.0
Angiologische Erkrankungen	18.5
Pneumologische Erkrankungen	5.5
Gastroenterologische Erkrankungen	9.5
Nephrologische Erkrankungen	1.0
Kollagenosen u. rheumatische Erkrankungen	1.0
Symptome bei unklarer Erkrankung	4.5
Andere	3.5

Im Untersuchungskollektiv der internistischen Patienten bilden diejenigen mit Erkrankungen des Herzens (21,0%, davon größte Gruppe: 7,0% akute Myokardinfarkte), der Blutgefäße (18,5%, davon 4,0% arterielle Verschlußkrankheiten) aber auch Patienten mit Malignomen (18,5%; vielfältige Formen) Schwerpunkte. Ebenfalls häufig sind Patienten mit Stoffwechselerkrankungen, insbesondere Diabetes mellitus (9,5%) und gastroenterologischen Erkrankungen (9,5%). Andere Erkrankungsformen sind in der Stichprobe schwach repräsentiert, dies fällt insbesondere für nephrologische (1,0%) und Rheumaerkrankungen (1,0%) auf.

Die **Klassifikation des Schweregrades** erfolgte auf den drei Achsen: objektiver medizinischer Schweregrad, Lebensbedrohlichkeit der Erkrankung und Ausmaß der aktuellen subjektiven Beschwerden. Die Verteilung der genannten Schweregradvektoren im Patientengut ist in den Tab. 3.1.2 wiedergegeben. Hinsichtlich des medizinischen Schweregrades ist von Bedeutung, daß 57% der Patienten "schwer" oder "sehr schwer" erkrankt waren. Die Lebensbedrohung durch die Grunderkrankung war sicher in 5,5% , wahrscheinlich oder möglich in 42,5% der Fälle. Die von den Patienten berichteten subjektiven Beschwerden waren "sehr schwer" und "ausgeprägt" in 37,0% der Fälle; wird die Kategorie "deutlich" miteinbezogen, werden von 68,5% der Patienten entsprechende Beschwerden berichtet. Geringe und keine Beschwerden wurden bei 31,0% der Patienten festgestellt. Zusammengenommen zeigt sich, daß die internistischen Patienten ein Krankengut von erheblicher medizinischer Erkrankungsschwere mit in der Mehrzahl (> 2/3) deutlichen bis ausgeprägten subjektiven Beschwerden darstellen.

Tab. 3.1.2
Schweregrade somatischer Erkrankungen bei internistischen Patienten (%)

medizinischer Schweregrad		Lebensbedrohung		subjektive Beeinträchtigung	
leicht	9.0	keine	50.5	keine	5.5
mittelgradig	33.5	möglich	34.5	gering	25.5
schwer	33.5	wahrsch.	8.0	deutlich	31.5
sehr schwer	23.5	sicher	5.5	ausgeprägt	25.0
		nicht beurt.	1.0	sehr schwer	12.0
fehlende Angabe	.5		.5		.5

Häufig waren die Patienten nicht wegen einer, sondern wegen mehrerer gleichzeitig bestehender Erkrankungen in Behandlung. Da in der Untersuchung bis zu drei Erkrankungseinheiten dokumentiert werden konnten, können Aussagen zur aktuellen somatischen Multimorbidität von Patienten gemacht werden: 44,0% der Patienten litten an einer, 39.5% an zwei und 16,5% an drei oder mehr somatischen Erkrankungen. Diese Beobachtung bedeutete nicht, daß keine weiteren Erkrankungen bestanden, sie gabt lediglich Aufschluß über zum Untersuchungszeitpunkt aus klinischer Sicht behandlungsbedürftigen Erkrankungen. Der Befund, daß 56% der Patienten an zwei oder mehr Erkrankungen litten, zeigt den erheblichen Anteil aktuell multimorbider Patienten.

3.1.2
Prävalenz psychischer Störungen

3.1.2.1
Aktualdiagnosen psychischer Störungen

Die Vorkommenshäufigkeit psychischer Störungen innerhalb der letzten sieben Tage vor der Untersuchung (Punktprävalenz, 7-Tage-Prävalenz) ist in den folgenden Tabellen wiedergegeben. Dabei fanden nur die Krankheitsbilder Berücksichtigung, die aufgrund der Ausprägung ihrer Symptomatik aktuell im Vordergrund standen (Aktualdiagnosen) und damit wesentlich behandlungs- bzw. konsilrelevant waren. Jedem als Fall definierten Patienten wurde also genau eine Aktualdiagnose zugeordnet. Entsprechend der Jasperschen Schichtenregel wurde ebenfalls im Rahmen der typologischen Diagnostik nach ICD-9 eine Hauptdiagnose zugeordnet, die die jeweils "tiefste" gestörte Schicht bezeichnet und die daher mit der psychopathologisch im Vordergrund stehenden Diagnose nicht identisch sein muß (Beispiel: beim gemeinsamen Vorliegen einer ausgeprägten depressiven Reaktion und eines leichten hirnorganischen Psychosyndroms wäre ersteres die Aktualdiagnose, letzteres die Hauptdiagnose). Auch im Rahmen der Diagnostik mit der ICD-10 wurden von den Untersuchern Aktualdiagnosen (und Schichtdiagnosen) benannt. Dieses Vorgehen ist insofern erwähnenswert, als es dem Komorbiditätsprinzip kriterienorientierter Klassifikationen widerspricht, aufgrund dessen alle gefundenen Störungseinheiten gleichberechtigt nebeneinander stehen (mit Ausnahme derer, die sich gegenseitig ausschließen). Dennoch wurde eine Gewichtung im Sinne einer Aktualdiagnose vorgenommen, die sich sowohl aus der klinischen Untersuchung als auch der standardisierten Diagnostik mit dem CIDI (bei der auch Schweregrade ermittelt werden) ergab. Diese Verfahrensweise ist notwendig, da nur hierdurch ein Vergleich mit anderen epidemiologischen Studien möglich ist. Außerdem ermöglicht sie für die Schätzung des Versorgungsbedarfs (insbesondere im klinischen Bereich) eine zuverlässige Grundlage. Die Darstellung der aktuell im Vordergrund stehenden Diagnosen wird ergänzt durch eine Darstellung der Zweit- und Drittdiagnosen (ICD-10). Hierdurch kann die Vorkommenshäufigkeit bestimmter Erkrankungseinheiten und -gruppen in valider Weise geschätzt und mit anderen Studien verglichen werden.

Mit dem Ziel besserer Übersichtlichkeit wurde in Tabelle 3.1.4 eine Einteilung nach Krankheitsgruppen vorgenommen. Die Tabelle zeigt die Prävalenz psychiatrischer Erkrankungen gemäß der typologisch orientierten Klassifikation ICD-9. Die Persönlichkeitsstörungen wurden nicht in die Tabelle aufgenommen; sie beanspruchen eine eigene Achse (Achse II) und werden daher gesondert dargestellt (s.u.).

Hinsichtlich der Vorkommenshäufigkeit zeigt sich bei den Störungen der Schweregrade 2-4 folgendes Muster: Am häufigsten sind psychogene Erkrankungen (Belastungsreaktionen, Neurosen, psychosomatische Erkrankungen) mit zusammengenommen 18,0%. Werden Persönlichkeitsstörungen (s.u.) mit einer Prävalenz von 5,0% addiert (wenn Persönlichkeitsstörungen diagnostiziert wurden, lag ein Schweregrad 2-4 vor; einer Persönlichkeit mit "akzentuierten" Zügen wurde der Schweregrad 1 zugeordnet), dann ergibt sich eine Gesamtprävalenz psychogener Erkrankungen von 23,0%.

Häufig sind ebenfalls chronische und akute hirnorganische Psychosyndrome (zusammen 16,5%). An dritter Stelle stehen die Abhängigkeitserkrankungen (7,5%), ganz überwiegend chronischer Alkoholismus/Alkoholmißbrauch (7.0%). In der untersuchten Stichprobe kam ein Fall von Polytoxikomanie mit Heroinabhängigkeit vor. Affektive (2,0%) und schizophrene Psychosen (1,0%) wurden selten diagnostiziert.

Werden alle nicht-organischen Depressionserkrankungen (ICD 296.1, 296.3; 300.4; 309.0, 309.1) zusammengenommen, so ergibt sich eine Gesamtprävalenz von 14.5%, wovon endogen depressive Zustände 2,0%, psychogen depressive Zustände 12,5% ausmachen. Zusammenfassend kann daher geschätzt werden: mindestens jeder achte internistische Krankenhauspatient leidet an einer behandlungsbedürftigen Depression.

Tab. 3.1.3
Punktprävalenz psychiatrischer Erkrankungen (ICD-9, Schweregrad 2-4) bei internistischen Patienten nach Krankheitsgruppen (%).

Diagnose (ICD-9)	%
Chronische organische Psychosen (ICD 290,294,310)	14.0
Vorübergehende organische Psychosen (ICD 291,293)	2.5
Schizophrene, paranoide und andere Psychosen (ICD 295,297,298)	1.0
Affektive Psychosen (ICD 296)	2.0
Neurosen (ICD 300)	5.0
Substanzmißbrauch (ICD 303,304,305)	7.5
Belastungsreaktionen und Anpassungsstörungen (ICD 308,309)	9.0
Körperliche Funktionsstörungen psychischen Ursprungs (ICD 306,316)	4.0
Oligophrenien (ICD 317,318)	1.5
gesamt	46.5

Die Diagnostik der vorliegenden Erkrankungseinheiten (Aktualdiagnosen) gemäß der ICD-10 führt zu dem in Tab. 3.1.5 dargestellten Ergebnis. In der Tabelle werden die mit dem CIDI ermittelten Diagnosen den klinischen Diagnosen gegenübergestellt. Aufgrund der besseren Übersichtlichkeit erfolgt ebenfalls eine Gruppenbildung (wie in der Klassifikation vorgegeben). Die Störungsgruppe F6 (Persönlichkeits- und Verhaltensstörungen) wird gesondert dargestellt, da Persönlichkeitsstörungen in der vorliegenden Untersuchung als selbständige Störungsachse (multiaxiale Diagnostik, s.o.) aufgefaßt werden.

Tab. 3.1.4
Punktprävalenz (%) psychischer Störungen (ICD-10, Schweregrad 2-4) bei internistischen Patienten aufgrund klinischer und standardisierter (CIDI) Untersuchung

ICD-10 Nr.	Diagnosegruppe	Diagnosehäufigkeit (klinisch) n = 200	Diagnosehäufigkeit (CIDI) n = 198
F0	Organische, einschließlich symptomatischer psychischer Störungen	16.0	20.0
F1	Psychische und Verhaltensstörungen durch psychotrope Substanzen	8.0	3.5
F2	Schizophrenie, schizotype und wahnhafte Störungen	1.0	0.5
F3	Affektive Störungen	9.5	9.5
F4	Neurotische, Belastungs- und somatoforme Störungen	10.5	2.5
F5	Verhaltensauffälligkeiten mit körperlichen Störungen und Faktoren	0.0	-
F7	Intelligenzminderung	1.5	-
gesamt		46.5	36.0

k*2- Test für Kategorien mit der stärksten Ausprägung F0, F1, F3, F4: $\chi^2 = 12.58$, df = 3, p ≤ 0.01

Die Klassifikation der Erkrankungseinheiten gemäß der ICD-10 zeigt aufgrund der klinischen Diagnostik (Spalte 1) erneut die bereits bei den Diagnosen nach ICD-9 erkennbare Häufigkeit hirnorganischer Psychosyndrome. Organische Störungen kommen bei 16,0% der Patienten vor, davon entfallen 13,0% auf chronische (dementielle) und 3,0% auf akute organische Psychosyndrome. Depressive Störungen finden sich zusammengenommen in 15,5% der Fälle (Diagnosen F32, 33, 34 zuzüglich F 43.20, 43.21). Werden die Störungen der Kategorie F4 differenziert, zeigt sich, daß neben depressiven Reaktionen (F 43.20, 43.21: 6,0%) überwiegend somatoforme Störungen (F45: 4,0%) in dieser Kategorie vorkommen. Es fanden sich keine Angst- und Zwangsstörungen, die die Falldefinition erfüllen. Die den Angststörungen zuzurechnenden phobischen Störungen erreichten in der Stichprobe nur den Schweregrad 1 (3,5%) und erfüllen damit nicht die

Fall-Definition. Substanzmißbrauch liegt in 8,0% der Fälle vor, in erster Linie Alkoholismus (7,0%) im Sinne schädlichen Gebrauchs (3,0%) oder im Sinne von Abhängigkeitssyndromen (4,0%). Schizophrene Störungen sind selten (1,0%), ebenso Intelligenzminderung (1,5%).

Ein Vergleich der klinisch diagnostizierten mit den standardisiert diagnostizierten Störungsarten und -häufigkeiten zeigt im wesentlichen, daß organische Störungen häufiger durch das CIDI erfaßt werden. Der Unterschied ist jedoch nicht signifikant. Hingegen werden sowohl Substanzmittelmißbrauch als auch neurotische, Belastungs- und somatoforme Störungen hochsignifikant seltener diagnostiziert. Affektive Störungen werden gleich häufig gefunden. Der sichtbare Unterschied der Gesamtprävalenzen erreicht das Signifikanzniveau (knapp) nicht. Werden nur die Verteilungen der häufigsten Störungsgruppen (F0, F1, F3, F4) verglichen, zeigt sich eine hochsignifikant unterschiedliche Verteilung. Detailliertere Aussagen werden in Kapitel 3.3 dargestellt.

Zweit- bzw. Drittdiagnosen wurden klinisch in 17 Fällen, mit dem CIDI in 10 Fällen gestellt. Werden die Zweit- und Drittdiagnosen zu den Erstdiagnosen hinzugerechnet, so erhöht sich die Prävalenzrate einzelner Störungskategorien, bzw. Einheiten (s. Anhang A).

3.1.2.2
Persönlichkeitsstörungen (Achse II)

Die Diagnose von Persönlichkeitsstörungen basiert auf der Kenntnis relativ zeitstabiler Strukturen hinsichtlich psychopathologischer Symptome, subjektiver Kognitionen und Verhaltensmustern. Letztere sind häufig durch eine eigentümliche, oft nicht situationsangepaßte Rigidität gekennzeichnet. Persönliches Leiden und beeinträchtigte soziale Fähigkeiten sind häufig. Die Anwendung einer kriterienorientierten Klassifikation sowie die Anwendung strukturierter oder standardisierter, auf die jeweilige Klassifikation bezogener Interviews zur Erfassung von Persönlichkeitsmerkmalen hat zu einer höheren Reliabilität in der Diagnostik von Persönlichkeitsstörungen geführt. Zur klinischen Beurteilung wird jedoch die Diagnose häufig nach einem klinischen Interview gestellt, jedoch orientiert an den Kriterien eines Klassifikationssystems. Dieses Verfahren wurde auch in der vorliegenden Untersuchung angewandt, da einerseits die Durchführung eines Persönlichkeitsinterviews unrealistisch war, andererseits aber doch eine Schätzung von Art und Häufigkeit von Persönlichkeitsstörungen im Rahmen einer multiaxialen Diagnostik notwendig ist. Die Persönlichkeitsstörungen bilden in der multiaxialen Diagnostik des DSM-III und DSM-III-R die Achse II. In der vorliegenden Untersuchung war das DSM-III-R Klassifikationsgrundlage, ergänzt durch vier in der deutschsprachigen Psychiatrie gebräuchliche klassische Typologien (nach Kurt Schneider).

Bei 5,0% der internistischen Patienten wurde klinisch eine Persönlichkeitsstörung diagnostiziert, bei 19,0% bestanden deutlich akzentuierte Persönlichkeitszüge, ohne daß diese ein Ausmaß erreicht hätten, das die Annahme einer Persönlichkeitsstörung rechtfertigen könnte. Tabelle 3.1.6 zeigt die entsprechenden kategorialen Zuordnungen. Aufgrund der geringen Fallzahl unterscheiden sich die Vorkommenshäufigkeiten der Persönlichkeitsstörungen in ihren verschiedenen Zuordnungen kaum. Werden jedoch auch akzentuierte Persönlichkeitszüge berücksichtigt, so finden sich am häufigsten depressive (6,0%), zwanghafte (5,0%), schizoide (4,0%) und hyperthyme (3,5%) Charaktere. Von Interesse ist auch die Beobachtung, daß eine Anzahl von Persönlichkeitsstörungen überhaupt nicht diagnostiziert wurden (paranoide, schizotype, narzißtische, Borderline-, hypersensitive, passiv-aggressive, zyklothyme, asthenische).

Tab. 3.1.6
Persönlichkeitsstörungen und akzentuierte Persönlichkeitszüge bei internistischen Patienten (n = 200)

Störungstypus	gestört	akzentuiert	gesamt
paranoid	-	-	0.0
schizoid	0.5	3.5*	4.0
schizotyp	-	-	0.0
histrionisch	1.0	2.0	3.0
narzißtisch	-	-	0.0
zwanghaft	1.0	4.0*	5.0
Borderline	-	-	0.0
hypersensitiv	-	-	0.0
dependent	0.5	1.0	1.5
passiv-aggressiv	-	-	0.0
atypisch	0.5	-	0.5
depressiv	1.0	5.5*	6.5
zyklothym	-	-	0.0
hyperthym	0.5	3.0*	3.5
asthenisch	-	-	0.0
gesamt	5.0	19.0**	24.0

Akzentuierte Persönlichkeitszüge wurden signifikant häufiger diagnostiziert als Persönlichkeitsstörungen. * $p \leq 0.5$, ** $p \leq 0.01$

3.1.2.3
Die Beurteilung der psychosozialen Belastung

Die Gesamtheit der individuellen psychosozialen Belastung wurde auf einer Schätzskala (DSM-III-R, Achse IV) mit Werten von 1-6 angegeben. Die Schätzung bezieht sich nicht auf die psychische Belastung, die von der somatischen Erkrankung oder den mit ihr zusammenhängenden Faktoren ausgeht. Abweichend von der Vorgabe des DSM-III-R wird die psychosoziale Belastung aller internistischen Patienten eingeschätzt und nicht nur der Patienten mit einer signifikanten psychiatrischen Komorbidität. Abbildung 3.1.7 stellt die Verteilung der entsprechenden Punktwerte dar. Es zeigt sich im wesentlichen, daß bei 43,5% der Patienten eine schwere, sehr schwere und katastrophale psychosoziale Belastung vorliegt.

Abb. 3.1.7
Psychosoziale Belastung internistischer Patienten (Achse IV, DSM-III-R)

Dargestellt ist die Schätzung der gegenwärtigen emotionalen Gesamtbelastung durch vorliegende (soziale, psychische, physische) Lebensumstände.

1 keine	37.0
2 leicht	8.0
3 mittel	7.5
4 schwer	10.0
5 sehr schwer (extrem)	32.5
6 katastrophal	1.0
0 ungenügende Information	4.0

In Abbildung 3.1.8 ist die Verteilung der psychosozialen Belastung in Abhängigkeit vom Vorliegen einer psychischen Störung (ICD-10) dargestellt.

Abb. 3.1.8
Häufigkeitsverteilung der Schweregrade psychosozialer Belastung in Abhängigkeit vom Vorliegen einer Diagnose (ICD-10, klinisch)
(Angaben in % der jeweiligen Teilstichproben; n.b. = nicht beurteilbar)

	Schweregrad						
	1	2	3	4	5	6	n.b.
psychische Störung (n1 = 92)	20.6	9.8	12.7	9.8	41.2	2.6	3.3
keine Störung (n2 = 108)*	54.1	6.1	2.2	10.3	23.5	0.0	3.7
gesamt (ng = 200)	37.5	8.0	7.5	10.0	32.5	1.0	3.5

* $\chi^2 = 28.5$, df = 4, $p \leq 0.001$

Es zeigt sich, daß schwere psychosoziale Belastungen (5) bei Patienten mit psychischen Störungen häufiger, leichte psychosoziale Belastungen (1) seltener vorkommen als bei Patienten ohne psychische Störungen.

3.1.2.4
Das allgemeine Funktionsniveau

Die Globalbeurteilung des Funktionsniveaus erfolgt mit Hilfe der General Assessment of Functioning(GAF)-Skala, der Achse V des DSM-III-R. Beurteilt wird die Gesamtheit der psychischen, sozialen und beruflichen Leistungsfähigkeit. Die körperliche Leistungsfähigkeit wird nicht beurteilt. Jedem Probanden wird ein Skalenwert von 1 (Minimum) bis 90 (Maximum) zugeordnet. Tab. 3.1.8 zeigt die Verteilung der Skalenwerte (gruppiert) bei internistischen Patienten, wobei die Vergabe einer psychiatrischen Diagnose berücksichtigt wurde.

Tab. 3.1.8
GAF-Werte internistischer Patienten nach Diagnosen (ICD-10 klinisch)

GAF-Wert	psychiatrische Diagnose (n = 92)	keine psychiatrische Diagnose n = 108)	gesamt (n = 200)
1 - 10	9	-	9
11 - 20	4	-	4
21 - 30	7	1	8
31 - 40	16	-	16
41 - 50	12	2	14
51 - 60	13	2	15
61 - 70	16	10	26
71 - 80	10	24	34
81 - 90	5	69	74

Tabelle 3.1.8 zeigt, daß schlechte und mittlere Leistungsniveaus (bis 70) fast ausschließlich bei Patienten mit psychischen Störungen vorkommen, bessere und gute Leistungsniveaus (71 - 90) ganz überwiegend bei Patienten ohne psychische Störungen. Das Niveau 61 - 70 markiert einen Grenzbereich, der ebenfalls ganz überwiegend von Patienten mit psychischen Störungen besetzt ist. Es ist erkennbar, daß bei einem Leistungsniveau von unter 70 mit einer psychischen Störung zu rechnen ist. 77 Patienten mit psychischen Störungen liegen unterhalb eines Niveaus von 70, jedoch nur 15 Patienten ohne psychische Störungen; oberhalb eines Niveaus von 70 liegen 15 Patienten mit psychischen Störungen, jedoch 93 ohne Störungen ($\chi^2 = 97.5$, df = 1, $p \leq 0.0001$). Betont werden muß die Konzeption der GAF-Skala: sie soll die Gesamtheit psychischer und sozialer Leistungsmöglichkeiten einschätzbar machen. Der Befund muß daher gewertet werden als Hinweis auf deutliche Defizite in beruflichen und anderen sozialen Bereichen bei psychisch gestörten Krankenhauspatienten. Eine bessere Schätzung sozialer Funktionen bleibt dem Einsatz von Spezialinstrumenten (z.B. der Social Interview Schedule, s.o.) vorbehalten.

3.1.3
Indikation zur Durchführung psychiatrischer und sozialtherapeutischer Maßnahmen

Die Feststellung einer Störungshäufigkeit kann nur einen Anhalt für die prinzipielle Notwendigkeit therapeutischer Maßnahmen liefern, erlaubt jedoch keine Aussage über die Indikation. In die klinische Indikationsstellung gehen eine Vielzahl zusätzlicher Variablen (in Abhängigkeit vom überlegten Therapieverfahren) ein. Vorkommenshäufigkeit und Therapieindikation müssen daher unabhängig voneinander beurteilt werden (s. Methoden). Die im folgenden dargestellten Indikationen beruhen auf einer Expertenschätzung.

3.1.3.1
Indikation für psychiatrische Konsiliarbetreuung

Die Hinzuziehung eines psychiatrischen/psychosomatischen Konsiliars im Rahmen von etwa 1 bis 2 Konsiliarbesuchen mit dem Ziel der Diagnostik, Beurteilung der gegenwärtigen psychischen/somatischen Krankheitssituation und eventuell pharmakotherapeutischer oder kurzer psychotherapeutischer Intervention (Schwerpunkt "Konsil") war indiziert bei *29.0 % der internistischen Patienten.*

Die Hinzuziehung eines psychiatrischen/psychosomatischen Konsiliars zur regelmäßigen Mitbehandlung eines Patienten und/oder Beratung des somatischen Behandlungsteams (Schwerpunkt "Liaison") war indiziert bei *8,0 % der internistischen Patienten.*

Eine psychiatrische/psychotherapeutische Intervention war also indiziert bei insgesamt *37,0% der internistischen Patienten.*

Tabelle 3.1.9 gibt Auskunft über die bei den Patienten bestehenden psychischen Störungen (ICD-10, klinisch), die von einem psychiatrischen/psychosomatischen Konsiliar untersucht und ggf. behandelt werden sollten. Bei der Aufstellung wurden auch Diagnosen vom Schweregrad 1 mitberücksichtigt, da bei subklinischen Störungen ebenfalls Konsilempfehlungen ausgesprochen wurden.

Tab. 3.1.9
Psychiatrische Diagnosen aller Schweregrade (ICD-10 Kategorien, klinisch) internistischer Patienten, bei denen eine konsiliarische Untersuchung ("Konsil") oder Mitbetreuung ("Liaison") als indiziert beurteilt wurde.

Diagnosegruppe	Konsil	Liaison	keine Intervention
F0 Organische Störungen (n = 35)	60.0	5.7	34.3
F1 Substanzmißbrauch (n = 18)	83.3	-	16.7
F2 Schizophrenie (2)	50.0	-	50.0
F3 Affektive Störungen (19)	36.8	36.8	26.0
F4 Neurotische Störungen (28)	39.3	25.0	39.3
F7 Oligophrenien (3)	33.3	-	66.6
gesamt (105)	53.3	15.2	31.4

(Angaben in %, bezogen auf Patienten in den jeweiligen Störungskategorien)

Es zeigt sich für die häufigsten Störungen (Kategorien F0, F1, F3, F4), daß bei Prozentsätzen zwischen 64.3% (F4) und 83.3% (F1) der Patienten mit psychiatrischen Diagnosen eine Intervention für erforderlich gehalten wird. Bei organischen Psychosyndromen (F0) und Substanzmißbrauch (F1) wird in der weit überwiegenden Mehrzahl der Fälle ein Konsiliarbesuch als ausreichend angesehen. Eine Mitbetreuung, wie sie im Rahmen eines Liaisondienstes möglich wäre, wird insbesondere bei affektiven (F3) und neurotischen Störungen (F4) als sinnvoll angesehen.

3.1.3.2
Psychotherapeutische Mitbetreuung

Die Indikation zur psychotherapeutischen Mitbetreuung internistischer Patienten wurde ebenfalls auf der Grundlage einer Expertenbeurteilung geschätzt. In dieses Urteil gingen nicht nur die psychiatrische Diagnose und die Überlegungen zur prinzipiellen Möglichkeit psychotherapeutischer Behandlung ein, sondern auch die individuelle Motivation und Motivierbarkeit des Patienten. Ebenfalls in die Beurteilung mitaufgenommen wurde die Schätzung, ob im zum Untersuchungszeitpunkt vorliegenden klinischen Behandlungszusammenhang eine psychotherapeutische Intervention sinnvoll und möglich erscheint. Die Rahmenbedingungen zur Anwendung von Psychotherapie unterscheiden sich im somatisch-stationären Bereich stark von den üblichen ambulanten Psychotherapie-Settings. Es war aus diesen Grund geboten, nicht eine explizite Indikation hinsichtlich der Methode zu stellen (dies wurde für den ambulanten Bereich überlegt, s.u.), sondern eine Einschätzung der unter den gegebenen Behandlungsbedingungen sinnvollsten Vorgehensweise vorzunehmen. Es muß betont werden, daß es sich bei der vorgenommenen Beurteilung um eine psychiatrische Indikation zur Psychotherapie handelt und nicht um Empfehlungen für helfende Gespräche durch andere als psychotherapeutisch qualifizierte Personen.

Als wichtigstes Ergebnis zeigte sich, daß etwa ein Viertel (24,0%) aller Patienten einer Form psychotherapeutischer Hilfe bedurfte, bei weitem am häufigsten supportiver Psychotherapie (18,5% der Patienten, entsprechend 77,1% der indizierten Methoden). Die Verfahren der supportiven Therapie werden signifikant häufiger angegeben als andere Verfahren zusammengenommen ($\chi^2 = 16.0$, df = 1, p≤0.001).

Tab. 3.1.10
Verfahrenbezogene Indikation zur psychotherapeutischen Mitbehandlung internistischer Patienten
(Angaben in %, bezogen auf n = 200; angegeben wurde lediglich das wichtigste Verfahren)

Verfahren	Patienten (%) n = 200
Supportive Psychotherapie	18.5
Konfliktzentrierte Psychotherapie	4.0
Verhaltenssteuernde Psychotherapie	1.0
Suggestive Verfahren	0.5
Keine Psychotherapie	76.0

In Anbetracht des erheblichen Überwiegens supportiver Verfahren ist eine Aufteilung nach Diagnosen wenig sinnvoll. Interessant ist jedoch die Frage, ob Psychotherapie auch für Patienten als indiziert angesehen wurde, die keine psychiatrische Diagnose erhielten.

Psychotherapieempfehlung, aber keine psychiatrische Aktualdiagnose:
kein Patient; aber Schweregrad 1 (subklinischer = Nicht-Fall) : 4 Patienten,
2,0%

Dem somatisch tätigen Arzt ist aus der täglichen Erfahrung bewußt, daß Patienten psychotherapeutischer Hilfe bedürfen, die eine psychiatrische Falldefinition nicht erfüllen. Bei diesen Patienten bestehen verschiedene psychologische Probleme, sowohl hinsichtlich der Erkrankung, aber auch in anderen Lebensbereichen, die einer fachlich qualifizierten Hilfe bedürfen. So plausibel diese auf der klinischen Erfahrung beruhende Aussage erscheint, war sie jedoch im Rahmen der vorliegenden Untersuchung nicht zu bestätigen: nur Patienten, bei denen eine im Rahmen der vorgegebenen Möglichkeiten (psychiatrische Klassifikation) definierbare Störungseinheit festgestellt wurde, kamen für eine psychotherapeutische Hilfe im Krankenhaus in Frage. Bei vier Patienten lag jedoch eine Störung von subklinischem Schweregrad vor. In diesen Fällen wurde supportive Psychotherapie empfohlen.

3.1.3.3
Psychopharmakologische Behandlung

Hinsichtlich einer psychopharmakologischen Behandlung war das jeweils wichtigste Behandlungsprinzip (Wirkstoffgruppe) festzustellen; nur eine Nennung war möglich. Eine Behandlung war indiziert bei etwa einem Fünftel aller internistischen Patienten (21,0%). Die empfohlenen Behandlungsprinzipien sind in Tabelle 3.1.11 dargestellt.

Tab. 3.1.11
Indikation zur psychopharmakologischen Behandlung bei internistischen Patienten (n = 200)

Psychopharmaka	Patienten (%)
Antidepressiva	13.0
niedrig-/mittelpotente Neuroleptika	6.5
Benzodiazepine	0.0
hochpotente Neuroleptika	1.5
Phasenprophylaxe	0.0
keine Behandlung notwendig	79.0

Es zeigt sich, daß am häufigsten Antidepressiva indiziert waren. Ebenfalls wurden niedrig- bis mittelpotente Neuroleptika empfohlen. Eine Indikation für die Verordnung von Benzodiazepinen wurde nicht gesehen.

3.1.3.4
Indikation für psychosoziale Hilfen

Neben einer ärztlichen Behandlung der vorliegenden Störungen bzw. psychologischen Problemfelder ist bei vielen Patienten eine Einflußnahme auf Bereiche des sozialen Umfeldes aus therapeutischer Sicht geboten. Aus der Vielfalt möglicher Interventionen wurden diejenigen zur Beurteilung ausgewählt, die aufgrund ärztlicher Entscheidungsmöglichkeiten in einem durchschnittlich ausgestatteten Allgemeinkrankenhaus durchführbar erschienen. Diese Vorgabe schließt ein, daß der behandelnde Arzt mit Vorhandensein und fachlicher Kompetenz nichtärztlicher Mitarbeiter, insbesondere Sozialarbeitern rechnen kann.

Tabelle 3.1.12 zeigt, daß bei etwa einem Fünftel (20%) aller internistischen Patienten psychosoziale Hilfestellungen indiziert sind.

Tab. 3.1.12
Wichtigste psychosoziale Interventionsformen bei internistischen Patienten
(Angabe in %, n = 200 Patienten)

Maßnahme	Patienten (%)
Familiengespräch/ praktische Hilfe	12.0
Hinzuziehung Sozialarbeiter	4.5
Hinzuziehung Arbeitgeber	0.5
Einleitung Betreuungsverfahren	3.5
Unterbringung nach PsychKG	0.0
Andere	0.5
Keine Hilfe erforderlich	79.0

Mit Abstand am häufigsten (12,0% der Patienten) indiziert ist die Einleitung einer praktischen Hilfestellung, am häufigsten im Haushalt. Hierzu ist in vielen Fällen ein Gespräch mit der Familie erforderlich mit dem Ziel, die Hilfsmöglichkeiten zu erläutern, ihren Einsatz zu planen und abzustimmen und die Finanzierung festzulegen. Diese Intervention kann sowohl vom behandelnden Arzt wie von einem Sozialarbeiter durchgeführt werden. Die Angabe "Sozialarbeiter" in der Tabelle bezieht sich nur auf komplexere Aufgaben der Sozialarbeit. Selbstverständlich ist daher zu erwarten, daß die Hinzuziehung eines Sozialarbeiters bei mehr als 4.5 % der Patienten erfolgen kann.

3.1.3.5
Verlegung in psychiatrische/psychosomatische Fachkliniken

Die Indikation zur Verlegung in eine Fachklinik wird gestellt aufgrund der Diagnose und des Schweregrades der psychischen Störung, aber auch aufgrund der vorgefundenen somatischen Krankheits- und Behandlungssituation sowie der individuellen Motivation bzw. Motivierbarkeit. Auch am Beispiel dieser Indikationsstellung zeigt sich die Komplexität der für die Entscheidung bedeutungsvollen Faktoren. Aufgrund der klinischen Beurteilung war nur bei 12 Patienten (6,0%) eine Verlegung indiziert, davon in 3,0% in die Psychiatrische Abteilung des Klinikums, in 1,0% in die psychosomatische Abteilung und in 2,0% in eine Fachklinik für Suchterkrankungen (Entwöhnung).

3.1.4
Indikation zur Weiterbehandlung nach Krankenhausentlassung

Eine ausführliche Darstellung der differentiellen Indikation zur fachspezifischen Weiterbehandlung von Patienten mit psychischen Störungen nach Entlassung aus der internistischen Abteilung übersteigt den Rahmen der vorliegenden Darstellung. In tabellarischer Form sollen jedoch die Behandlungsindikationen sowie die an ihrer Durchführung beteiligten Institutionen zusammenfassend dargestellt werden (Tabelle 3.1.12 und 3.1.13). Die Bedeutung der Darstellung liegt u.a. darin, daß der Anteil von Patienten einschätzbar wird, von dem angenommen wird, daß behandlungsbedürftige psychische Störungen über den Zeitpunkt der Krankenhausentlassung hinaus persistieren.

Tab. 3.1.12
Expertenschätzung der Indikation für die Verfahren der Psychotherapie, Psychopharmakotherapie und Sozialen Hilfen nach Krankenhausentlassung
(Angaben in % der Patienten bei n = 200, nur die wichtigste Maßnahme konnte für jeden Verfahrensbereich angegeben werden)

A Psychotherapie	Patienten (%)
Supportive Verfahren	17.0
Aufdeckende Verfahren	4.0
Verhaltenssteuernde Verfahren	1.0
Suggestive Verfahren	0.5
Andere	3.0
Gesamt	25.5

Als "aufdeckende" Verfahren werden in der Tabelle bezeichnet: tiefenpsychologisch fundierte und analytische Psychotherapie; als "andere" Verfahren werden bezeichnet: Paar- und Familientherapie, Gesprächspsychotherapie nach Rogers, Psychodrama, Katathymes Bilderleben.

B Pharmakotherapie	Patienten
Antidepressiva	13.5
Niedrig/mittelpot. Neuroleptika	5.5
Benzodiazepine	0.5
Hochpotente Neuroleptika	1.0
Phasenprophylaxe	0.0
Gesamt	20.5

C Psychosoziale Hilfen	Patienten
Hilfe im Haushalt	9.0
Tagesstätte	2.5
Tagesklinik	0.5
Heimunterbringung	5.0
Anwendung Betreuungsgesetz	1.0
Sozialpsychiat. Dienst	0.5
Andere	3.5
Gesamt	22.0

Neben den Behandlungsmaßnahmen, die für Patienten mit psychischen Störungen als indiziert eingeschätzt wurden, wurde ebenfalls erhoben, welcher Arzt bzw. welche Einrichtung Ausführender der Behandlung sein sollte. Auch bei dieser Frage konnte jeweils nur der Behandler benannt werden, dem die Experten die wichtigste Rolle zumaßen. Die Hausärzte werden in dieser Schätzung nicht aufgeführt. Es ist bekannt, daß Hausärzte auch bei der Behandlung psychischer Störungen eine wesentliche Rolle spielen; das Item "Hausarzt" wäre jedoch bei der Fragestellung einer Nachbehandlung krankenhausentlassener Patienten nicht aussagekräftig, da eine Konfundierung psychischer und somatischer Behandlungsgründe bei der Itemwahl vorläge. Tabelle 3.1.12 zeigt, daß 13,5% der Patienten einer weiteren nervenärztlichen Behandlung bedürfen, womit die Behandlung im Rahmen einer typischen nervenärztlichen Praxis gemeint ist (vgl. Arolt und Dilling, 1993).

Tab. 3.1.13
Ausführender der Weiterbehandlung nach Entlassung aus dem Krankenhaus

	Patienten (%) (n = 200)
Nervenarzt	13.5
Psychotherapeut	5.0
Beratungsstelle	2.5
Psychiatrische Klinik	0.0
Psychosomatische Klinik	1.0
Suchtklinik/Entwöhnung	4.0
gesamt	26.0

Bei 5,0% der Patienten sollte ein qualifizierter (ärztlicher oder psychologischer) Psychotherapeut Behandlungsträger sein; im allgemeinen bei der Durchführung einer psychotherapeutischen Behandlung im Sinne eines Regelverfahrens (tiefen-psychologisch fundierte, analytische und verhaltenstherapeutische Verfahren). 2,5% der Patienten sollten in Paar-, Familien- oder Erziehungsberatungsstellen behandelt (beraten) werden. Bei 5,0% der Patienten wurde für die Zeit nach der Entlassung eine Aufnahme in eine Klinik als indiziert angesehen (4,0% Suchtklinik z. Entwöhnung, 1,0% psychosomatische Klinik). Die Möglichkeit "Psychiatrische Klinik" wurde in keinem Fall gewählt, da für den Fall einer bestehenden Behandlungsindikation diese bereits bei der Frage der Übernahme/Verlegung (3.1.4.5) berücksichtigt wurde. Werden die Ergebnisse zusammengenommen, so zeigt sich, daß bei über einem Viertel der Patienten (26,0%) eine Form der psychiatrisch-psychotherapeutischen Weiterbehandlung indiziert ist.

3.2
Diskussion: Häufigkeit psychischer Störungen und Behandlungsbedarf bei internistischen Patienten

3.2.1
Körperliche Erkrankungen

Ein wesentlicher Vorteil von Studien zur psychiatrischen Epidemiologie in Krankenhäusern besteht gegenüber Erhebungen in der Allgemeinbevölkerung in der Möglichkeit, die somatischen Erkrankungen mit größerer diagnostischer Sicherheit zu erfassen. Angesichts der Vielzahl von Studien zur psychiatrischen Morbidität bei internistischen Krankenhauspatienten, die im angloamerikanischen Raum durchgeführt wurden, ist der Umstand erstaunlich, daß kaum Informationen über die körperlichen Erkrankungen der untersuchten Patienten publiziert wurden. Hierdurch wird einerseits die Möglichkeit des Ergebnisvergleichs erheblich eingeschränkt, da zu erwarten ist, daß neben anderen Variablen (insbesondere Alter, Geschlecht, psychiatrische Anamnese, soziale Unterstützung) auch die Art und der Schweregrad der körperlichen Erkrankung die Vorkommenshäufigkeit psychischer Störungen wesentlich beeinflußt. Zum anderen erschwert das Fehlen von Informationen zu somatischen Grunderkrankungen die Aufklärung von Zusammenhängen zwischen körperlichen und psychischen Störungen.

In der vorliegenden Untersuchung wurde neben der Dokumentation der aktuell im Vordergrund der Behandlung stehenden somatischen Erkrankungen der Versuch unternommen, Schweregradskalen anzuwenden, die wesentlichen Dimensionen körperlicher Erkrankungen abbilden sollen: medizinischer Schweregrad, Lebensbedrohung und subjektiver Beeinträchtigungs-/Behinderungsgrad. Diese Vorgehensweise hat unter anderem gezeigt, daß in der untersuchten Stichprobe bei über der Hälfte der Patienten (57,0%) aus medizinischer Sicht schwere und sehr schwere Erkrankungen vorliegen, eine Lebensbedrohung in 13,5% wahrscheinlich oder sicher ist. Deutliche, ausgeprägte oder sehr starke Beschwerden liegen bei 68,5% der Patienten vor. Diese Werte ermöglichen die allerdings noch grobe Einschätzung einer durch körperliche Erkrankungen erheblich beeinträchtigten Patientenstichprobe. Die verwendeten Skalen wurden für die vorliegende Studie entwickelt, der Gebrauch an Ankerbeispielen abgestimmt.

3.2.2
Vergleich der Prävalenzraten der wichtigsten Störungseinheiten auf dem Hintergrund der vorliegenden wissenschaftlichen Literatur

Die höchsten Prävalenzraten liegen sowohl in der vorliegenden Untersuchung als auch in vergleichbaren Studien für drei große Krankheitsgruppen vor: Depressionen, organische Psychosyndrome und Substanzmißbrauch. Die Prävalenzraten werden im folgenden für jede Erkrankungsgruppe gesondert diskutiert. Es erscheint sinnvoll, hierzu nur die Ergebnisse der internistischen Teilstichprobe zu verwenden, da in der weit überwiegenden Mehrzahl wissenschaftlicher Studien internistische Patienten untersucht wurden.

3.2.2.1
Depressionen

Für die vorliegende Darstellung (vgl. Arolt et al., 1995a) werden folgende Diagnosen (ICD-10) zur Gruppe der Depressionen zusammengefaßt: depressive Episoden bei bipolarer affektiver Störung (F31.3-31.6), depressive Episoden (F32), rezidivierende depressive Episoden (F33), Zyklothymia (F34.0), Dysthymia (F34.1), depressive Reaktionen (F43.21-22). Werden die Prävalenzraten der genannten Störungen unter der Voraussetzung, daß ein Schweregrad von mindestens 2 vorliegt, addiert, so ergibt sich eine aktuelle Gesamt(7-Tages)prävalenz für alle depressiven Störungen von 15,5% für klinische Diagnosen (ICD-10). Mit einer Irrtumswahrscheinlichkeit von 5% liegt die "wahre" Störungsprävalenz in der Grundgesamtheit (bei einer Stichprobengröße von n=200) in einem Bereich von 10,8%-21,3%. Die Gesamtvorkommenshäufigkeit von standardisiert erhobenen Depressionsdiagnosen (ICD-10 nach CIDI) beträgt 9,0% (5,4%-13,9%). Die Studien, bei denen internistische Patienten untersucht wurden und die ebenfalls (meist nach Screening) mit Interviews arbeiteten, fanden folgende Prävalenzraten (Abb. 3.2.1, zum besseren Vergleich gerundete Prävalenzraten):

Tabelle 3.2.1
Prävalenz depressiver Störungen bei internistischen Patienten aufgrund der Durchführung von Interviews (vgl. Tab. 1.1)

Autoren	Prävalenzrate (%)
Maguire et al.(1974)	15%
Heeren und Rooymanns (1985, Patienten ≥ 65J.)	16%
Johnston et al. (1987, Patienten ≥ 65J.)	13%
Feldman et al. (1986)	15%
Cooper und Bickel (1987, Patienten 65-80J.)	17%
Silverstone (1996)	8%

Diejenigen Studien, die Patienten aller Altersgruppen erfassen, zeigen eine Prävalenzrate von 15% (Maguire et al., 1974; Feldman et al., 1986), bzw. 8% (Silverstone, 1996: major depression nach DSM-IV: 7,7%). Erstere Ergebnisse stimmen mit der in der vorliegenden Studie gefundenen Prävalenz klinischer Depressionsdiagnosen überein. Die standardisierte Erhebungsmethodik mit dem CIDI läßt auf eine Häufigkeit von major depression gemäß DSM-III-R von 6,5% (26 Fälle; 95% Vertrauensbereich: 4,1-9,1%) in der Grundgesamtheit schließen. Dieser Befund entspricht ungefähr dem Ergebnis von Silverstone (1996).

Werden Zweit- und Drittdiagnosen miteinbezogen, erhöht sich die Prävalenzrate depressiver Störungen (klinisch) auf 18,0% (13,0%-24,1%). Die Vorkommenshäufigkeiten in den Stichproben der genannten ersteren Autorengruppen liegen innerhalb des Vertrauensbereichs, sind also mit $p \leq 0.05$ nicht von den Ergebnissen der vorliegenden Studie verschieden. Zweit- und Drittdiagnosen wurden in der Kategorie F3 mit dem CIDI nicht gestellt; hinsichtlich der standardisierten Diagnostik ergeben sich damit keine weiteren Ergebnisse. Lediglich in der Beurteilung nach dem DSM-III-R ergibt sich ein Fall mit einer Zweitdiagnose von major depression, der bereits berücksichtigt wurde.

Zusammengenommen ist die Übereinstimmung von zwei der publizierten Studien mit den im Rahmen der vorliegenden Untersuchung erhobenen klinischen Depressionsdiagnosen als gut zu bewerten. Dieser Umstand ist insbesondere bemerkenswert, wenn die Verschiedenheiten der Stichprobenziehung und der Untersuchungsinstrumente in Betracht gezogen werden. Erwähnt werden sollte auch, daß auf der Grundlage der klinischen Diagnosen eine bessere Übereinstimmung mit den publizierten Studien zu erzielen ist als aufgrund der CIDI-Diagnosen. Eine plausible Erklärung findet sich in der Tatsache, daß die klinische Diagnose im Anschluß an die Durchführung des CIDI und im Rahmen einer "Nachexploration" gestellt wurde, sich also der Struktur des CIDI bediente. Dieses Vorgehen entspricht in etwa der Verfahrensweise bei der Durchführung eines strukturierten Interviews, z.B. des in diesem Bereich häufig eingesetzten CIS oder des PDE. Der standardisierten Diagnostik mit Hilfe des CIDI kommt vermutlich im Hinblick auf einen Teil der Depressionsdiagnosen (depressive Reaktionen, F 43.20 und 43.21) eine erheblich geringere Sensitivität zu: diese Krankheitseinheiten werden nur schwach abgebildet (vergleiche Kapitel 3.1 und 3.3). Dieser Umstand erklärt die geringere Prävalenzrate bei den CIDI-Diagnosen. Angesichts der Ergebnisse der Literatur und auch der Tatsache, daß depressive Reaktionen bei Krankenhauspatienten relativ häufig auftreten, scheint in diesem Bereich eine Schwäche des CIDI vorzuliegen. Der Grund für die schwache Abbildungskraft liegt aus Sicht der Untersucher in der relativ rigiden und ausschließlich die Ebene der Verbalisation berücksichtigenden Durchführungsweise (wie sie im Wesen des standardisierten Interviews liegt), die Tatsache der emotionalen Abwehr subjektiv belastender oder gegenüber Fremden peinlicher Gefühle nicht berücksichtigt. Wird im Anschluß an das Interview freier exploriert und der emotionale Kontakt verbessert, zeigt sich häufig erst das Ausmaß oft mühsam unterdrückter depressiver Gefühle. Eine entsprechende Erfahrung konnten die Untersucher auch bei einer Studie über depressive Syndrome bei Rückenschmerzpatienten gewinnen. Diese Überlegungen, insbesondere jedoch die Konzentration auf Major Depression, können erklären, warum die von Silverstone erhobene Deprsssionsrate mit 7,7% niedriger liegen. Andererseits muß berücksichtigt werden, daß das von Silverstone benutzte SCAN-Interview freier handhabbar und damit "klinischer" ist als das CIDI.

3.2.2.2
Psychoorganische Störungen

Die Prävalenzrate psychoorganischer Störungen (Erstdiagnosen) liegt in der vorliegenden Untersuchung bei 16,0% (klinisch, davon 13,0% Demenzen F00,01,02,03,07) mit einem Vertrauensbereich von 11,2%-21,9% und 20,0% (CIDI, Demenz nicht differenzierbar, Hirnorganik-Sektion "M" entspricht im wesentlichen dem Mini Mental State) mit einem Vertrauensbereich von 15,2%-26,8%. Durch Hinzunahme der Zweit- und Drittdiagnosen erhöhen sich die Prävalenzraten auf klinisch 16,5% (11,7%-22,4%) und standardisiert 21,5% (16,5%-28,4%). Ein Vergleich dieser Prävalenzraten ist nur mit Studien möglich, bei denen ebenfalls Patienten aller Altersgruppen untersucht wurden, da psychoorganische Störungen (in den Untersuchungen: ganz überwiegend Demenzen) das höhere Lebensalter betreffen. Die Störungshäufigkeit wäre in der vorliegenden Untersuchung deutlich höher, wenn nur Patienten über 65 Jahre (114 Fälle = 57% der Stichprobe) mit einbezogen würden (s.u. für den Fall der senilen Demenz). Die Ergebnisse der Literatur sind in Tabelle 3.2.2 dargestellt.

Tabelle 3.2.2
Psychoorganische Störungen bei internistischen Krankenhauspatienten
(vgl. Tab. 1.2)
(Angaben gerundet, jeweils mit Untersuchungsinstrumentarium)

Autoren	Prävalenzrate (%)
Knights & Folstein (1977; MMS)	33%
Anthony et al. (1982; MMS + klinische US)	22%
Cavanaugh (1983; MMS)	28%
Roca et al. (1984; MMS + klinsche US)	15%
Feldman et al. (1986; CAS + PSE)	12%
Silverstone (1996)	9%

Diese Übersicht zeigt unterschiedliche Prävalenzraten für die Gesamtheit organischer Psychosyndrome. Es zeigen sich geringere Raten in Untersuchungen, die neben dem MMS Interviews eingesetzt haben. Zu erwarten ist, daß die Rate organischer Psychosyndrome vom Altersdurchschnitt der untersuchten Patienten abhängig ist, der in den genannten Untersuchungen variiert (Anthony et al.: 29% > 60J., Roca et al. 46% > 65J). Ein Vergleich mit den Ergebnissen der vorliegenden Untersuchung erscheint daher problematisch (57% > 65J). Die gefundene Prävalenzrate von 16,0% bzw. 16,5% (klinisch) sowie 20,0% bzw. 21,5% (CIDI) entspricht etwa den von Anthony et al. und Roca et al. beschriebenen Verhältnissen, liegt jedoch deutlich höher als die Rate von Feldman et al.(1986).

Aus den genannten Gründen, insbesondere einer entsprechenden Altersverteilung (s.o., Patienten > 65J.), erscheint es sinnvoll, den Anteil der Demenzen zu vergleichen. Die Ergebnisse der Literatur zu Prävalenzraten von dementiellen Störungen in Studien mit Patienten über 60J., bzw. 65J. sind in Tabelle 3.2.1 dargestellt.

Tab. 3.2.3
Prävalenz dementieller Störungen bei internistischen Krankenhauspatienten über 65 Jahre

Autoren	Prävalenzrate (%)
Bergman und Eastham (1974)	7%
Schuckit et al. (1980)	15%
Anthony et al. (1982, hochgerechnet > 60J.)	ca. 50%
Roca et al. (1984, hochgerechnet > 65J.)	ca. 33%
Feldman et al. (1986, hochgerechnet > 70J.)	ca. 16%
Erkinjuntti et al. (1986, hochgerechnet > 65J.)	12%
Cooper und Bickel (1987, 65-80J.)	ca. 5%
Kolbeinsson et al. (1993, >70J.)	24%

Es zeigt sich jedoch, daß die ermittelten Prävalenzraten auch bei dem (durch die Angaben in den Publikationen eingeschränkten) Versuch, wenigstens eine Homogenisierung der Stichproben nach der Variablen "Alter" vorzunehmen, ganz erheblich variieren.

Die vorliegende Untersuchung liefert folgende Ergebnisse für Patienten über 65 Jahre: 20 von 114 der über 65jährigen Patienten sind an einer Form der Demenz erkrankt.

Internistische Patienten 65-93 Jahre: unter Einschluß der organischen Persönlichkeits- und Verhaltensstörungen: 22,8% (15,3-31,2%); nach deren Ausschluß: 17,5% (11,2-25,5%)

Die Ergebnisse entsprechen recht gut denen von Schuckit et al. (1980) sowie Feldman et al.(1986); auch die Ergebnisse von Erkinjuntti et al.(1986) liegen noch im Vertrauensbereich. Auffällig ist jedoch der erhebliche Unterschied zu der Rate von Cooper und Bickel. Die von den Autoren gefundene geringe Rate von 5,0% (Vertrauensbereich, rückgerechnet: 3,4-7,1%) ist mit einer Irrtumswahrscheinlichkeit von 1% (z = 3.42) niedriger als die in der vorliegenden Untersuchung. Dieser Befund ist deswegen erstaunlich, weil 626 Patienten aus internistischen Allgemeinkrankenhausabteilungen in Mannheim und Ludwigshafen untersucht wurden, also das Untersuchungsfeld dem der vorliegenden Untersuchung vermutlich ähnlich ist. In der Mannheimer Untersuchung wurden jedoch konsekutiv Aufnahmen untersucht, während die vorliegende Studie auf einer Querschnittserhebung basiert (vgl. hierzu: Diskussion der Methodik!). Eine zweite Erklärungsmöglichkeit erscheint jedoch ebenfalls plausibel: Während sich die vorliegende Untersuchung auf die Diagnose nach der ICD-10 bezieht, hat die Mannheimer Untersuchung jedoch die ICD-9 zur Grundlage. Es ist möglich, daß der Unterschied der gefundenen Raten einen Unterschied im Gebrauch der Klassifikationen wiederspiegelt: Während in der ICD-9 eine Demenz nur diagnostiziert wurde, wenn das klinische Bild eines dementiellen Syndroms vorlag, änderte sich die Auffassung in der ICD-10 dahingehend (entsprechend dem DSM-III-R), daß Demenzen dann diagnostiziert werden, wenn ein dementieller Prozeß vorliegt, das klinische Vollbild eines dementiellen Syndroms jedoch nicht bestehen muß. Auf diese Weise wurde in der vorliegenden Untersuchung im übrigen generell, also auch hinsichtlich der ICD-9-Diagnose verfahren, so daß auch ein Vergleich der ICD-9 Diagnosen zu keinem anderen Ergebnis führen würde.

3.2.2.3
Alkoholabhängigkeit

Aufgrund mehrerer Studien (s. Kapitel 1: Stand der Forschung) kann angenommen werden, daß in internistischen Abteilungen (nicht im Falle von Notfallaufnahmen) bei etwa 10%-30% aller Patienten eine Alkoholproblematik besteht.

In der vorliegenden Studie besteht ein Substanzmißbrauch nach klinischer Diagnostik (Aktualdiagnose) bei 8,0% der internistischen Patienten, im CIDI wurde Substanzmißbrauch mit 3,5% abgebildet (vgl. Arolt et al., 1995b). Zum Vergleich mit der internationalen Literatur müssen auch Zweit- und Drittdiagnosen miteinbezogen werden. Alkoholmißbrauch und -abhängigkeit (Schweregrade 2-4) zusammengenommen (Erst-, Zweit- und Drittdiagnosen), bestanden in 14 + 5 = 21 Fällen (=10,5%; Vertrauensbereich : 6,6%-15,2%). Aufgrund standardisierter Diagnostik finden sich 9 Fälle (= 4,5%; Vertrauensbereich : 2,1-8,4%).

Die im deutschen Sprachraum existierenden früheren Untersuchungen (Athen und Schranner, 1981; Auerbach und Melchertsen, 1981 bzw. Nieder, 1985) fanden bei internistischen Patienten eine Störungshäufigkeit von 11% bzw. 14%. John und Mitarbeiter (1996) stellten auf internistischen Stationen eine Variation von 17,9 bis 32,3% bei 18-64-jährigen Patienten fest. Die Untersuchung von Feldman et al.(1986) ergibt bei einer Kombination von CAGE und Anamnese von Trinkexzessen eine Prävalenzrate von 11%. Schofield et al.(1989) fanden mit 5% eine deutlich geringere Rate (alle, nicht nur internistische Abteilungen wurden untersucht), Lloyd et al.(1982) eine deutlich höhere (Männer 27%, Frauen 11%; klinisches Interview ohne Screening). Die Ergebnisse der vorliegenden Untersuchung stimmen, wenn die Ebene der klinischen Diagnostik gewählt wird, recht gut mit den beiden anderen Untersuchungen aus der BRD, aber auch der methodisch vergleichbaren Untersuchung aus Großbritannien (Feldman et al.) überein. Von Interesse sind, auch aufgrund ähnlicher Untersuchungsfelder, die möglichen Unterschiede zu der Studie von John und Mitarbeitern (1996). Die Prävalenzraten in der vorliegende Arbeit scheinen zunächst wesentlich niedriger zu liegen. Werden jedoch die Alkoholismusdefinitionen und die Alterskriterien der Untersuchung von John et al. angeglichen, erscheinen die Unterschiede nahezu ausgeglichen. An dieser Stelle seien aus Gründen der Vergleichbarkeit bereits chirurgische Patienten eingeschlossen. In der vorliegenden Studie sind 189 internistische und chirurgische Patienten zwischen 18 und 64 Jahren alt. Bei 46 dieser Patienten (24,3%; Vertrauensbereich: 17,8 - 30,8) liegt eine Erst-, Zweit- oder Drittdiagnose nach F10 vor, wenn alle Schweregrade (1-4) miteingerechnet werden, wenn also bis zu subklinischen Formen von Mißbrauch eingeschlossen wird. John et al. kommen auf 21,1% gegenwärtige oder "remittierte" Fälle von Abhängigkeit oder Mißbrauch, sowie weitere 9,7% Verdachtsfälle. Die ermittelte Alkoholismushäufigkeit liegt in beiden Lübeck Studien also durchaus in ähnlich hoch, obwohl sehr unterschiedliche Erhebungsinstrumente angewandt wurden. Auch die bei dieser Erkrankungsgruppe übliche Geschlechtsdifferenz findet sich mit 41 auf 188 (21,8%) Männern und 5 auf 71 (7.0%) Frauen, d.h. die Prävalenzrate der Männer liegt etwa um den Faktor 3 höher. John und Mitarbeiter kommen auch in diesem Punkt zu einem fast gleichartigen Ergebnis.

Wird das standardisierte diagnostische Vorgehen gewählt, so zeigt sich, daß auf diesem Wege nur ein Teil (ca. 50%) der klinischen Diagnosen abgebildet wird. Mit einer Irrtumswahrscheinlichkeit von 5% sind die Prävalenzraten vergleichbarer Untersuchungen größer (Ausnahme: Schofield et al.). Bei dieser Darstellung muß jedoch berücksichtigt werden, daß für die CIDI-Diagnose alle Alkoholismuskriterien erfüllt sein mußten. Dieses Vorgehen führt zu einer Unterschätzung der Prävalenz und eventuell auch der diagnostischen Möglichkeiten des CIDI, so daß eine Lockerung der diagnostischen Vorschriften realitätsgerechter sein könnte, z.B. durch Einbeziehung der Probanden, die nur einige Alkoholismuskriterien erfüllen (im komprimierten Darstellungsmodus des CIDI ablesbar).

Im Hinblick auf einen möglichen Behandlungsbedarf muß auf die bei Alkoholabhängigen häufige Komorbidität mit anderen psychischen Störungen verwiesen werden (vgl. Driessen et al., 1996). In der vorliegenden Studie fand sich eine Rate von 44,4% aktuell vorliegenden komorbiden Störungen (überwiegend organischen Psychosyndromen). Diese Rate liegt damit niedriger als in speziellen Behandlungseinrichtungen für Alkoholabhängige und entspricht wahrscheinlich der in der Allgemeinbevölkerung gefundenen Häufigkeit komorbider Störungen (Arolt und Driessen, 1996).

3.2.3
Bedarf an Konsiliar-/Liaisonleistungen

Ein psychiatrisches/psychosomatisches Konsil wurde bei 29% der internistischen Patienten als notwendig angesehen, eine Mitbetreuung, wie sie im Rahmen eines Liaisondienstes möglich wäre, bei weiteren 8,0%. Insgesamt war bei 37,0% der Patienten eine psychiatrische Intervention erforderlich. Wird aufgrund dieses Ergebnisses in der Stichprobe auf den "wahren" Bedarf in der Grundgesamtheit zurückgerechnet, so liegt dieser zwischen 30,2% und 43,8%.

Die Ergebnisse zeigen auch, daß nicht bei allen Patienten, bei denen eine psychiatrische Diagnose gestellt wurde, auch eine Intervention als sinnvoll angesehen wurde, sondern lediglich etwa bei 2/3-3/4 dieser Patienten, wobei eine Mitbehandlung in Liaison in erster Linie für Patienten mit affektiven oder neurotischen Störungen als indiziert angesehen wurde. Es ist erstaunlich, daß nicht auch bei wenigstens einem Teil der Patienten mit Substanzmißbrauch, überwiegend Alkoholabhängigkeit, eine Mitbetreuung als sinnvoll angesehen wurde. Dieser Umstand ist bemerkenswert, wenn bedacht wird, daß 1. bei 8 von 20 Patienten (40%) mit Alkoholabhängigkeit (Erst- und Zweitdiagnosen) eine psychiatrische Komorbidität im Sinne einer zusätzlichen Aktualdiagnose (Schweregrad 2-4) besteht (hierbei handelt es sich wahrscheinlich um eine in besonderer Weise gefährdete Patientengruppe); und wenn 2. die enge Verflechtung psychischer und oft erheblicher sozialer Probleme bedacht wird sowie 3. die Motivation zur Abstinenz als Aufgabe gesehen wird.

Deutlich ist auch, daß mit der Empfehlung einer Mitbetreuung vorsichtig, d.h. restriktiv, umgegangen wurde (8%); sie wurde nur dann ausgesprochen, wenn ein längerfristiger Kontakt im Krankenhaus als dringlich indiziert angesehen wurde. Es ist möglich, daß die Patienten mit Substanzmißbrauch gegenüber Patienten mit depressiven Störungen (aus Kategorien F3 und F4) die Indikationsschwelle nicht erreicht haben, möglicherweise aufgrund eigener Ablehnung eines Behandlungsangebots. Eine weitere Aufklärung der Problematik ist an dieser Stelle nicht möglich. Auch ein Rückgriff auf die wissenschaftliche Literatur ist aufgrund fehlender Daten ebenfalls nicht möglich.

Im Jahr 1992 wurde bei 313 Patienten ein internistisches Konsil durchgeführt (Notfallaufnahme- und Intensivstation nicht eingerechnet), diese Zahl entspricht einer relativen Inanspruchnahme von 6,7%. Die relative Inanspruchnahme liegt damit wesentlich niedriger als der geschätzte Bedarf. Der Bedarf an psychiatrischen Konsiliarleistungen (Liaisonleistungen als Konsile gerechnet!) wurde in der Stichprobe mit 37,0% errechnet und liegt damit um den Faktor 5,5 höher als die tatsächliche Inanspruchnahme.

Unterscheiden sich diejenigen internistischen Patienten, bei denen der Bedarf nach einer psychiatrischen Intervention besteht, von denen, bei denen eine konsiliarische Leistung durchgeführt wird? Über diese Frage können die in Tabelle A1.10 im Anhang dargestellten Ergebnisse Auskunft geben. Bei der Darstellung muß, anders als in anderen Teilen der vorliegenden Studie, auf die Diagnostik psychischer Störungen nach ICD-9 zurückgegriffen werden, da eine Dokumentation der psychiatrischen Konsile nach ICD-10 nicht vorliegt.

Es hat sich gezeigt, daß sich die Konsilpatienten von den Patienten der internistischen Stichprobe hinsichtlich der Geschlechtszugehörigkeit nicht unterscheiden. Die Altersverteilung der Konsilpatienten ist jedoch in geringem Ausmaß zugunsten eines höheren Alters (45-75) verschoben. Hinsichtlich der Verteilung der Diagnosen fällt auf, daß in der Grundgesamtheit der Konsile signifikant mehr Schizophrenien, jedoch weniger Neurosen und psychosomatische Erkrankungen zu finden sind. Wie hoch ist die zu erwartende Vorkommenshäufigkeit psychischer Störungen mit gegebener Indikation zu einer psychiatrischen Intervention bei internistischen Patienten, und bis zu welchem Anteil wurde die Indikation durch den psychiatrischen Konsiliardienst der MUL abgedeckt? Der Vergleich der (auf z.B. ein Jahr hochgerechneten) Gruppe aller Patienten mit psychischen Störungen in einem Versorgungsraum ist irreführend, da eben nur bei 2/3- 3/4 der Patienten eine Intervention indiziert ist. Im Jahr 1992 wurden in der Klinik für Innere Medizin, der Klinik für Geriatrie und Angiologie und der Klinik für Kardiologie 6696 Patienten behandelt (Aufnahme- und Intensivstationen ausgenommen).

Tab. 3.2.4
Vergleich der (hochgerechneten) Patientengruppe mit interventionspflichtigen psychischen Störungen (ICD-9) mit der tatsächlich konsiliarpsychiatrisch untersuchten Patientengruppe

Diagnosegruppe	Prävalenz n1 = 200	Patienten 1992 n2 = 6696	Konsilpatienten n3 = 292	Hochrechnung Bedarfsdeckung (%)
Chronische org. Psychosen (ICD 290,294,310)	11.0	737	82	11.1
Akute org. Psychosen (ICD 291,293)	2.5	167	30	18.0
Schizophrenien u.a. (ICD 294,297,298)	0.5	33	18.	54.5
Affektive Psychosen (ICD 296)	1.5	100	26	26.0
Neurosen (ICD 300)	6.0	402	12	3.0
Substanzmißbrauch (ICD 303,304,305)	6.5	435	60	13.8
Reaktionen (ICD 308,309)	6.5	435	58	13.3
Körperliche Funktionsstörungen (ICD 306,316)	3.5	234	6	2.6
Oligophrenien (ICD 317,318)	0.5	33	0	0.0
gesamt	38.5	2577	312	12.1

Die Tabelle 3.2.5 zeigt eine Bedarfsdeckung durch den psychiatrischen Konsiliardienst von insgesamt nur 12,1%. Die Rate an Patienten mit psychischen Störungen, bei denen gleichzeitig Bedarf an Konsiliar/Liaisonversorgung besteht, liegt um das 8-fache höher als der gegenwärtig erbrachte Leistungsumfang. Die Aufschlüsselung nach Diagnosen zeigt eine offenbar von der Krankheitseinheit abhängige unterschiedliche Bedarfsdeckung. Während schizophrene Patienten am häufigsten dem Psychiater vorgestellt werden, liegen organische Psychosen, Substanzmißbrauch und Reaktionen etwa im Durchschnitt, während Neurosen und psychosomatische Erkrankungen nur selten zu Konsilen führen.

Bei der Betrachtung diese Befundes fällt auf, daß möglicherweise proportional zum angegebenen Deckungsgrad das Ausmaß der tatsächlichen oder befürchteten Dramatik einer durch den Patienten auf der Station hervorgebrachten Behandlungssituation variiert. Hiermit korrespondieren auch Befunde, die zeigen, daß die psychiatrischen Konsiliarempfehlungen oft in uniformer Weise (Empfehlungsroutine: Medikamente/Verlegung/kurzer Ratschlag) und weniger krankheits- oder individuumbezogen gegeben werden und damit für die Notfallfunktion des psychiatrischen Konsiliardienstes sprechen (Arolt, 1994c; Arolt et. al., 1995c). Tabelle 3.2.5 läßt auch erkennen, daß psychotische Erkrankungen dem Psychiater offenbar regelhaft häufiger vorgestellt werden als reaktive oder neurotische. Diese Beobachtung kann interpretiert werden als das durchaus sinnvolle Bemühen, bei einer (tatsächlichen oder befürchteten) psychotischen Exazerbation durch psychiatrische Behandlung den Fortgang der somatischen Therapie zu sichern.

Neurotische und psychosomatische Krankheitsbilder werden dagegen nur in erstaunlich geringem Ausmaß (etwa in 1 : 100 der hochgerechneten Vorkommenshäufigkeit!) konsiliarisch untersucht. Bei der Wertung dieser Beobachtung sind zwei wichtige intervenierende Faktoren zu beachten. 1. An der Medizinischen Universität zu Lübeck existiert ein psychosomatischer Konsiliardienst. Es kann daher angenommen werden, daß neurotische und psychosomatische Patienten dem psychosomatischen Konsiliar vorgestellt werden. Wird die Konsiliarleistung des psychosomatischen Dienstes auf jährlich ca. 100 Erstkonsile geschätzt, würde sich der Deckungsgrad für die genannte Erkrankungsgruppe von 2,8% auf immerhin 18,6% erhöhen und würde damit den Durchschnittsbereich erreichen. 2. Psychiatrische Konsile variieren hinsichtlich der Untersuchungsdauer, werden aber im Vergleich zu psychosomatischen Konsilen im Durchschnitt weniger zeitintensiv gestaltet (Herzog und Hartmann, 1990; Rothermundt, 1992) und sind stärker an der Versorgung von Notfällen orientiert (s.o.). Daher kann nicht ausgeschlossen werden, daß unter diesen Bedingungen neurotische und psychosomatische Erkrankungen fehldiagnostiziert werden (z.B. als Reaktionen oder affektive Psychosen), zumal die Diagnose ein zumindest im Ansatz vorhandenes Verständnis der individuellen Psychodynamik erfordert. Beide Faktoren könnten zu einer Unterschätzung der tatsächlichen Bedarfsdeckung im Fall neurotischer und psychosomatischer Erkrankungen führen.

Leider liegen keine Studien vor, die einen Vergleich dieser Befunde und Überlegungen mit Ergebnissen anderer Untersuchergruppen und vor allem in anderen Institutionen ermöglichen könnten.

3.2.4
Differentielle Indikation zu psychiatrischen Behandlungsverfahren

Im Rahmen der vorliegenden Studie wurden differenzierte Aussagen zur Indikation verschiedener psychotherapeutischer und pharmakotherapeutischer Verfahren sowie zu sozialen Hilfen getroffen. Die Ergebnisse zeigen, daß psychotherapeutische Verfahren bei insgesamt 48 internistischen Patienten für sinnvoll angesehen wurden. Bei 4 Patienten bestand lediglich eine Störung vom Schweregrad 1. Dagegen mußten 44 Patienten (22% der internistischen Stichprobe) als Fälle im Sinne der Untersuchung (Schweregrad 2-4) gewertet werden. Von insgesamt 92 Fällen in der internistischen Teilstichprobe ist daher bei 47,8% eine Form der Psychotherapie indiziert.

Die supportive Psychotherapie wurde mit Abstand am häufigsten empfohlen (80,5% aller Indikationstellungen zur Psychotherapie). Dieser Befund (vgl. Arolt et al., 1997a,b) deckt sich mit der Auffassung, die in der Bundesrepublik und den USA in psychosomatischen Versorgungsbereichen vertreten wird (vgl. Kimball, 1975; Lipowski, 1975; Freyberger und Speidel, 1976; Rockland 1989). Er kann daher gleichzeitig als empirische Bestätigung von Erfahrungswerten und Beobachtungen an Konsiliarpatienten (die über die Filter der Inanspruchnahme ausgelesen werden) gewertet werden. Der belegte Nutzen und die gute Praktikabilität der supportiven Psychotherapie (Freyberger und Freyberger, 1994; Novalis et al., 1993; Wöller et al., 1996) in der Therapie psychischer Störungen bei somatisch kranken steht im krassen Gegensatz zu dem Mangel an systematischer Auseinandersetzung mit diesem Verfahren in Deutschland.

Bei 42 Patienten (= 38,5% der "Fälle") war eine psychopharmakologische Therapie indiziert, davon stand bei 26 Patienten die Gabe von Antidepressiva im Vordergrund (62 % der Empfehlungen). Bei ebenfalls 42 (38,5% der "Fälle") Patienten wurden soziale Hilfestellungen empfohlen; überwiegend handelte es sich um eine zusätzliche Hilfe im Haushalt (57% der Empfehlungen). Bei 12 Patienten (11% der "Fälle") wurde eine Überweisung in eine psychiatrische/psychosomatische Fachabteilung als notwendig angesehen. Vergleichbare Daten aus der wissenschaftlichen Literatur liegen nicht vor.

Werden die vorgelegten Ergebnisse zum Behandlungsbedarf und die Ergebnisse zur Bedarfsdeckung im Konsiliardienst verglichen, so zeigt sich, daß ein großer Teil der psychiatrisch/psychosomatisch indizierten Verfahren nicht eingesetzt wird oder nicht eingesetzt werden kann. Wesentliche Gründe hierfür sind zum einen die Probleme der Fallerkennung durch die auf internistischen und chirurgischen Stationen tätigen Ärzte. Diese Problematik wurde im Rahmen einiger der bereits referierten englischen und amerikanischen Studien zur Häufigkeit psychischer Störungen im Allgemeinkrankenhaus bearbeitet (s.o. und Kapitel 1.1: Stand der Forschung). Mayou und Hawton (1986) fassen die Ergebnisse zusammen: in 41-72% wird das Vorhandensein von depressiven und Angststörungen von Ärzten nicht erkannt, in 20-63% werden hirnorganische Psychosyndrome nicht bemerkt. Die Arbeiten von Auerbach und Melchertsen (1981) bzw. Nieder (1985) aus der Medizinischen Universität zu Lübeck beschreiben die Fallerkennungsfähigkeiten von Stationsärzten im Hinblick auf Alkoholabhängigkeit: Internisten identifizierten 58,8%, Chirurgen 11,1 % der auf der Grundlage von MALT und klinischer Untersuchung ermittelten Alkoholabhängigen. Zu ähnlichen Ergebnissen gelangen auch Barrison et al. (1980) und Lloyd et al. (1982). Feldman et al. (1987) konnten zeigen, daß die Fallerkennungsrate der Ärzte nicht mit dem Schweregrad der vorliegenden psychischen Störung assoziiert ist.

In der Bundesrepublik konnten Zintl-Wiegand und Cooper (1979) ähnliche Ergebnisse in einer Untersuchung psychischer Erkrankungen in Allgemeinarztpraxen zeigen: die Fähigkeit zur psychiatrischen Fallerkennung variierte stark bei verschiedenen Praxisinhabern (11%-60%). Weyerer, Dilling und Mitarbeiter (1987) kamen zu entsprechenden Ergebnissen im Vergleich der Stichprobe aus der Untersuchung von Zintl-Wiegand et al. mit einer Stichprobe aus Oberbayern (vgl. Dilling et al., 1978). Auch Studien aus dem angloamerikanischen Sprachraum kommen zu dem Ergebnis, daß nur etwa 1/3-2/3 aller psychischen Störungen von Allgemeinärzten als solche erkannt werden (Barrett et al., 1988; Glass et al., 1978; Nielsen und Williams, 1980; Prestidge und Lake, 1987; Zung et al., 1983; Von Korff et al., 1987). Die jüngst in Deutschland publizierten Ergebnisse einer multinationalen WHO-Studie bestätigen diese Problematik in eindrucksvoller Weise (Maier et al., 1996). Erkennbar wird eine Übereinstimmung der Studien aus dem Bereich der Primärversorgung mit Studien im Allgemeinkrankenhaus.

Als wichtiges Hindernis für die Fallerkennung ist wahrscheinlich der Umstand zu werten, daß im Fall von depressiven Störungen spontan geklagte aber auch erhobene körperliche und psychische Symptome schwer zu differenzieren sind: dies wird besonders an Symptomen wie Appetitlosigkeit, Schlafstörung, Schmerzen, Schwächegefühl und Initiativmangel deutlich. Goldberg und Blackwell (1970) konnten zeigen, daß der genannte Grund wesentlich für die mangelhafte Fallerkennung depressiver Störungen in der Allgemeinpraxis verantwortlich war.

Ein weiteres Problem hinsichtlich einer möglichen Bedarfsdeckung stellt der offenkundige Mangel an psychiatrischer/psychosomatischer Konsiliar/Liaisonkapazität dar. Die zu leistenden Aufgaben können nicht unter der Voraussetzung eines Stellenschlüssels übernommen werden, der fast ausschließlich an den in der eigenen Abteilung zu leistenden Aufgaben orientiert ist. Die adäquate Wahrnehmung von Aufgaben im Konsiliar-/Liaisonbereich erfordert nicht nur in quantitativer Hinsicht erhebliche Verbesserungen, sondern setzt die wesentliche Beteiligung von fachlich in besonderer Weise qualifizierten Ärzten, Psychologen und Pflegepersonal voraus (s.u.). Die klinische Erfahrung läßt die Möglichkeit plausibel erscheinen, daß unabhängig von der Frage der Fallerkennungsfähigkeit auf der Seite der "somatisch" tätigen Ärzte das offensichtlich mangelhafte Angebot erkannt wird, mit der Konsequenz, daß Konsilersuchen zurückgehalten werden.

3.3
Psychiatrische Morbidität chirurgischer Patienten

3.3.1
Körperliche Erkrankungen und Behandlungsursachen

Die chirurgischen Patienten waren wegen eines breiten Spektrums an Erkrankungen in Behandlung. Die durchgeführten therapeutischen Interventionen gliedern sich in die Bereiche Abdominal- u. Weichteilchirurgie, Traumatologie, Gefäßchirurgie. Tabelle 3.3.1. gibt einen Überblick über die Grunderkrankungen der Patienten, wegen derer eine chirurgische Behandlung erfolgte. Diese bestand nicht notwendigerweise in einer Operation. Erfolgte eine Operation, so wurden die Patienten nicht vor dieser, sondern erst anschließend untersucht (s. 2.1: Methoden).

Tab. 3.3.1
Somatische Erstdiagnosen bei chirurgischen Patienten
(Angaben in %, zum Erhalt der Fallzahl bei n = 200 Patienten wird die Angabe verdoppelt)

Somatische Erkrankungen	(%)
Infektiöse/ parasitäre Erkrankungen	1.0
Krebserkrankungen	16.5
Gutartige Neubildungen	0.5
Endokrine und Stoffwechselerkrankungen	2.0
Angiologische Erkrankungen	15.0
Pneumologische Erkrankungen	0.5
Gastroenterologische Erkrankungen	18.0
Krankheiten der Niere und Harnwege	1.5
Gynäkologische Erkrankungen	0.5
Erkrankungen der Haut	1.5
Degenerative Gelenkerkrankungen	1.5
Frakturen	27.5
Andere Verletzungen	12.0
Symptome unklarer Ursache	1.5
Übrige Erkrankungen	0.5

Am häufigsten waren traumatologische Krankheitsbilder: Frakturen und andere Verletzungen machen 39,5% aller Behandlungsursachen in der Stichprobe aus. Die Fraktur des Femurkopfes führte unter allen Verletzungen am häufigsten in die chirurgische Behandlung (8,0% der Stichprobe). Ein weiterer Schwerpunkt wird von der Abdominalchirurgie gebildet: neben verschiedenen gastroenterologischen Erkrankungen (18,5%, am häufigsten Erkrankungen der Gallenwege: 4,5%) waren Krebserkrankungen der Verdauungsorgane häufig (10,5%). Auch die Chirurgie der Gefäß- und gefäßbedingten Erkrankungen war häufig vertreten: angiologische Erkrankungen machten Eingriffe in 15,0% der Fälle nötig, allein 9,0% waren durch arterielle Stenosen und Verschlüsse bedingt.

Die Schweregradklassifikation erfolgte auf den drei Achsen: objektiver medizinischer Schweregrad, Lebensbedrohlichkeit der Erkrankung nach erfolgter chirurgischer Intervention und Ausmaß der aktuellen subjektiven Beschwerden, ebenfalls nach einer Operation, sofern ein operationspflichtiges Krankheitsbild vorlag. Die Verteilung der genannten Schweregradvektoren im Patientengut ist in den Tabellen 3.2.2 wiedergegeben. Hinsichtlich des medizinischen Schweregrades ist von Bedeutung, daß über 54,5% der Patienten "schwer oder sehr schwer" erkrankt waren. Die Lebensbedrohung durch die Grunderkrankung war nach erfolgter chirurgischer Intervention immer noch sicher oder wahrscheinlich in 10,5%, möglich in 31,5% der Fälle. Die von den Patienten berichteten subjektiven Beschwerden waren "sehr schwer" und "ausgeprägt" in 26,5% der Fälle; wird die Kategorie "deutlich" miteinbezogen, werden von 70% der Patienten entsprechende Beschwerden berichtet. Geringe und keine Beschwerden hatten 29,5% der Patienten. Zusammengenommen zeigt sich, daß im Falle der chirurgischen Patienten ein Krankengut von erheblicher medizinischer Erkrankungsschwere mit in der Mehrzahl deutlichen bis erheblichen subjektiven Beschwerden vorliegt.

Tab. 3.3.2
Schweregrade somatischer Erkrankungen bei chirurgischen Patienten

Medizinischer Schweregrad		Lebensbedrohung		Subjektive Beeinträchtigung	
leicht	6.5	keine	57.5	keine	5.0
mittelgradig	38.0	möglich	31.0	geringe	24.5
schwer	41.0	wahrscheinlich	7.5	deutliche	43.5
sehr schwer	13.5	sicher	3.0	ausgeprägte	21.5
nicht beurteilbar	1.0	nicht beurteilbar	1.0	sehr schwere	5.0
				nicht beurteilb.	0.5

3.3.2
Prävalenz psychischer Störungen bei chirurgischen Patienten

3.3.2.1
Aktualdiagnosen psychischer Störungen

Die Vorkommenshäufigkeit psychischer Störungen innerhalb der letzten sieben Tage vor der Untersuchung (Punktprävalenz, 7-Tage-Prävalenz) ist in den folgenden Tabellen wiedergegeben. Dabei fanden nur die Krankheitsbilder Berücksichtigung, die aufgrund der Ausprägung ihrer Symptomatik aktuell im Vordergrund standen. Jedem als Fall definierten Patienten wurde also genau eine Aktualdiagnose zugeordnet. Die Vorgehensweise entspricht der Darstellung für internistische Patienten in Kapitel 3.1.2.1.

Mit dem Ziel besserer Übersichtlichkeit wurde in Tabelle 3.3.3 eine Einteilung nach Krankheitsgruppen vorgenommen. Bei der Diagnosestellung wurde versucht, eventuelle operations- bzw. narkosebedingte akute organische Störungen auszuschließen, was auch fast in allen Fällen möglich war. Tabelle 3.3.3 zeigt die Prävalenz psychiatrischer Erkrankungen gemäß der typologisch orientierten Klassifikation ICD-9. Entsprechend der Falldefinition wurden nur Erkrankungen der Schweregrade 2-4 berücksichtigt.

Chronische organische Psychosen wurden am häufigsten beobachtet (16,0%), davon entfielen 12,5% auf Demenzen (entsprechend 67,5% aller organischen Psychosyndrome). Akute organische Psychosen wurden wesentlich seltener festgestellt (2,5%, entsprechend 13,5% aller organischen Psychosyndrome). Belastungsreaktionen und Anpassungsstörungen stellen die zweitgrößte diagnostische Gruppe dar (10,5%); hiervon entfielen 9,5% auf kurz- oder längerdauernde depressive Reaktionen (entsprechend 90,5% aller Belastungsreaktionen und Anpassungsstörungen). Am dritthäufigsten wurde ein Substanzmißbrauch diagnostiziert (7,0%); hiervon entfielen 6,5% auf Alkoholmißbrauch (1,5%) und -abhängigkeit (5,0%). Neurosen aller Formen wurden bei 5,5% chirurgischer Patienten diagnostiziert; die häufigste Form war die neurotische Depression (2,5%; entsprechend 45,5% der Neurosen). affektive Psychosen waren selten (1,5%), Schizophrenien wurden nicht beobachtet.

Tab. 3.3.3
Punktprävalenz psychiatrischer Erkrankungen ICD-9) bei chirurgischen Patienten nach Krankheitsgruppen
(Schweregrad 2-4, Angaben in %, n = 200)

Diagnose	(%)
Senile und präsenile organische Psychosen (ICD 290, 294, 310)	16.0
Vorübergehende organische Psychosen (ICD 291, 292, 293)	2.5
Schizophrene, paranoide und andere Psychosen (ICD 295, 297, 298)	0.0
Affektive Psychosen (ICD 296)	1.5
Neurosen (ICD 300)	5.5
Substanzmißbrauch (ICD 303, 304, 305)	7.0
Spezielle Syndrome (ICD 307)	1.5
Belastungsreaktionen und Anpassungsstörungen (ICD 308, 309)	10.5
Körperliche Funktionsstörungen psychischen Ursprungs (ICD 306)	1.5
Störung des Sozialverhaltens (ICD 312)	0.5
Alle Erkrankungen	*46.5*

Werden alle nicht-organischen Depressionserkrankungen zusammengenommen (ICD-9: 296.1, 300.4, 309.0, 309.1), so ergibt sich eine Vorkommenshäufigkeit von 13,5%.

Die Diagnostik der vorliegenden Erkrankungseinheiten gemäß der ICD-10 führt zu dem in Tabelle 3.3.4 dargestellten Ergebnis. In der Tabelle werden die mit dem CIDI ermittelten Diagnosen den klinischen Diagnosen gegenübergestellt. Aufgrund der besseren Übersichtlichkeit erfolgt ebenfalls eine Gruppenbildung, wie in der Klassifikation vorgegeben. Die Störungsgruppe F6 (Persönlichkeits- und Verhaltensstörungen) wird gesondert dargestellt, da Persönlichkeitsstörungen in der vorliegenden Untersuchung als selbständige Störungsachse aufgefaßt werden.

Tab. 3.3.4 **Punktprävalenz psychischer Störungen (ICD-10) bei chirurgischen Patienten aufgrund klinischer und standardisierter (CIDI) Untersuchung** (Schweregrad 2-4, Angaben in %)

ICD-10 Diagnosegruppe		Diagnose klinisch nk = 200	Diagnose CIDI nc = 196
F0	Organische, einschließlich symptomatischer psychischer Störungen	17.0	16.5
F1	Psychische und Verhaltensstörungen durch psychotrope Substanzen	8.0	5.0
F2	Schizophrenie, schizotype (...) Störungen	0.0	0.0
F3	Affektive Störungen	6.5	7.0
F4	Neurotische (...)	13.0	2.5
F5	Verhaltensauffälligkeiten	2.0	0.0
F7	Intelligenzminderung	0.0	0.0
F9	Verhaltens- und emotionale Störungen	0.5	0.0
gesamt		*47.0*	*31.0*

Auch die Darstellung der Diagnosen gemäß der ICD-10 ergibt eine Dominanz organischer Störungen (17,0% nach klinischer und nach standardisierter Diagnostik); hiervon entfallen 11,5% auf dementielle Entwicklungen und 5,5% auf andere organische Psychosyndrome. Die Frage des akuten Auftretens ist aufgrund der ICD-10 schwer zu beantworten. Die Differenzierung der organischen Psychosyndrome erfolgte nach der klinischen Diagnostik, auch unter Hinzuziehung somatischer Befunde; aufgrund eines standardisierten Interviews ist eine Differenzierung nicht möglich. Hinsichtlich der Gesamtprävalenz psychoorganischer Störungen findet sich jedoch eine gute Übereinstimmung.

Die auf der Grundlage klinischer Diagnostik zweitgrößte Gruppe stellen die neurotischen, Belastungs- und somatoformen Störungen dar (13,0%); hiervon entfielen 6,5% auf depressive Reaktionen. Die Störungshäufigkeit in der Kategorie F4 war auf der Grundlage der standardisierten Diagnostik deutlich niedriger (2,5%).

Substanzmißbrauch liegt in 8,0% chirurgischer Patienten vor (klinisch), in erster Linie Alkoholismus (5,5%) im Sinne schädlichen Gebrauchs (0.5%) oder im Sinne von Abhängigkeitssyndromen (5,0%); werden Zweit- und Drittdiagnosen berücksichtigt (1,5%), so ergibt sich eine Gesamtprävalenz von Alkoholstörungen von 7,0%. Mit Hilfe des CIDI wurde eine Vorkommenshäufigkeit von 4,5% gefunden (kein aktueller Substanzmißbrauch als Zweit- und Drittdiagnose).

Affektive Störungen werden bei 6,5% (klinisch) bzw. 7,0% (CIDI) der chirurgischen Patienten gefunden; hierbei bilden die Dysthymien (3,0%) bei den klinischen Diagnosen die größte Gruppe. Bei den standardisiert erhobenen Diagnosen waren die depressiven Episoden (3,5%) bzw. die rezidivierenden depressiven Störungen (2,5%) am häufigsten.

Werden die Unterschiede zwischen klinischer und standardisierter Diagnostik in den Hauptkategorien betrachtet, so zeigen sich Unterschiede in der Kategorie F4 ($p < 0.01$) und eventuell als Trend in der Kategorie F1 ($p < 0.10$, nicht signifikant).

Tabelle A1.9 im Anhang zeigt die bei chirurgischen Patienten erhobenen Zweit- und Drittdiagnosen. Diese müssen zu den Erstdiagnosen hinzugerechnet werden, wenn ein Vergleich mit Ergebnissen der internationalen Literatur hinsichtlich bestimmter Störungskategorien erfolgen soll.

3.3.2.2
Persönlichkeitsstörungen

Im Hinblick auf Definition und Diagnose der Persönlichkeitsstörungen wird auf Kapitel 3.1.2.2 (internistische Patienten) verwiesen.

Bei 5,5% der chirurgischen Patienten wurde eine Persönlichkeitsstörung klinisch diagnostiziert, bei 25,0% bestanden deutlich akzentuierte Persönlichkeitszüge, ohne das diese ein Ausmaß erreicht hätten, das die Annahme einer Persönlichkeitsstörung rechtfertigen würde. Tabelle 3.3.5 zeigt die entsprechenden kategorialen Zuordnungen.

Tab. 3.3.5
Persönlichkeitsstörungen und akzentuierte Persönlichkeitszüge bei chirurgischen Patienten

Störungstyp	gestört n1 = 11	akzentuiert n2 = 50	gesamt ng = 61
paranoid	0.0	0.0	0.0
schizoid	.0	2.0	2.5
schizotyp	.5	0.5	1.0
histrionisch	0.5	3.5*	4.0
narzißtisch	0.0	0.5	0.5
zwanghaft	.0	2.5	2.5
Borderline	.5	0.0	1.5
hypersensitiv	.0	1.0	1.0
dependent	.0	1.5	1.5
passiv-aggressiv	0.0	0.5	0.5
atypisch	0.0	0.0	0.0
depressiv	1.5	8.5*	10.0
zyklothym	0.5	0.0	0.5
hyperthym	0.0	2.5	2.5
asthenisch	0.0	0.0	0.0
gesamt	5.5	25.0**	30.5

* p ≤ 0.05, ** p ≤ 0.01

Die schizoide, Borderline- und depressive Persönlichkeitsstörung kommt am häufigsten vor, jedoch finden sich insgesamt in der Teilstichprobe nur wenige Fälle (2-3). Akzentuierte Persönlichkeitsstörungen sind bedeutend häufiger, unter ihnen imponieren insbesondere die depressiven Persönlichkeitsmerkmale (ca. 1/3 der akzentuierten Persönlichkeiten), gefolgt von histrionischen, zwanghaften und schizoiden Merkmalen.

3.3.2.3
Beurteilung der psychosozialen Belastung

Die Gesamtheit der individuellen psychosozialen Belastung wurde auf einer Schätzskala (DSM-III-R, Achse IV) mit Werten von 1-6 angegeben. Die Schätzung bezieht sich nicht auf die psychische Belastung, die von der somatischen Erkrankung oder den mit ihr zusammenhängenden Faktoren ausgeht. Abweichend von der Vorgabe des DSM-III-R wird die psychosoziale Belastung aller chirurgischen Patienten eingeschätzt und nicht nur der Patienten mit einer signifikanten psychiatrischen Komorbidität.

Tabelle 3.3.6 stellt die Verteilung der entsprechenden Punktwerte dar. Es zeigt sich, daß von 15,0% der Patienten keine Informationen erhoben werden konnten, die eine Schätzung der psychosozialen Belastung ermöglicht hätten. Keine Belastungen lagen bei etwa einem Viertel der Patienten vor (23,5%), leichte und mittelschwere Belastungen bei knapp einem Drittel (31,5%) und schwere bis katastrophale bei über einem Viertel (27,5%) der chirurgischen Patienten.

Tabelle 3.3.6
Psychosoziale Belastung chirurgischer Patienten
(Achse IV, Angaben in %, n = 200)

1 keine	23.5
2 leicht	15.5
3 mittel	16.0
4 schwer	9.0
5 sehr schwer (extrem)	17.0
6 katastrophal	1.5
0 ungenügende Information	15.0
- keine Angabe	2.5

In Tabelle 3.3.7 ist die Verteilung der psychosozialen Belastung in Abhängigkeit vom Vorliegen einer psychischen Störung (ICD-10) dargestellt. Es zeigt sich, daß bei Patienten, bei denen eine aktuelle Belastung vorliegt, häufiger keine Diagnose vergeben wurde und daß bei Patienten mit dem Belastungsgrad "schwer" häufiger eine psychische Störung besteht. Für alle anderen Schweregrade besteht kein Zusammenhang.

Tab. 3.3.7
Häufigkeitsverteilung der Schweregrade psychosozialer Belastung in Abhängigkeit vom Vorliegen einer Diagnose (ICD-10, klinisch)
(Angaben in % der jeweiligen Teilstichproben; n.b. = nicht beurteilbar)

	Schweregrad						
	1	2	3	4	5	6	n.b.
psychische Störung (n1 = 95)	11.6	17.9	14.7	14.7	20.0	2.1	19.0
keine Störung (n2 = 105)*	34.3	13.3	17.1	3.8	14.3	1.0	16.2
gesamt (ng = 200)	23.5	15.5	16.0	9.0	17.0	1.5	17.5

* $\chi^2 = 19.7$, df = 4, $p \leq 0.001$

3.3.2.4
Das allgemeine Funktionsniveau

Die Globalbeurteilung des Funktionsniveaus erfolgt mit Hilfe der General Assessment of Functioning-Skala des DSM-III-R, Achse V (GAF). Beurteilt wird die Gesamtheit der psychischen, sozialen und beruflichen Leistungsfähigkeit. Die körperliche Leistungsfähigkeit wird nicht beurteilt. Jedem Probanden wird ein Skalenwert von 1 (Minimum) bis 90 (Maximum) zugeordnet. Tabelle 3.3.8 zeigt die Verteilung der Skalenwerte (gruppiert) bei chirurgischen Patienten, wobei die Vergabe einer psychiatrischen Diagnose berücksichtigt wurde. Es zeigt sich, daß Patienten mit einer psychiatrischen Diagnose schlechtere GAF-Werte aufweisen als Patienten ohne Diagnose. Der Bereich 0-60 wird von 55,9% der Patienten mit psychiatrischer Diagnose besetzt, hingegen nur von 7,6% der Patienten ohne Diagnose ($p<0.01$); das höchste Funktionsniveau (81-90) erreichen nur 6,3% der Patienten mit psychiatrischer Diagnose, jedoch 55,2% der Patienten ohne Diagnose ($p<0.01$). Es kann geschätzt werden, daß ab einem Wert von unter 60 mit einer psychiatrischen Diagnose zu rechnen ist.

Tabelle 3.3.8
GAF- Werte chirurgischer Patienten nach Vorliegen einer psychiatrischen Diagnose (ICD-10, klinisch; Angaben in %, bezogen auf Teilstichproben)

GAF-Werte	Diagnose n1 = 95	keine Diagnose n2 = 105
1 - 10	5.3	0.9
11 - 20	5.3	0.0
21 - 30	7.4	0.0
31 - 40	9.5	0.0
41 - 50	10.5	1.9
51 - 60	17.9	4.8
61 - 70	17.9	17.1
71 - 80	20.0	17.1
81 - 90	6.3	55.2

3.3.3
Indikation zur Durchführung psychiatrischer und sozialtherapeutischer Maßnahmen

Die Feststellung einer Störungshäufigkeit kann nur einen Anhalt für die prinzipielle Notwendigkeit therapeutischer Maßnahmen liefern, erlaubt jedoch keine valide Aussage über eine differentielle Behandlungsindikation. In die klinische Indikationsstellung gehen eine Vielzahl zusätzlicher Variablen in Abhängigkeit vom überlegten Therapieverfahren ein. Vorkommenshäufigkeit und Therapieindikation müssen daher unabhängig voneinander beurteilt werden (s. Kapitel 2: Methoden). Die im folgenden dargestellten Indikationen beruhen auf einer Expertenschätzung.

3.3.3.1
Indikation für psychiatrische Konsiliarbetreuung

Die Hinzuziehung eines psychiatrischen/psychosomatischen Konsiliars im Rahmen von etwa 1 bis 2 Konsiliarbesuchen mit dem Ziel der Diagnostik, Beurteilung der gegenwärtigen psychischen/somatischen Krankheitssituation und eventuell pharmakotherapeutischer oder kurzer psychotherapeutischer Intervention (Schwerpunkt "Konsil") war indiziert bei

31,5 % der chirurgischen Patienten.

Die Hinzuziehung eines psychiatrischen/psychosomatischen Konsiliars zur regelmäßigen Mitbehandlung eines Patienten und/oder Beratung des somatischen Behandlungsteams (Schwerpunkt "Liaison") war indiziert bei

24,5% der chirurgischen Patienten.

Zusammengenommen war eine psychiatrische Intervention in irgendeiner Form indiziert bei

56,0% der chirurgischen Patienten

Tabelle 3.3.9 gibt Auskunft über den jeweiligen Anteil psychischer Störungen, die als interventionsbedürftig angesehen wurden. Es zeigt sich, daß bei Suchterkrankungen und neurotischen Störungen zu (fast) 100% eine Intervention für indiziert gehalten wurde, sowie bei etwa 70% der organischen Störungen und der affektiven Störungen. Bei organischen Störungen und Suchterkrankungen wurde häufiger ein Konsil, bei affektiven und neurotischen Erkrankungen häufiger eine Betreuung in Liaison als notwendig angesehen.

Tab. 3.3.9
Psychiatrische Diagnosen(ICD-10, klinisch) der chirurgischen Patienten, bei denen eine psychiatrische/psychosomatische Intervention indiziert ist.
(Angaben in % der jeweiligen Diagnosegruppe)

Diagnose	Konsil	Liaison	Intervention
F0 Organische Störungen (nl = 34)	55.9	14.7	70.6
F1 Substanzmißbrauch (n2 = 16)	68.8	31.2	100.0
F2 Schizophrenien (n3 = 0)	-	-	-
F3 Affektive Störungen (n4 = 13)	23.1	53.8	76.9
F4 Neurotische Störungen etc. (n5 = 26)	42.3	53.8	96.2
F5 Verhaltensauffälligkeiten etc. (n6 = 4)	50.0	25.0	75.0
F9 Strg. mit Beginn Kindesalter (n7 =1)	0.0	100.0	100.0
gesamt	48.9	35.1	84.0

3.3.3.2
Psychotherapeutische Mitbetreuung

Die Indikation zur psychotherapeutischen Mitbetreuung chirurgischer Patienten wurde ebenfalls auf der Grundlage einer Expertenbeurteilung geschätzt. In dieses Urteil gingen nicht nur die psychiatrische Diagnose und die Überlegungen zur prinzipiellen Möglichkeit psychotherapeutischer Behandlung ein, sondern auch die individuelle Motivation und Motivierbarkeit des Patienten. Ebenfalls in die Beurteilung mitaufgenommen wurde die Schätzung, ob im zum Untersuchungszeitpunkt vorliegenden klinischen Behandlungszusammenhang eine psychotherapeutische Intervention sinnvoll und möglich erscheint. Die Rahmenbedingungen zur Anwendung von Psychotherapie unterscheiden sich im somatisch-stationären Bereich stark von der ambulanten Durchführung von Psychotherapie. Wie im Falle der internistischen Patienten war es aus diesem Grund nicht geboten, eine explizite Indikation hinsichtlich der Methode zu stellen (dies wurde für den ambulanten Bereich überlegt, s.u.), sondern es wurde eine Einschätzung der unter den gegebenen Behandlungsbedingungen sinnvollsten Vorgehensweise vorgenommen. Auch im Fall chirurgischer Patienten muß betont werden, daß es sich bei der vorgenommenen Beurteilung um eine psychiatrische Indikation zur Psychotherapie handelt und nicht um Empfehlungen für helfende Gespräche durch andere als psychotherapeutisch qualifizierte Personen.

Als wichtigstes Ergebnis zeigte sich, daß etwa ein Drittel (33,0%) aller chirurgischen Patienten einer Form psychotherapeutischer Hilfe bedurfte, bei weitem am häufigsten in supportiver Form (25,0% der Patienten, entsprechend 75,8% der indizierten Methoden). Konfliktzentrierte oder verhaltenssteuernde Verfahren waren wesentlich seltener indiziert.

Tab. 3.3.10
Indizierte Verfahren bei der psychotherapeutischen Mitbehandlung chirurgischer Patienten (% bezogen auf n = 200 Patienten)

Verfahren	Patienten(%) mit Indikation
Supportive Verfahren	25.0
Konfliktzentrierte Verfahren	4.5
Verhaltenssteuernde Verfahren	3.5
Suggestive Verfahren	0.0
Keine Psychotherapie	67.0

In Anbetracht erheblichen Überwiegens supportiver Verfahren ist eine Betrachtung nach Diagnosen wenig sinnvoll. Wichtiger ist jedoch die Frage, ob Psychotherapie auch für Patienten als indiziert angesehen wurde, die keine psychiatrische Diagnose (Schweregrade 0 bzw. 1 = subklinisch) erhielten. Dieser Fall lag bei 18 Patienten (9,0% der chirurgischen Patienten; 17,1% der Nicht-Fälle) vor, bei 15 (7,5% bzw. 14,3% der Nicht-Fälle) Patienten wurde eine supportive Therapie vorgeschlagen.

Psychotherapieempfehlung, aber keine psychiatrische Aktualdiagnose: 17,1% der Nicht-Fälle

Dem somatisch tätigen Arzt ist aus der täglichen Erfahrung bewußt, daß Patienten psychotherapeutischer Hilfe bedürfen, die psychisch nicht so deutlich gestört sind, daß sie psychiatrische Fallkriterien erfüllen. Bei den Patienten, die im Rahmen der vorliegenden Studie untersucht wurden, bestanden verschiedenartige psychologische Probleme, insbesondere im Zusammenhang mit der Krankheitsverarbeitung, die einer fachlich qualifizierten Hilfe bedurften.

3.3.3.3
Psychopharmakologische Behandlung

Hinsichtlich einer psychopharmakologischen Behandlung war das jeweils wichtigste Behandlungsprinzip (Wirkstoffgruppe) festzustellen. Eine Behandlung war indiziert bei etwa einem Viertel aller chirurgischen Patienten (%). Die empfohlenen Behandlungsprinzipien sind in Tabelle 3.3.11 dargestellt.

Tab. 3.3.11
Indikation zur psychopharmakologischen Behandlung chirurgischer Patienten

Substanzgruppe	Patienten (%) mit Indikation
Antidepressiva	11.0
niedrig-/mittelpotente Neuroleptika	7.5
Benzodiazepine	2.0
hochpotente Neuroleptika	0.0
Phasenprophylaxe	0.0
keine Behandlung erforderlich	79.5
keine Angabe	-

Es zeigt sich, daß bei etwa einem Fünftel (20,5%) chirurgischer Patienten die Indikation für eine psychopharmakologische Behandlung gegeben war. 55,0% der Nennungen (nur eine Nennung pro Patient war möglich) entfielen auf Antidepressiva. Bei nur 3 Patienten (1,5%; 2,8% der Nicht-Fälle), die die Fallkriterien nicht erfüllten (hier: Schweregrad 1 = subklinisch), wurde eine Therapie mit Psychopharmaka als sinnvoll angesehen.

3.3.3.4
Indikation für psychosoziale Hilfen

Aus der Vielfalt möglicher Interventionen wurden diejenigen zur Beurteilung ausgewählt, die aufgrund ärztlicher Entscheidungsmöglichkeiten in einer durchschnittlich ausgestatteten chirurgischen Abteilung eines Allgemeinkrankenhauses durchführbar erschienen (weiterführende Erläuterung s. 3.1.4.4). Tabelle 3.3.12 zeigt, daß bei knapp einem Viertel (23,5%) aller chirurgischen Patienten psychosoziale Hilfestellungen indiziert sind.

Am häufigsten wurde eine Indikation für eine praktische Hilfe bei der Haushaltsführung gestellt (11,5%; entsprechend 49,0% der psychosozialen Interventionsformen), wenn möglich unter Einbeziehung der Familie. Ebenfalls häufig (7,5%; entsprechend 31,9%) wurde die Qualifikation eines Sozialarbeiters zur Lösung der Problemstellung angesehen.

Tab. 3.3.12
Wichtigste psychosoziale Interventionsformen bei chirurgischen Patienten

Interventionsform	Patienten (%) mit Indikation
Familiengespräch/ praktische Hilfe	11.5
Hinzuziehung Sozialarbeiter	7.5
Hinzuziehung Arbeitgeber	0.5
Einleitung Betreuungsverfahren	3.5
Unterbringung nach PsychKG	0.0
Andere	0.5
Keine Hilfe erforderlich	76.5

3.3.3.5
Verlegung in psychiatrische/psychosomatische Fachkliniken

Die Indikation zur Verlegung in eine Fachklinik wird gestellt aufgrund der Diagnose und des Schweregrades der psychischen Störung, aber auch aufgrund der vorgefundenen somatischen Krankheits- und Behandlungssituation sowie der individuellen Motivation bzw. Motivierbarkeit. Auch am Beispiel dieser Indikationsstellung zeigt sich die Komplexität der für die Entscheidung bedeutungsvollen Faktoren. Aufgrund der klinischen Beurteilung war nur bei 14 Patienten (7,0%) eine Verlegung indiziert (Psychiatrische Abteilung 2,5%, Psychiatrisches Landeskrankenhaus 1,5%, Psychosomatische Abteilung/Klinik 1,5%, Suchtklinik 1.5%).

3.3.4
Indikation zur Durchführung von Behandlungsmaßnahmen nach Entlassung aus stationärer Behandlung

Eine ausführliche Darstellung der Behandlungsempfehlungen für die Zeit nach Entlassung aus der chirurgischen Station übersteigt den Rahmen der vorliegenden Darstellung. In tabellarischer Form sollen jedoch die geschätzten Behandlungsindikationen und Institutionen zusammenfassend dargestellt werden (Tab. 3.3.13). Zu beachten ist, daß in jedem Indikationsbereich jeweils nur eine, die wichtigste, Indikationsstellung von den Untersuchern angegeben werden durfte. Daher geben die zusammengestellten Häufigkeiten zur Anwendung einzelner Interventionen einen Sachverhalt wieder, bei dem im Fall eines Patienten die genannte Intervention gegenüber anderen Möglichkeiten der gleichen Gruppe im Vordergrund steht. Die klinische Erfahrung läßt plausibel erscheinen, daß unter der Voraussetzung von Mehrfachnennungen höhere Vorkommenshäufigkeiten für einzelne Empfehlungen wahrscheinlich wären. Die Ergebnisse der Tabelle 3.2.13 (nächste Seite) stellen also eine "konservative" Schätzung dar. Die Bedeutung dieser Darstellung besteht unter anderem darin, daß sie eine Einschätzung der Untersucher hinsichtlich einer nach der Krankenhausentlassung weiterhin bestehenden Behandlungsbedürftigkeit (und damit auch in etwa 3/4 der Fälle Weiterbestehen der psychischen Störung) reflektiert. Die Betrachtung der Tabelle läßt erkennen, daß bei 28,5% der Patienten nach der Krankenhausentlassung eine psychotherapeutische Behandlung für erforderlich gehalten wurde, bei 18,0% eine psychopharmakologische Therapie und bei 25,0% eine Intervention im sozialen Umfeld. Zusammengenommen läßt sich also abschätzen, daß etwa ein Viertel der Patienten nach Krankenhausentlassung kontinuierlicher weiterer Hilfe bedarf. Die Schwerpunkte der Hilfen liegen auf supportiver Psychotherapie, Medikation mit Antidepressiva und z.T. mit Neuroleptika in Tranquilizerfunktion, sowie Hilfe zur Bewältigung des eigenen Haushalts.

Werden die empfohlenen Träger der weiteren Behandlung zusammengestellt (Tabelle 3.3.14), zeigt sich ein ähnliches Bild: über ein Viertel (28,5%) bedürfen einer qualifizierten psychiatrisch/psychotherapeutischen Weiterbehandlung.

Tab. 3.3.14
Empfohlener Träger der Weiterbehandlung nach der Entlassung
(Angaben in %, n = 200)

Nervenarzt	12.0
Psychotherapeut	8.0
Beratungsstelle	4.0
Psychiatrische Klinik	1.0
Psychosomatische Klinik	1.5
Suchtklinik/Entwöhnung	2.0

Hausärzte wurden in die Empfehlungen aufgenommen, in der vorliegenden Darstellung jedoch nicht berücksichtigt, da das Ausmaß der Notwendigkeit fachspezifischer Behandlung geschätzt werden sollte (vgl. Abschnitt 3.1.4).

Tab. 3.3.13
Behandlungsindikation nach Krankenhausentlassung.
Eine Behandlungsindikation lag jeweils bei dem entsprechenden prozentualen Anteil der Patienten vor (n = 200)

A Psychotherapie

Supportive Verfahren	21.0
Aufdeckende Verfahren	5.0
Verhaltenssteuernde Verfahren	2.0
Suggestive Verfahren	0.5

B Pharmakotherapie

Antidepressiva	11.5
niedrigpotente Neuroleptika	5.0
Benzodiazepine	1.0
hochpotente Neuroleptika	0.0
Phasenprophylaxe	0.5

C Psychosoziale Hilfe

Hilfe im Haushalt	17.5
Tagesstätte	0.5
Tagesklinik	0.5
Heimunterbringung	6.0
Anwendung Betreuungsgesetz	0.0
Sozialpsychiatrischer Dienst	0.5
Andere	3.0

3.4
Diskussion: Häufigkeit psychischer Störungen und Behandlungsbedarf bei chirurgischen Patienten

3.4.1
Vergleich der ermittelten Prävalenzraten mit Ergebnissen der wissenschaftlichen Literatur

Das allgemeine Patientengut chirurgischer Kliniken wurde hinsichtlich der Vorkommenshäufigkeit psychischer Störungen und des möglichen Behandlungs-bedarfs wesentlich seltener untersucht als Patienten in internistischen Kliniken.

Das Interesse psychiatrischer/ psychosomatischer Untersucher betrifft in erster Linie die individuelle Verarbeitung von Operationen (Johnson, 1986; Milano und Kornfeld, 1984; vgl. auch Freyberger, 1983). Insbesondere spezielle Verfahren, wie Operationen am offenen Herzen oder Transplantationen wurden hinsichtlich des Auftretens psychischer Störungen untersucht. Zur Problematik der Operationen am offenen Herzen existiert eine umfangreiche Literatur, auch deutsche Arbeitsgruppen haben wichtige Ergebnisse beigesteuert (z.B. Meffert, 1979; Speidel et al., 1979; Götze, 1980; Naber et al., 1990).

In der vorliegenden Untersuchung wurden demgegenüber psychische Störungen bei einer Patientenstichprobe untersucht, die eine Grundgesamtheit chirurgischer Patienten in einer durchschnittlich erwartbaren Versorgung im Allgemeinkrankenhaus widerspiegeln sollte. Daher wurden Patienten, die hochspezialisierte Leistungen (wie z.B. Operationen am offenen Herzen) erhielten, nicht in die Untersuchung aufgenommen.

Ein wichtiges Ziel der Untersuchung war es, aus epidemiologischer Sicht zureichende Daten zu erhalten, die die Planung von psychiatrischen/psychosomatischen Versorgungssystemen auch in chirurgischen Abteilungen von Allgemeinkrankenhäusern ermöglichen. Ziel war es nicht, psychobiologische Reaktionen auf spezielle chirurgische Interventionen zu erfassen. Ein Vergleich mit entsprechenden Ergebnissen ist daher nicht sinnvoll. Andererseits liegen nur recht wenige Informationen über die Häufigkeit von psychischen Störungen bei chirurgischen Patienten im Allgemeinkrankenhaus vor. Diese Tatsache steht im Gegensatz zur medizinischen Bedeutung und zum Versorgungsanteil, den das chirurgische Fachgebiet in Allgemeinkrankenhäusern hat. Die zugänglichen Daten aus wissenschaftlichen Studien sind in Tabelle 3.4.1 wiedergegeben.

Tab. 3.4.1
Prävalenz psychischer Störungen bei chirurgischen Allgemeinkrankenhauspatienten

Autoren	Erhebungsbereich	Prävalenzrate (%)
Depression		
Künsebeck et al. (1984)	Traumatologe	9
	Abdominalchirurgie:	18
Lykouras et al. (1989)	Chirurgie + Innere Medizin	29
Saravay et al. (1991)	Chirurgie + Innere + Gynäkologie	9
Organische Psychosyndrome		
Schuckit et al. (1980)	Ch + I Männer > 65 J.	15
Alkoholmißbrauch		
Auerbach und Melchertsen (1981)	Ch	7
Beresford et al. (1982)	Orthopädie	16-23
Curtis et al. (1986)	Ch	18
Taylor et al. (1986)	auch Ch	12
Möller et al. (1987)	Ch	14
Moore et al. (1989)	auch Ch	15
Watson et al. (1991)	auch Chirurgie/Frauen	15
John et al. (1996)	Ch	12-20

In der vorliegenden Untersuchung wurde für Störungen mit depressiver Symptomatik (ausgenommen Störungen organischer Ätiologie) eine Gesamtprävalenz von 13,5% ermittelt (Vertrauensbereich 9,1%-19,5%). Diese Vorkommenshäufigkeit liegt niedriger als in der Untersuchung von Lykouras et al.(1989), jedoch höher als in der Studie von Saravay und Mitarbeitern (1991). Beide Untersuchungen wurden allein auf der Grundlage von Selbstbeurteilungs-Instrumenten durchgeführt (Beck Depression Inventory bzw. Zung Depression Scale). Ein ähnliches methodisches Vorgehen wurde auch in der einzigen vergleichbaren Untersuchung aus der Bundesrepublik (Künsebeck et al., 1984) angewandt. Von besonderem Interesse ist die Aufschlüsselung der Autoren in Unfallchirurgie (33 untersuchte Patienten) und Abdominalchirurgie (28 untersuchte Patienten). Die Ergebnisdarstellung läßt Prävalenzraten von 9% bzw. 18% erkennen; über beide Teilstichproben gemittelt, ergibt sich für 61 Patienten eine Prävalenz von "depressiven Symptomen" von ca. 13%. Diese Prävalenzrate stimmt fast exakt mit den Ergebnissen der vorliegenden Untersuchung überein. Diese Übereinstimmung ist aus zwei Gründen bemerkenswert:

1. Es handelt sich um die einzige chirurgische Stichprobe aus einem deutschen Klinikum, daher kann vermutet werden, daß die Stichprobe hinsichtlich wichtiger Charakteristika (Aufnahme in die Abteilung, Art und Schwere der somatischen Erkrankung, Alter, Geschlecht) ähnlich strukturiert ist wie die chirurgische

Teilstichprobe der vorliegenden Untersuchung; leider wurden von den Autoren hierzu keine Angaben publiziert.

2. Wurde eine andere Methodik angewandt: die Patienten wurden nicht direkt psychiatrisch interviewt, sondern gebeten, verschiedene Selbsteinschätzungs-Fragebögen auszufüllen. Dieses Vorgehen wurde auch in verschiedenen Untersuchungen im angloamerikanischen Raum angewendet (vgl. 1.1: Stand der Forschung). Die Ergebnisse der Fragebögen wurden dann jedoch einer Faktorenanalyse unterzogen; neben Faktoren, die als "Aggression" und "soziale Angst" bezeichnet wurden, konnte ein Faktor als "Depressivität und nervöse Spannungen" interpretiert werden. Als Screening-Instrumente wurden dann jeweils diejenigen mit der höchsten Faktorenladung gewählt; als Fall war derjenige Patient definiert, der wenigstens auf zwei Skalen Werte oberhalb eines Grenzwertes (publizierte Mittelwerte) erreichte.

Inwieweit die Kategorie "Depressivität und nervöse Spannungen" mit den von uns ermittelten diagnostischen Entitäten depressiver Störungen übereinstimmt, kann nicht näher bestimmt werden. Die gute Übereinstimmung beider Prävalenzraten kann jedoch als Hinweis auf die Validität des Ergebnisses bezüglich depressiver Störungen bei chirurgischen Patienten gewertet werden.

Nach klinischer Erfahrung werden organische Psychosyndrome in chirurgischen Abteilungen häufig gesehen. Die Ergebnisse von Schuckit et al. (1980) wurden in einer gemischten internistisch-chirurgischen Klientel (Veterans Hospital) mit einem strukturierten Interview erhoben und betreffen alle Formen von Demenz. In der vorliegenden Untersuchung wurden 11,5% dementielle Störungen im chirurgischen Krankengut gefunden (Vertrauensbereich 7,4%-16,8%) und damit ein ähnliches Ergebnis, da es sich um senile (65J+) dementielle Entwicklungen handelte.

Im Hinblick auf die Häufigkeit von Alkoholmißbrauch und -abhängigkeit müssen die Daten der vorliegenden Studie durch die Zweit- und Drittdiagnosen ergänzt werden (s. 3.1.), da Substanzmißbrauch häufig neben anderen psychischen Störungen auftritt und dann in der Untersuchung als Zweit- bzw. Drittdiagnose verschlüsselt wurde. 5,5% der Erstdiagnosen entfielen auf Alkoholmißbrauch und -abhängigkeit, sowie 1,5% der Zweit- und Drittdiagnosen; zusammengenommen besteht damit eine Alkoholproblematik bei 7,0% (4,3%-12,1%) der chirurgischen Patienten. Die Prävalenzrate der vorliegenden Studie liegt damit niedriger als in angloamerikanischen Studien. Die Problematik der Vergleichbarkeit ist jedoch erheblich (s. 1.1: Stand der Forschung). Zum einem wurden in den Untersuchungen Prävalenzraten einer gemischten internistisch-chirurgischen Klientel ermittelt. Zudem ist es problematisch, Patienten aus unterschiedlichen Versorgungssystemen (mit unterschiedlichen Selektionskriterien) zu vergleichen (z.B. wurde die Untersuchung von Curtis et al. in Harlem durchgeführt, einem im Hinblick auf soziale Indikatoren außerordentlich problembelasteten Stadtteil von New York City). Drittens wurden die Prävalenzraten in den genannten Untersuchungen mit Screening-Instrumenten ermittelt. Andere Untersuchungen zeigen jedoch, daß die Prävalenzrate absinkt, wenn klinische Parameter (Interviews, Laborparameter) in die Diagnosestellung miteinbezogen werden. Hinzu kommt, daß die Definition von Alkoholmißbrauch in den genannten Untersuchungen unterschiedlich gehandhabt wird (vgl. Kapitel 1.1; in der beschriebenen Untersuchung entfallen 8,6% auf Alkoholmißbrauch nach DSM-III und 9,6% auf Alkoholabhängigkeit). Vor diesem Hintergrund ist eine Prävalenz von 7,0% (wovon 6,5% auf manifeste Abhängigkeit entfallen) in der vorliegenden Untersuchung gut vergleichbar.

Bemerkenswert ist auch die gute Übereinstimmung mit der einzigen deutschen Untersuchung aus einer chirurgischen Abteilung. Die in der Arbeit von Auerbach und Melchertsen (1981) dargestellte Untersuchung wurde von Nieder im Jahr 1980 unter anderem in der Klinik für Chirurgie der Medizinischen Hochschule unter Anwendung des Münchner Alkoholismus Tests (MALT) durchgeführt (Nieder, 1985). Es zeigte sich eine Prävalenz von 7,3% für Alkoholabhängigkeit; bei weiteren 16,9% der Patienten lag jedoch der Verdacht auf eine Alkoholgefährdung vor. Die Ergebnisse der vorliegenden Studie stimmen hinsichtlich manifester Alkoholabhängigkeit gut mit der Untersuchung von Nieder überein. Wird mit den Daten der vorliegenden Studie in ähnlicher Weise verfahren, wie bereits in der Diskussion der Prävalenzraten internistische Patienten geschehen (Kapitel 3.2.2.3) so ergibt sich eine Prävalenzrate über alle Schweregrade und in der Altersgruppe 18-64 Jahre von 18.4%.

Zusammengenommen wirkt der Vergleich mit Ergebnissen der internationalen Literatur aufgrund der erheblichen Problematik der wenigen Veröffentlichungen, der Stichprobenauswahl und der jeweiligen Methodik unergiebig im Hinblick auf die mögliche Validität der erhobenen Befunde. Größere Abweichungen bei wesentlichen Störungsgruppen finden sich nicht, lediglich die Vorkommenshäufigkeit von Alkoholabhängigkeit ist geringer als in amerikanischen Untersuchungen.

3.4.2
Vergleich der Störungshäufigkeiten und differentiellen Behandlungsindikation mit der internistischen Teilstichprobe

Es wird fast regelhaft angenommen, daß die Häufigkeit psychischer Störungen in chirurgischen Krankenhausabteilungen geringer ist, als in internistischen Abteilungen (Mayou und Hawton, 1986). Diese Vorstellung, die jedoch durch Daten bisher kaum belegbar war, kann im Rahmen der vorliegenden Untersuchung nicht bestätigt werden. Die Prävalenzraten der jeweiligen Störungsgruppen in den beiden Teilstichproben stimmen im Gegenteil gut überein (Tabelle 3.4.2, vergleiche hierzu Tabellen A 1.1 - A 1.1.3 im Anhang).

Tab. 3.4.2
Punktprävalenz psychischer Störungen in der internistischen (n1=200) und der chirurgischen (n2=200) Teilstichprobe (Prävalenzangaben in %)

Diagnosegruppe	Prävalenzrate (%) klinische Diagnose		Prävalenzrate (%) CIDI-Diagnose	
	Innere	Chirurgie	Innere	Chirurgie
F0 Organische Störungen	16.0	17.0	20.0	16.5
F1 Substanzmißbrauch	8.0	8.0	3.5	4.5
F2 Schizophrenien	1.0	0.0	0.5	0.0
F3 Affektive Störungen	9.5	6.5	9.5	7.0
F4 Neurotische(..)Störungen	10.5	3.0	2.5	2.5
F5 Verhaltensauffälligkeiten	0.0	2.0	-	-
F7 Intelligenzminderung	1.5	0.0	-	-
F9 Emotionale(..)Störungen	0.0	0.5	-	-
Alle Diagnosen	46.5	47.0	36.0	30.5

Sokal-Rohlfs-Test: keine signifikanten Differenzen hinsichtlich Diagnosegruppen zwischen internistischer und chirurgischer Stichprobe)

Es entsteht der Eindruck, als ob in der Chirurgie Neurosen, Belastungsreaktionen und somatoforme Störungen (F4) etwas häufiger, affektive Störungen (F3) etwas seltener vorkommen als in der Inneren Medizin. Diese Wahrnehmung hält jedoch der Signifikanzprüfung jedoch nicht stand: es finden sich hinsichtlich der diagnostischen Gruppen keine signifikanten Abweichungen. Auf der Ebene einzelner Störungseinheiten sind ebenfalls keine wesentlichen Unterschiede erkennbar (s. Anhang 1).

Die Ähnlichkeit beider Teilstichproben zeigt sich auch im Vergleich der differentiellen Behandlungsindikationen. Hinsichtlich psychotherapeutischer Mitbetreuung (vgl. Tab. 3.1.10 und 3.3.10) während der stationären Behandlung wurde eine entsprechende Indikation für 33% der chirurgischen gegenüber 24% der internistischen Patienten gestellt (Unterschied nicht signifikant). Hinsichtlich der empfohlenen Methode überwog in beiden Teilstichproben die supportive Psychotherapie bei weitem. Der an dieser Stelle sichtbare Trend entspricht der deutlich höheren Liaisonindikation (24,5% : 8,0%, $p \leq 0.01$).

Auch hinsichtlich der psychopharmakologischen Behandlung (vgl. Tab. 3.1.11 und 3.3.11) fand sich kein signifikanter Unterschied zwischen chirurgischer und internistischer Teilstichprobe (20,5% : 21,5%); Antidepressiva wurden dabei für 11,0% bzw. 12,0% empfohlen. Die Indikationsstellungen für psychosoziale Maßnahmen (Tab. 3.1.12 und 3.3.12), aber auch für Verlegungen in psychiatrische/psychosomatische Fachkliniken unterschieden sich nicht.

Werden die Indikationsstellungen für eine Weiterbehandlung nach Entlassung von der Station verglichen, so zeigen sich mit Ausnahme der "Hilfe im Haushalt" keinerlei signifikante Unterschiede. Eine Hilfe im Haushalt wurde signifikant häufiger (p £ 0.05) für chirurgische Patienten empfohlen.

Es erscheint plausibel, daß diese Differenz auf die stärkere, durch die somatische Erkrankung und ihre Folgen (auch Operationsfolgen) bedingte, subjektive Beeinträchtigung bzw. Behinderung zurückzuführen ist. Die Schweregradanalyse zeigt jedoch gerade das umgekehrte Ergebnis: Während nur bei 26,5% der chirurgischen Patienten eine "ausgeprägte" oder "sehr schwere" Beeinträchtigung vorliegt, ist dies jedoch bei 36,0% der internistischen Patienten der Fall. Der Unterschied ist allerdings nicht signifikant.

Der Vergleich der differentiellen Indikationsstellungen für Behandlungsmaßnahmen während und nach einem stationären Aufenthalt zeigt, daß zwischen der chirurgischen und internistischen Teilstichprobe große Ähnlichkeit besteht. Dieser Befund ist auch deshalb bedeutsam, weil er (soweit dies möglich ist) unabhängig von der psychiatrischen Diagnostik erhoben wurde.

3.4.3
Vergleich des Bedarfs an psychiatrischen Konsilleistungen mit durchgeführten Konsilen in der chirurgischen Stichprobe

Die Konsilpatienten unterscheiden sich hinsichtlich des Geschlechts und der Altersverteilung nicht von den Patienten der chirurgischen Teilstichprobe (s. Tab. A1.11 im Anhang1). Hinsichtlich der Verteilung diagnostischer Gruppen zeigt sich, daß akute organische Psychosen in der Konsilstichprobe deutlich stärker, Neurosen signifikant schwächer repräsentiert sind als in der Grundgesamtheit der Konsilpatienten.

Tab. 3.4.3
Vergleich der (hochgerechneten) chirurgischen Patientengruppe mit
interventionspflichtigen psychischen Störungen (ICD-9) mit der tatsächlich
konsiliarpsychiatrisch untersuchten Patientengruppe

Diagnosegruppe		Hochrechnung		
	Prävalenz n1 = 200	Patienten 1992 n2 = 3721	Konsil- patienten n3 = 180	Bedarfs- deckung %
Chron. Org. Psychosen (ICD 290,294,310)	10.0	372	33	8.9
Akute org. Psychosen (ICD 291,293)	2.0	74	38	51.4
Schizophrenien u.a.(ICD 295,297,298)	0.0	?	8	?
Affektive Psychosen (ICD 296)	1.0	37	6	16.2
Neurosen (ICD 300)	5.5	204	7	3.4
Substanzmißbrauch (ICD 303,304,305)	7.0	260	40	15.4
Reaktionen (ICD 308,309)	10.5	391	30	7.7
Körp. Funktionsstörungen (ICD306,316)	1.5	56	1	1.8
Störung des Sozialverhaltens (ICD 312)	0.5	19	0	0.0
Alle Diagnosen	38.0	1413	180	12.7

Analog zu der in Kapitel 3.2 durchgeführten Hochrechnung auf den Bedarf an psychiatrischen/psychosomatischen Konsilen für die internistische Teilstichprobe soll auch zum Vergleich eine entsprechende Hochrechnung für die chirurgische Teilstichprobe erfolgen (Tab. 3.4.3). Es zeigt sich, daß im Hinblick auf die wichtigsten diagnostischen Gruppen die Deckung des hochgerechneten Bedarfs sehr unterschiedlich ausfällt. Die mit Abstand höchste Bedarfsdeckung erfolgt bei den akuten organischen Psychosen, eine weit unterdurchschnittliche, wie im Fall der internistischen Patienten, bei Neurosen und psychosomatischen Störungen. Die Bedarfsdeckung hinsichtlich eines Anteils schizophrener Patienten (die höchste bei internistischen Patienten) kann aufgrund fehlender Fälle in der chirurgischen Teilstichprobe nicht berechnet werden.

Werden die Ergebnisse der hochgerechneten Bedarfsdeckung beider Teilstichproben miteinander verglichen, so zeigt sich ein wesentlicher Unterschied: bei akuten organischen Psychosen wird erheblich häufiger der Psychiater hinzugezogen (51,4% : 18,0%). Bei affektiven Psychosen (16,2% : 26,0%) und Reaktionen (7,7% : 13,3%) geschieht dies seltener.

3.5
Ergebnisse auf der Grundlage der Gesamtstichprobe

3.5.1
Validität der erhobenen Befunde

Ein zentrales Problem der Epidemiologie besteht in der Fallerkennung, also der Unterscheidung von Fällen und Nicht-Fällen. Dieses Problem wird in der psychiatrischen Epidemiologie zum einen dadurch akzentuiert, daß die Klassifikationen psychischer Erkrankungen per se bestimmte Mängel hinsichtlich ihrer externen und internen Validität aufweisen, obwohl die Forschungsbemühungen der letzten Jahre zu erheblichen Fortschritten geführt haben. Durch die Einführung kriterienorientierter Klassifikationen konnte eine wesentliche Verbesserung der Reliabilität psychiatrischer Diagnosestellungen erzielt werden. Eine ähnliche Problematik besteht auch hinsichtlich der in der psychiatrischen Diagnostik angewandten Untersuchungsinstrumente. Auch wenn in einer epidemiologischen Studie durch Qualität der Instrumente und Reliabilitätstraining der Untersucher ein hohes Maß an Reliabilität gewährleistet werden kann, bleibt die Frage ungelöst, mit welcher Gültigkeit die angewandten Instrumente die Realität abbilden. Werden mehrere Instrumente zur Fallerkennung und Diagnosestellung eingesetzt, so ergibt sich die Frage nach ihrer konkurrierenden Validität. Diese Frage ist deshalb von besonderer Bedeutung, weil zu erwarten ist, daß die verschiedenen Instrumente jeweils aus unterschiedlichen Blickwinkeln die gleiche Objektebene erkennen lassen. Es ist daher sinnvoll, sich ein Urteil dahingehend zu bilden, welches Instrument oder welche Instrumentenkombination stimmigste Abbildung der Realität erlaubt ("Goldstandard").

Im folgenden wird der Versuch unternommen, die in der vorliegenden Studie verwandten Instrumente zur Fallidentifikation und Diagnostik hinsichtlich ihrer Abbildungsqualität zu vergleichen. Angewandt wurden:

- Der Allgemeine Gesundheitsfragebogen (General Health Questionnaire) in der 12-Fragen-Version (GHQ-12) mit der Aufgabe der Fallfindung,
- Das Composite International Diagnostik Interview (CIDI) mit der Aufgabe der Fallfindung und Diagnostik,
- Ein strukturiertes klinisch-psychiatrisches Interview, dessen Struktur durch das CIDI vorgegeben war, ebenfalls mit der Aufgabe der Fallfindung und Diagnostik.

Die folgenden Fragen sollen beantwortet werden:

1. Durch welche Variablen sind diejenigen Patienten gekennzeichnet, die den GHQ-12 nicht ausgefüllt haben (Aufklärung des Selektionsbias)?

2. Wie ist die Validität des GHQ-12 hinsichtlich der Fallerkennung einzuschätzen, und bei welchem Schwellenwert ist sie am höchsten?
3. Welche Struktur hinsichtlich der Variablen Alter, Schichtzugehörigkeit und psychische Störung hat die Subpopulation von Patienten mit psychischen Störungen, die vom GHQ-12 nicht identifiziert, also falsch negativ (Spezifität) beurteilt wurde, im Vergleich zur identifizierten, also richtig positiv (Sensitivität) beurteilten?
4. Wie unterscheiden sich CIDI und strukturiertes psychiatrisches Interview hinsichtlich der Fähigkeit zur Fallerkennung?
5. Hinsichtlich welcher psychischen Störungseinheiten ergeben sich bedeutsame Unterschiede zwischen CIDI und Interview? Ergeben sich hieraus Hinweise auf die externe Validität des CIDI?

3.5.1.1
Der Allgemeine Gesundheitsfragebogen (General Health Questionnaire) als Instrument zur Fallerkennung

Der Allgemeine Gesundheitsfragebogen (General Health Questionnaire, GHQ) hat sich insbesondere in Großbritannien in vielen Untersuchungen in der Gesundheitsversorgung der Allgemeinbevölkerung als Screening-Instrument bewährt (vgl. Kap. 2.: Methoden). Im deutschsprachigen Raum liegen jedoch kaum Erfahrungen vor, insbesondere nicht in Untersuchungen bei stationär behandlungsbedürftigen körperlich Kranken (Ausnahme: Cooper und Bickel, 1987). Dieser Umstand ist umso bedauerlicher, da es sich um ein Instrument handelt, daß sowohl hinsichtlich seiner Fähigkeit zur Fallfindung als auch aufgrund seiner guten praktischen Handhabung geeignet erscheint, dem psychiatrisch nicht weitergebildeten Arzt erste Hinweise auf eine möglicherweise bestehende psychische Störung zu geben. Mit nur geringem Aufwand könnte eine äußerst nützliche Einleitung einer weiteren fachpsychiatrischen Diagnostik und Behandlung eingeleitet werden. Aufgrund der Bedeutung dieses Aspekts wird im Kapitel 3.5.1.1 vergleichsweise ausführlich auf die diagnostischen Möglichkeiten eingegangen, die sich durch den Einsatz des GHQ-12 ergeben könnten. An dieser Stelle ist der methodische Hinweis wichtig, daß der GHQ-12 in der Untersuchung in "naturalistischer" Weise eingesetzt wurden: Der Fragebogen wurde den Patienten mit der Bitte um Beantwortung gegeben, bei Bedarf wurden einzelne Fragen erläutert, auch wurden auf Wunsch der Patienten die Fragen vorgelesen und die Antworten vom Untersucher notiert. Das Ausfüllen wurde einmal kontrolliert, dann wurden die Bogen eingesammelt. Damit wurde ein Arbeitsaufwand erbracht, der ohne Schwierigkeiten auch von den behandelnden Ärzten geleistet werden kann. Es war erklärtermaßen nicht das Ziel der Untersucher, eine möglichst hohe Rate an ausgefüllten Bögen zu erzielen. Untersuchungen zur generellen psychometrischen Qualität der verschiedenen GHQ-Versionen liegen (wenn auch nicht in Deutschland) zahlreich vor (vgl. Goldberg und Williams, 1988). Ein wesentliches Ziel der vorliegenden Untersuchung ist jedoch die Hilfe zur Planung von Versorgungsleistungen. In diesem Zusammenhang ist auch von Interesse, welche Kooperationsmöglichkeiten von den behandelnden Ärzten auf internistischen und chirurgischen Stationen erwartet werden kann. Es erschien daher sinnvoll (wie dies auch an anderen Stellen der Untzersuchung deutlich wird) von Verhältnissen auszugehen, wie sie im Regelfall auf einer Station vorliegen und die psychometrischen Qualitäten und damit auch die Einsatzmöglichkeiten des GHQ auf dieser Grundlage zu beurteilen.

3.5.1.1.1
Prüfung des Selektionsbias

Im Rahmen der vorliegenden Untersuchung wurde eine GHQ-Version mit 12 Items gewählt (GHQ-12), die hinsichtlich ihrer Validität wahrscheinlich ähnliche qualitative Eigenschaften aufweist wie die längeren Versionen (GHQ-60, -30, -28; vgl. Wittchen und Essau, 1990). Die Beschränkung auf 12 Fragen kam außerdem der Gesamtkonzeption der Studie insofern entgegen, als mit wenig belastbaren Patienten gerechnet werden mußte, die bereits in ein oder zwei längeren Sitzungen psychiatrisch untersucht worden waren. Obwohl der GHQ-12 aufgrund seiner Fragenformulierung und seiner Kürze eine hohe Benutzerfreundlichkeit aufweist und er in der vorliegenden Studie jedem Patienten ausführlich erläutert wurde, konnte nur von 224 aller 400 untersuchten Patienten (= 56%) ein Ergebnis erhalten werden. 176 Patienten (= 44%) füllten den GHQ-12 nicht aus.

Der GHQ-12 wurde den Patienten nach Durchführung des strukturierten und des klinischen Interviews gemeinsam mit zwei anderen Fragebögen vorgelegt. Die Beantwortung von drei Fragebögen stellt damit eine zweite Welle der Untersuchung dar (in einer dritten Welle wurden die Patienten mit dem SIS untersucht). Beim Ausfüllen der Fragebögen boten die Interviewer ihre Hilfe an. Der Fall, daß die Patienten nach der Durchführung der bereits recht zeitaufwendigen Interviews die Beantwortung der Fragebögen aufschoben, wurde oft beobachtet. Die Bögen wurden dann mit der dritten Welle etwa 1-2 Tage später eingesammelt. Die Quote der Patienten, die in der dritten Welle nicht erreicht werden konnten, war jedoch recht hoch (37,5%, vgl. 2: Methoden).

Aufgrund des einstufigen Aufbaus der vorliegenden Studie, in der der GHQ als zusätzliches Instrument und nicht zu Screening-Zwecken eingesetzt wurde, ist es jedoch möglich, den entstandenen Selektionsbias z.T. aufzuklären. Hierzu sollen antwortende und nicht antwortende Patienten verglichen werden hinsichtlich der Variablen: Alter, subjektive Beeinträchtigung durch (im Vordergrund stehende) somatische Erkrankung, psychiatrische Aktualdiagnose, Wert auf der GAF Skala. Die Wahl dieser vier Variablen erfolgt, da es aufgrund vorliegender Studien an Krankenhauspatienten plausibel erscheint, daß beim Screening mit Hilfe des GHQ folgende Patienten schwer erfaßbar sind: 1. Alte, 2. körperlich schwer Beeinträchtigte, 3. hirnorganisch Beeinträchtigte und 4. Patienten mit ausgeprägten psychischen Störungen.

Tab. 3.5.1
Beantwortung des GHQ-12 und Patientenalter
(angegeben ist der auf die Altersgruppe bezogene prozentuale Anteil von Patienten, die den GHQ-12 beantwortet (+) bzw. nicht beantwortet (-) haben.

Altersgruppe	GHQ+	GHQ-
15-24 (20)	70.0	30.0
25-34 (34)	67.6	32.4
35-44 (32)	75.0	25.0
45-54 (53)	62.3	37.7
55-64 (50)	64.0	36.0
65-74 (90)	60.0	40.0
75-84 (90)	40.0	60.0
84- (31)	25.8	4.2

n.b.: GHQ+ = GHQ beantwortet; GHQ- = GHQ nicht beantwortet

Die Häufigkeit, mit der der GHQ überhaupt beantwortet wurde, nimmt mit steigendem Alter (insbesondere nach dem 75. Lebensjahr) deutlich ab ($\chi^2 = 31.7$, df = 7, p $\leq$ .0001; Cramer's V = .28, p $\leq$ .0001)

Tab. 3.5.2
Beantwortung des GHQ-12 und subjektive Beeinträchtigung durch somatische Erkrankung
(Legende vgl. Tab. 3.3.8, Fallzahlen der jeweiligen Kategorie in Klammern)

Beeinträchtigung	GHQ+	GHQ-
beschwerdefrei (21)	61.9	38.1
gering (100)	48.0	52.0
deutlich (150)	58.7	41.3
ausgeprägt (93)	61.2	38.8
sehr schwer (34)	50.0	50.0
keine Angabe (2)		

n.b.: GHQ+ = GHQ beantwortet; GHQ- = GHQ nicht beantwortet

Es zeigt sich, daß die subjektive Beeinträchtigung entgegen einer plausiblen Erwartungsmöglichkeit keinen Einfluß auf die Beantwortung des Fragebogens hat; die Häufigkeit der Beantwortungen unterscheidet sich nicht von der Häufigkeit der Nichtbeantwortungen ($\chi^2 = 4.881$, df = 4, n.s.).

Mit Hilfe der folgenden Tabelle wird geprüft, ob durch das Vorliegen bestimmter psychischer Störungsgruppen die Beantwortung des GHQ beeinflußt wird.

Tab. 3.5.3
Beantwortung des GHQ und psychische Störung (ICD-10, klinisch)

Diagnose	GHQ+	GHQ-
F0 Organische Störungen (n = 66)	21.2	78.8*
F1 Substanzmißbrauch (n = 32)	56.2	43.8
F2 Schizophrenien (2)	50.0	50.0
F3 Affektive Störungen (33)	60.6	39.4
F4 Neurotische Störungen (47)	70.2	29.8*
F5 Verhaltensstörungen (4)	50.0	50.0

n.b.: GHQ+ = GHQ beantwortet; GHQ- = GHQ nicht beantwortet; * $p \leq 0.05$ (Sokal-Rohlf-Test)

Es zeigt sich, daß in der Gruppe der Patienten mit organischen Psychosyndromen prozentual die wenigsten Fragebögen ausgefüllt wurden, Patienten mit neurotischen Störungen haben die Fragebögen am häufigsten ausgefüllt. In den anderen Störungskategorien fanden sich keine signifikanten Unterschiede.

Es wird auch deutlich (Tab.354), daß die Beantwortung des GHQ positiv mit dem allgemeinen Funktionsniveau korreliert: je besser der psychische und körperliche Zustand und je geringer eine mögliche Behinderung ist, desto eher wird der GHQ ausgefüllt (r = 0.84, $p \leq 0.01$).

Tab. 3.5.4
Beantwortung des GHQ-12 und allgemeines psychisches Funktionsniveau (GAF)
(Anzahl der Patienten, die den jeweiligen GAF-Wert erreichen, in Klammern; n = 400; angegeben ist der Prozentsatz von Patienten der jeweiligen GAF-Gruppe, der den GHQ beantwortet bzw. nicht beantwortet hat.)

GAF - Wert	GHQ+	GHQ-
0-10 (15)	6.7	93.3
11-20 (9)	11.1	88.9
21-30 (15)	33.3	66.6
31-40 (25)	28.0	72.0
41-50 (26)	42.3	57.7
51-60 (37)	51.4	48.6
61-70 (61)	62.3	37.7
71-80 (71)	57.7	42.3
81-90 (141)	71.6	28.4

n.b.: GHQ+ = GHQ beantwortet; GHQ- = GHQ nicht beantwortet;

Werden die Ergebnisse der Tabellen zusammengefaßt, so zeigt sich, daß die Patienten, die den GHQ-12 nicht ausgefüllt haben, wahrscheinlich durch folgende Merkmale gekennzeichnet sind: höheres Alter (etwa ab 65 Jahre), organisches Psychosyndrom und schlechtes allgemeines Leistungsniveau (etwa unterhalb GAF 50). Mit Hilfe regressionsanalytischer Modelle ließ sich zeigen, daß insbesondere die unabhängigen Variablen Alter und GAF die Beantwortung des GHQ-12 bestimmen.

3.5.1.1.2
Prüfung der externen Validität des GHQ-12

Zur Validierung des GHQ wird die psychiatrische Diagnose (ICD-10, klinisch) herangezogen. Im vorgegebenen Rahmen soll nur die Frage geprüft werden, welche Fähigkeit der GHQ-12 hat, zwischen Fall und Nicht-Fall im Hinblick auf alle Diagnosen zu unterscheiden. In der folgenden Darstellung wurden Sensitivität und Spezifität für die Unterscheidung Fall/Nicht-Fall für jeden möglichen Schwellenwert des GHQ-12, gemessen an der Zahl positiver Antworten, berechnet. Die Sensitivität ist ein Maß für die Fähigkeit eines Untersuchungsinstruments, richtig positive Fälle, die Spezifität die Fähigkeit, richtig negative Fälle zu selektieren. Die diagnostische Effizienz (E) ist das Verhältnis richtig diagnostizierter Fälle und Nicht-Fälle zur Gesamtzahl beurteilter Patienten.

Die Tabelle zeigt, daß die höchste Sensitivität mit einer positiven Antwort (69%) erreicht wird; sie ist jedoch selbst in diesem Fall als nicht hoch zu bewerten. Eine Sensitivität von 60% bei einer Schwelle 1/2, wie sie von den Autoren empfohlen wird (Goldberg und Williams, 1988), ist ebenfalls wenig befriedigend: 40% der Fälle wären vom GHQ nicht identifiziert worden. Die Spezifität steigt mit Erhöhung des Schwellenwerts kontinuierlich von 49% auf 100% an und kann mit 65% bei einem Schwellenwert von 1/2 als noch gering angesehen werden: 35% der Nicht-Fälle wären fälschlich als Fälle identifiziert worden. Die Gesamteffizienz ist bei einer Schwelle von 5/6 am höchsten, hier ist jedoch die Sensitivität mit 38% ausgesprochen niedrig. Wird die Odds Ratio (als Maß zur Risikoschätzung beim Vorliegen bestimmter Bedingungen) für den Schwellenwert 1/2 berechnet, so kann interpretiert werden, daß das Risiko, an einer psychischen Störung zu leiden, bei Krankenhauspatienten um das 2,8-fache erhöht ist, wenn im GHQ 2 oder mehr Fragen positiv beantwortet wurden.

Es ist zu vermuten, daß die Sensitivität des GHQ mit der Erkrankungsgruppe variiert. Eine derartige Beobachtung wäre angesichts der Entwicklung des GHQ als Screening-Instrument und im Hinblick auf die sehr unterschiedliche Vorkommenshäufigkeit von Gruppen psychischer Störungen bei internistischen und chirurgischen Patienten von Interesse.

Tab. 3.5.6
Sensitivität des GHQ-12 (Schwellenwert 1/2) bei verschiedenen Gruppen psychischer Störungen.
(Die Gruppeneinteilung folgt inhaltlichen Gesichtspunkten auf der Grundlage der vorliegenden Daten, Zahlen in Klammern = Patienten der jeweiligen Störungskategorie, die den GHQ-12 ausgefüllt haben)

Diagnosegruppe		Sensitivität
F0	Psychoorganische Störungen (14)	0.36
F10	Alkoholmißbrauch/abhängigkeit (13)	0.54
F11-19	Anderer Substanzmißbrauch (5)	0.60
F20	Schizophrenie (1)	0.00
F3, 43.20/1	alle Depressionen (38)	0.79
F3	nur affektive Störungen (20)	0.90
F4	Neurotische, somatoforme Störungen (außer 43.20/1) (15)	0.47

Es zeigt sich eine unterschiedliche Sensitivität des GHQ-12 bei verschiedenen Krankheitsgruppen. Die höchste und als gut einzuschätzende Sensitivität wird bei der Gruppe der affektiven Störungen erreicht. Werden alle Depressionen zusammengenommen (Addition der depressiven Reaktionen zur Gruppe der affektiven Störungen), so zeigt sich ebenfalls eine hohe, wenn auch gegenüber den affektiven Störungen verminderte Sensitivität. Bei den ebenfalls häufigen Gruppen der Abhängigkeitserkrankungen und den neurotischen Störungen ist die Sensitivität deutlich geringer: nur etwa die Hälfte der Fälle wird erfaßt. Im Bereich der psychoorganischen Störungen ist die Sensitivität als schlecht einzuschätzten: nur etwa ein Drittel der Fälle wird erfaßt.

3.5.1.1.3
Diagnosen bei der vom GHQ-12 falsch negativ identifizierten Patientengruppe

Insgesamt 88 Patienten mit psychiatrischen Diagnosen haben den GHQ-12 ausgefüllt. Ergänzend zu den Ergebnissen zur Sensitivität des Fragebogens im Hinblick auf einzelne Krankheitsgruppen wird in Tabelle 3.3.14 die Verteilung der Diagnosen bei Patienten dargestellt, die den GHQ-12 nicht ausgefüllt haben.

Tab. 3.5.7.
Fallidentifikation durch GHQ-12 und psychiatrische Diagnose (ICD-10/klinisch)
(Angabe in % , bezogen auf psychische Störungen bei 88 Patienten, die den GHQ-12 ausgefüllt haben)I

Diagnosengruppen	GHQ-Fall	GHQ-Nicht-Fall
F0 Organische Störungen (14)	35.7	64.3
F1 Substanzmißbrauch (18)	55.6	44.4
F2 Schizophrenien (1)	0.0	100.0
F3 Affektive Störungen (20)	90.0	10.0*
F4 Neurotische Störungen (33)	57.6	42.4
davon depr. Reaktionen (18)	66.7	33.3
FX Übrige (2)	50.0	50.0

* $p \leq 0.05$

Werden die empirischen Verteilungen von GHQ-Fall bzw. -Nicht-Fall auf stärker besetzten Diagnosegruppen (F0, F1, F3, F4) gegeneinander geprüft ($\chi^2 = 11.2$, df = 3, p<0.05), dann zeigt sich eine signifikante Differenz, die im wesentlichen auf den Umstand zurückgeht, daß in der Gruppe der affektiven Störungen die Verteilung stark zugunsten der GHQ-Fälle überwiegt. Der "Filter" GHQ-12 scheint also selektiv zu wirken insofern, als eine besondere Durchlässigkeit für affektive Störungen besteht.

Es soll weiterhin dargestellt werden, welche virtuellen „Prävalenzraten" psychischer Störungen (PV#) sich ergeben hätten, wenn der GHQ-12 als Screening-Instrument eingesetzt worden wäre. In diesem Falle hätte die Stichprobe die Personen umfaßt, die den GHQ-12 ausgefüllt haben (n = 224); PV# ist also auf diese Stichprobengröße bezogen. In Tabelle 3.5.8 wird PV# den tatsächlich gefundenen Prävalenzraten gegenübergestellt.

Tab. 3.5.8
Scheinbare Prävalenz psychischer Störungen (PV#) nach mit dem GHQ-12 im Vergleich zu den tatsächlich ermittelten Prävalenzraten (PV)
(S = Signifikanzniveau bei Prüfung von P# gegen PV klinisch; χ^2 - Test, n.s. nicht signifikant, - = nicht durchführbar)

Diagnosegruppe	PV(klinisch)	PV(CIDI)	PV#	S
F0 Organische Störungen	16.5	18.3	2.2	.001
F1 Substanzmißbrauch	8.0	4.0	4.5	n.s.
F2 Schizophrenie	0.5	0.3	0.0	-
F3 Affektive Störungen	8.0	8.3	8.0	n.s.
F4 Neurotische(...) Störungen	11.8	2.5	8.5	n.s.
F5 Verhaltensauffälligkeiten	1.0	-	0.4	-
F7 Intelligenzminderung	0.8	-	0.0	-
FX Andere	0.3	-	0.0	-
Alle Diagnose	46.8	33.3	23.6	.001

Die größten Unterschiede zeigen sich zwischen PV# und den tatsächlich gefundenen Prävalenzraten bei den organischen Störungen; die deutlich geringere Gesamt-PV# ist im wesentlichen hierauf zurückzuführen. Deutlich geringere Werte zeigen sich (erwartungsgemäß) im Vergleich zur klinischen Diagnostik auch für die Kategorien F1 und F4. In der Kategorie F3 zeigt sich jedoch kein Unterschied; für die affektiven Störungen ist die Sensitivität des GHQ-12 am höchsten (s.o.).

3.5.1.1.4
Diskussion: Die Fallfindungsfähigkeit des GHQ-12

Im Rahmen der vorliegenden Untersuchung kann auf die Problematik der Konstruktion dimensionaler Fragebögen zur Fallerfassung nicht detailliert eingegangen werden. Dieses Thema wurde von Goldberg für das psychiatrische Fachgebiet umfassend bearbeitet (z.B. Goldberg, 1972). Der von Goldberg und Mitarbeitern entwickelte GHQ (General Health Questionnaire) ist in seinen insgesamt vier Versionen ein außerordentlich häufig benutztes Fallfindungsinstrument (vgl. Goldberg und Williams, 1988; Wittchen und Essau, 1990). In der vorliegenden Untersuchung wurde der GHQ nicht in seiner üblichen Siebfunktion als Screening-Instrument eingesetzt, sondern zusätzlich angewandt. Das Ziel dieser Vorgehensweise war also nicht die Fallfindung für eine nachfolgende strukturierte Diagnostik, sondern die Sammlung von ersten Erfahrungen mit einem im deutschen Sprachraum wenig genutzten, aber vermutlich qualitativ hochwertigen Instrument. Hierzu sollte eine Kurzversion des GHQ, die 12-Item-Version GHQ-12 (Übersetzung und Bearbeitung: M. Linden, Berlin) erprobt werden. Die Relevanz eines Kurzfragebogens für die Fallfindung im Allgemeinkrankenhaus liegt auf der Hand: Er kann sich als wertvolles Instrument zur Erhöhung der Fallfindungsfähigkeit des somatisch tätigen Arztes erweisen; hinzu kommt, daß er aufgrund seiner Kürze als gut praktikabel gelten kann.

Ein wesentlicher Grund, den GHQ-12 in der vorliegenden Untersuchung nicht als Screening-Instrument einzusetzen, sondern eine aufwendigere Vorgehensweise zu wählen, bestand in der Befürchtung einer hohen Zahl an Verweigerern unter den Krankenhauspatienten und damit der Inkaufnahme eines schwer aufklärbaren Selektionsbias. Dieser ist besonders problematisch angesichts von Ergebnissen, die dafür sprechen, daß gerade Patienten mit psychischen Störungen unter den Verweigerern mit größerer Häufigkeit zu finden sind (Cox et al., 1977; Clark et al., 1983). Hinzu kommt die klinische Erfahrung, daß insbesondere ältere Krankenhauspatienten schriftlichen Festlegungen erhebliche Widerstände entgegensetzen.

Die Ergebnisse (3.3.5.1.1) zeigen, daß 44% der Patienten den Fragebogen nicht ausfüllten. Dieser Prozentsatz liegt weit über dem Satz von 5%, der von Goldberg und Williams (1988) als erreichbar angegeben wird. Die Autoren beziehen sich jedoch auf Erfahrungen in Hausarztpraxen und nicht auf Krankenhauspatienten. Der Prozentsatz der nicht ausgefüllten Fragebögen ist jedoch auch höher als der in anderen Untersuchungen an Krankenhauspatienten beobachtete (etwa zwischen 15 und 25% : McGuire et al., 1974; Feldman et al., 1987). Mayou und Hawton (1986) betonen jedoch, daß gerade ältere und schwerkranke Patienten große Schwierigkeiten bei der Beantwortung haben.

Ein wichtiger Grund für die hohe Rate der Patienten, die in der vorliegenden Studie den GHQ-12 nicht ausgefüllt haben, ist vermutlich der Umstand, daß der Anteil über 65jähriger und Schwerkranker als im Vergleich hoch einzuschätzen ist. Eine weitere Erklärungsmöglichkeit ergibt sich auch aus dem Durchführungsmodus der Studie: nachdem die Patienten ausführlich interviewt worden waren (1. Untersuchungswelle), wurden sie gebeten, den GHQ-12 sowie zwei Fragebögen zur Krankheitsverarbeitung auszufüllen (2. Untersuchungswelle, s.a. 2.1: Methoden). Obwohl Hilfe beim Ausfüllen angeboten und die Einsammlung der Bögen kontrolliert wurde (im Zusammenhang mit der Durchführung des SIS), ist die Rate der Personen, die den GHQ-12 nicht ausgefüllt haben, vergleichsweise hoch. Es ist möglich (hierfür sprechen Beobachtungen der Untersucher), daß die Motivation eines Teils der Patienten mit jeder Untersuchungswelle abgenommen hat. Möglicherweise spielen auch die oft beobachteten Widerstände (besonders der älteren Patienten) gegen jegliche schriftliche Äußerung im Krankenhaus eine Rolle.

Die wesentlichen Merkmale, die in der vorliegenden Studie mit einer Verweigerung des GHQ-12 assoziiert sind (3.3.1.1.1), sind hohes Alter (insbesondere > 75.J), Familienstand (verwitwet) und niedriges allgemeines Funktionsniveau nach GAF-Skala (besonders < 60). Keinen erkennbaren Einfluß haben Geschlecht, Schicht, psychosoziale Belastung, Art der psychiatrischen Diagnose (Ausnahme: organische Störungen!) und die Tatsache einer Verursachung/Verstärkung der psychischen durch die somatische Erkrankung. Besonders zu beachten ist der Umstand, daß nur 14 von 66 Patienten (21,2%) mit hirnorganischen Störungen den GHQ-12 beantworteten.

Die externe Validität der verschiedenen GHQ-Versionen wurde in einer Vielzahl von Studien geprüft. Sensitivität und Spezifität des GHQ-12 entsprechen im wesentlichen den anderen GHQ-Versionen: sie liegen im Bereich von 71% - 91% (vgl. Goldberg und Williams, 1988). Die sechs publizierten Studien (Tennant, 1977; Banks, 1983; Radavanovic und Eric, 1983; Mari und Williams, 1985; Shamasundar et al., 1986; Bellantuono et al., 1987) bezogen sich jedoch nicht auf Krankenhauspatienten. In Studien an Krankenhauspatienten (einschließlich Polikliniken) wurden Werte von 40%-100% für die Sensitivität und Werte von 27%-93% für die Spezifität gefunden, jedoch mit anderen GHQ-Versionen.

Die vorliegende Studie zeigt bezüglich Sensitivität/Spezifität Werte von 69%/49% bei einem Schwellenwert von 0/1 sowie von 60%/65% bei einem Schwellenwert von 1/2. Der ebenfalls in Studien erprobte Schwellenwert von 2/3 liefert die Werte 56%/72%. Die gefundenen Kennwerte liegen damit eher niedriger als in den bisher durchgeführten Validierungsstudien.

Bei der Bewertung dieser Ergebnisse müssen zwei Sachverhalte beachtet werden:
1. In der untersuchten Stichprobe liegen mit großer Wahrscheinlichkeit schwerere körperliche Erkrankungen vor als in anderen Studien mit dem GHQ-12. Dieser Umstand

kann dazu führen, daß Beschwerden, die auf den somatischen Zustand zurückzuführen sind, das psychische Beschwerdebild gleichsam kontaminieren. Dies führt zu einer höheren Zahl positiver Antworten auf dem GHQ-12, beeinflußt jedoch nicht (oder zumindest weniger) die Fallzahl im psychiatrischen Interview: die Rate falsch positiver GHQ-Fälle steigt. Diese Tendenz äußert sich jedoch nicht in den Parametern Sensitivität und Spezifität, sondern in der positiven prädiktiven Valenz (positive predictive power = Verhältnis der Anzahl richtig positiver Fälle zu der Anzahl aller positiven Fälle).

2. Sensitivität und Spezifität unterscheiden sich erheblich im Hinblick auf die Kategorie der psychischen Störung (s. Tab. 3.5.13). Die Sensitivität ist hoch für affektive Störungen (90%) unter Einschluß depressiver Reaktionen immer noch akzeptabel (79%). Sie entspricht damit anderen Studien an depressiven Patienten (vgl. Goldberg und Williams, Tab. 10.1: 78%-100%). Schlechter sind, wie aus klinischer Sicht nicht anders zu erwarten, die Ergebnisse für Alkoholmißbrauch/abhängigkeit (54%), aber auch für Angst- und Somatisierungsstörungen (47%, bei allerdings sehr niedrigen Fallzahlen) und organischen Störungen (36%).

Werden diese Ergebnisse dazu benutzt, simulierte Prävalenzraten psychischer Störungen (P# in Tab. 3.5.15) zu berechnen, die vorgeben, nach GHQ-Screening und Interview ermittelt worden zu sein, so zeigen sich (für den Fall einer sinnvollen Vergleichbarkeit) nur im Fall von organischen Störungen signifikante Differenzen zu den aufgrund der klinischen Diagnostik gefundenen Raten. Besonders gute Übereinstimmung besteht bei den affektiven Störungen.

Zusammenfassend erscheint in partieller Übereinstimmung mit vorliegenden Studien die Bewertung stimmig, daß der GHQ-12 insbesondere zur Fallfindung für nicht-organische Störungen mit depressiver Symptomatik geeignet ist.

3.5.1.2
Zur empirischen Validierung des CIDI

3.5.1.2.1
Vergleich von CIDI und strukturiertem Interview hinsichtlich der Fähigkeit zur Fallerkennung

Tabelle 3.5.9. zeigt die Fallerkennungsraten von CIDI und strukturiertem Interview im Vergleich. Es wird insgesamt erkennbar, daß durch das Interview mehr Fälle gefunden werden als durch das CIDI. Dieser Effekt tritt offenbar additiv auf: Das Interview findet 116 der 132 Patienten (88%), die im CIDI Diagnosen erhalten haben, sowie 64 zusätzliche Patienten mit psychischen Störungen. Selten (16 Fälle) identifiziert das CIDI Fälle, die vom strukturierten Interview nicht erkannt werden.

Tab. 3.5.9
Fallfindung durch CIDI und strukturiertes Interview

CIDI	Strukturiertes Interview		
	Fälle	Nichtfälle	gesamt
Fälle	116	16	132
Nichtfälle	68	197	265
gesamt	184	213	397

Wird das strukturierte Interview als Maßstab gewählt, so ergeben sich für die Validität des CIDI folgende Kenngrößen:

Sensitivität: 0.63
Spezifität: 0.92

Die Gesamteffizienz (als Verhältnis der übereinstimmenden Urteile zur Anzahl untersuchter Fälle) beträgt 0.79; der Grad der Fallidentifizierung durch das CIDI beträgt damit 79%.

Die Variation der Sensitivität des CIDI über verschiedene diagnostische Gruppen wird in den Tabellen zur Punktprävalenz psychischer Störungen deutlich (s. dort).

Wird die Übereinstimmung beider Fallfindungsverfahren unter Berücksichtigung des alpha-Fehlers (zufällige Übereinstimmung) berechnet, so ergibt sich ein Kappa von 0.58. Die Übereinstimmung ist damit als befriedigend zu beurteilen (vgl. Burke und Regier, 1988).

Im folgenden soll geprüft werden, welches Ausmaß an Übereinstimmung zwischen beiden Interviewverfahren hinsichtlich der für internistische und chirurgische Krankenhauspatienten wichtigsten Diagnosegruppen besteht. Zwischen den mit CIDI und strukturiertem Interview ermittelten Prävalenzraten bestehen z.T. bedeutsame Unterschiede (Tab. A.1.2 im Anhang). Diese zeigen sich in erster Linie in der Kategorie F4 (neurotische, Belastungs- und somatoforme Störungen) bei den Belastungsstörungen, insbesondere den depressiven Reaktionen, aber auch bei Alkoholmißbrauch und -abhängigkeit.

Tab. 3.3.10
Abbildung diagnostischer Kategorien durch CIDI und strukturiertes Interview
(angegeben sind absolute Fallhäufigkeiten; in Klammern: prozentuale Übereinstimmung, bezogen auf die Gesamtzahl von CIDI- oder SI- Fällen)

Diagnosegruppen	nur CIDI		beide	κ
F0 Organische Störungen	10	3	63 (82.9)	0.90
F10 Alkoholmißbrauch	9	18	7 (20.6)	0.27
F3 Affektive Störungen	13	12	20 (44.4)	0.59
F3# = F3 ohne Dysthymien	21	6	9 (25.0)	0.35
F3+43.20/1 = alle Depressionen	13	41	20 (27.0)	0.34
F4 Neurotische(...) Störungen	3	40	7 (14.0)	0.20
F4# = F4 ohne depressive Reaktion	3	11	7 (33.3)	0.48

Tabelle 3.3.10 zeigt, daß sowohl vom CIDI wie auch vom strukturierten Interview Personen mit diagnostischen Kategorien belegt werden, die vom jeweiligen anderen Interview nicht in der gleichen Kategorie erfaßt werden. Eine sehr gute Übereinstimmung (abzulesen auch an der relativen Größe der Schnittmenge von Patienten, die in beiden Interviews eine entsprechende Diagnose erhielten) wird im Bereich der organischen Störungen erzielt. Auch die Übereinstimmung bei den affektiven Störungen ist gut. Bei Alkoholmißbrauch/abhängigkeit und neurotischen Störungen ergibt sich eine schlechte Übereinstimmung. Werden in den Störungsgruppen F die Störungseinheiten nicht mitberücksichtigt, die sehr viel häufiger mit dem klinischen Interview als mit dem CIDI erfaßt wurden (Dysthymia, depressive Reaktionen), dann zeigen sich gegenüber den entsprechenden F-Kategorien bessere Übereinstimmungen für die neurotischen, nicht jedoch die affektiven Störungen. Auch wenn alle nicht-organischen Störungen mit depressiver Symptomatik zusammengefaßt werden, ergibt sich eine mangelhafte Übereinstimmung.

3.5.1.2.2
Diskussion: Fallerfassung durch die verwandten Interviewverfahren

Die Untersuchungsziele der vorliegenden Studie betrafen nicht primär die Beurteilung der Qualität der eingesetzten diagnostischen Instrumente. Da jedoch die Diagnostik psychischer Störungen einen wichtigen Teil der Untersuchung ausmacht und diese wiederum von den eingesetzten Instrumenten abhängt, sollen die wichtigsten Ergebnisse zur konkurrierenden Validität der Instrumente diskutiert werden.

Mit dem Composite International Diagnostic Interview konnten 394, mit dem klinischen strukturierten Interview 400 Patienten untersucht werden. Der Umstand, daß 98,5% einer klinisch-psychiatrisch untersuchbaren Gruppe körperlich Kranker ebenfalls vollständig oder teilweise mit dem CIDI untersucht werden konnte, spricht für ein hohes Maß an Praktikabilität des standardisierten Interviews. Bisherige Studien zur Qualität des noch neuen Interviews weisen auf eine gute Anwendungstauglichkeit (feasibility) und hervorragende Reliabilität hin (Semler et al., 1987; Wittchen et al., 1988, 1989).

In der vorliegenden Untersuchung erwies sich die Interraterreliabilität des CIDI im Rahmen der Prüfung (vgl. 2.4: Fallidentifikation) als gut bis ausgezeichnet. Für fast alle diagnostischen Kategorien wurde ein Kappa-Wert (als Maß für die Übereinstimmung nach Korrektur des alpha-Fehlers) von 1.0 ermittelt, lediglich die affektiven Störungen zeigten schlechtere Werte. Derartige Resultate passen zu den bisherigen Erfahrungen mit dem CIDI (s.o.), sind auch angesichts des standardisierten Charakters des Verfahrens zu erwarten. Bemerkenswert ist jedoch die etwas schlechtere Übereinstimmung bei den affektiven Störungen: offenbar wurden von den Ratern gerade bei dieser Erkrankungsgruppe unterschiedliche Items angekreuzt. Die gleiche Erfahrung wurde in einer Studie an 100 Patienten mit chronischen Rückenschmerzen gemacht, die an der MUL durchgeführt wurde: auch hier zeigte sich eine schlechtere Übereinstimmung im Bereich der affektiven Störungen (R. Kanitz, mündliche Mitteilung). Eine Klärung dieses Befundes auf der Grundlage eines Erfahrungsaustauschs mit anderen Arbeitsgruppen steht aus.

Auch die Interraterreliablität des strukturierten klinischen Interviews ist durchgängig als gut zu bezeichnen, wobei diese Aussage mehr für die Diagnostik nach der ICD-10 als nach der ICD-9 zu treffen ist. Als Ursache für diese Differenz ist die deskriptivkriterienorientierte ("operationalisierte") Formulierung der Störungskategorien in der ICD-10 anzusehen (im Gegensatz zur typologischen Formulierung der ICD-9). Ein weiterer Grund für die durchweg gute Interraterreliabilität des klinischen Interviews ist in seiner Durchführungsweise zu finden (vgl. 2.4): der Interviewer führt zunächst das CIDI durch und geht dann frei auf noch unklare Aspekte der Psychopathologie, der Lebensgeschichte und aktueller Problembereiche ein. Die Struktur des klinischen Interviews ist also vom CIDI zunächst vorgegeben, aufgrund der Bearbeitung der einzelnen Sektionen liegen vor der freieren Vertiefung bereits eine Vielzahl von relevanten Informationen vor.

Im Unterschied hierzu wird das CIDI mit Hilfe eines Computerprogramms (das auf der Grundlage der Algorithmen der ICD-10-Forschungskriterien und des DSM-III-R erstellt wurde) ausgewertet. Die so erhaltenen Diagnosen sind damit wesentlich strikter kriterienorientiert als die auf den klinischen Leitlinien (WHO, 1991) beruhenden Klinikerdiagnosen. Die Differenz hinsichtlich der ICD-10 Diagnosen zwischen klinischem Interview und CIDI beruht also auf zwei wesentlichen Ursachen; die klinische Diagnose ist bestimmt durch: 1. die weniger strikte Befolgung diagnostischer Algorithmen und 2. eine breitere Basis an Information über den Patienten.

Die vergleichende Untersuchung der Fallfindungsfähigkeit beider diagnostischer Vorgehensweisen zeigt in der Tat z.T. deutliche Differenzen (vgl. 3.4.3): Wird die alphakorrigierte Übereinstimmung der Instrumente für die häufigsten Kategorien verglichen, so ergibt sich eine hervorragende Übereinstimmung (k = 0.90) für die Kategorie der organischen Störungen (F0), wobei zu beachten ist, daß das CIDI nicht in der Lage ist, einzelne organisch bedingte Störungseinheiten zu differenzieren. Die Übereinstimmung in der Diagnose von Alkoholmißbrauch und -abhängigkeit (F10) muß als schlecht (k=0.27) bezeichnet werden. Die Übereinstimmung in der großen Kategorie der affektiven Störungen (F3) ist befriedigend (k=0.59). Werden jedoch sinnvolle diagnostische Gruppen gebildet, fallen die Ergebnisse deutlich schlechter aus. Wenn bei der Gruppe der affektiven Störungen die Dysthymia unberücksichtigt bleibt (sie wird wesentlich häufiger klinisch als durch das CIDI diagnostiziert), so sinkt entgegen der Erwartung der Kappa-Wert (k=0.35). Diese Beobachtung wird auch gemacht, wenn alle nichtorganischen Depressionen zusammengefaßt werden (k=0.27). Auch die Übereinstimmung bei den neurotischen Störungen (F4) ist schlecht (k=0.20), wird jedoch besser, wenn die depressiven Reaktionen unberücksichtigt bleiben (k=0.48).

Am Beispiel der Kategorien F3 und F4 zeigen sich zwei grundsätzliche diagnostische Probleme, die mit hoher Wahrscheinlichkeit für die mangelhafte Übereinstimmung verantwortlich sind:

1. Die Sensitivität des CIDI für bestimmte Krankheitseinheiten, die klinisch diagnostiziert werden, ist gering, wenn das klinische Interview als Maßstab genommen wird. Die Summe der klinisch diagnostizierten Depressionserkrankungen ist deutlich größer als die mit dem CIDI diagnostizierte (61 : 33). So werden insbesondere depressive Störungen, die klinisch als depressive Reaktionen klassifiziert werden, mit dem CIDI wesentlich seltener (in irgendeiner Kategorie) erfaßt.
2. Die kategoriale Zuordnung zu Krankheitseinheiten wie -gruppen erfolgt im klinischen Interview auf andere Weise, als dies im CIDI (algorithmisch) geschieht. So wird ein Teil der Störungen, die klinisch als depressive Reaktionen aufgefaßt werden, im CIDI als depressive Episoden diagnostiziert. Neben der geschilderten prinzipiellen Differenz spielt im speziellen Fall der depressiven Reaktionen auch der Umstand eine Rolle, daß diese Störungen als diagnostische Einheit zwar in der ICD-10 vorhanden sind, jedoch nicht vom CIDI als solche diagnostiziert werden können.

Die beobachtbaren Differenzen sind ausgeprägter, als dies bei der Sichtung der zusammengestellten Diagnosen (Tabellen in Anhang 1) zu erwarten wäre. Im Hinblick auf die Ergebnisse der vorliegenden Untersuchung ist anzunehmen, daß die oben genannten Gründe bedeutsamer sind, als ein möglicherweise ebenfalls zu diskutierender Mangel an

Übereinstimmung zwischen den Diagnostikern. Die Prüfung der Interraterreliabilität erbrachte gute bis sehr gute Ergebnisse. Allerdings war die Interraterreliablität gerade für die Gruppe der affektiven Störungen sowohl klinisch als auch im CIDI am schlechtesten. Es muß einer Weiterführung der Untersuchungen vorbehalten bleiben, eine exaktere Aufschlüsselung von Divergenz und Konvergenz diagnostischer Einheiten und ihrer Gründe zu ermitteln.

Im Rahmen der vorliegenden Untersuchung war jedoch die Klärung der Frage bedeutsam, welche Diagnosen benutzt werden sollten, um weiterführende Fragestellungen (Zusammenhang zur Therapieindikation, Zusammenhang zur somatischen Erkrankung, Risiko für Depression) zu klären. Vier Möglichkeiten standen allein im Rahmen der ICD-10 zur Entscheidung:

1. klinische Diagnosen nach Durchführung des strukturierten Interviews
2. Diagnosen auf der Grundlage der rechnergestützten Auswertung des CIDI
3. Diagnosen, die entweder nach 1. oder nach 2. erhalten wurden (Menge aller Diagnosen)
4. Diagnosen, die sowohl nach 1. als auch nach 2. erhalten wurden (Schnittmenge)

Die Möglichkeit 1. (Diagnosen nach den klinisch-diagnostischen Leitlinien der ICD-10) wurde aus folgenden Gründen gewählt:

1. Die Interraterreliablität ist geprüft worden und als gut bis sehr gut zu beurteilen.
2. Die Sensitivität des klinischen Interviews ist gegenüber dem CIDI hinsichtlich wichtiger häufiger Störungskategorien höher: depressive Reaktionen, Substanzmißbrauch; gleichzeitig wird die Struktur des CIDI genutzt.
3. Obwohl vielversprechende Hinweise vorliegen, ist die Validität des CIDI bisher noch schwer beurteilbar.
4. Eine Kombination von CIDI-Diagnosen und klinischen Diagnosen ist vorstellbar, hätte jedoch die unentwirrbare Durchdringung von offenbar unterschiedlichen Prinzipien im Gebrauch von Algorithmen zur Voraussetzung und ist daher problematisch.
5. Die ausschließliche Benutzung einer Schnittmenge von Diagnosen hätte zu einer systematischen Unterschätzung der Störungshäufigkeit geführt, die weder nach der klinischen Erfahrung noch nach der wissenschaftlichen Literatur plausibel ist.

Als sinnvolle Alternativentscheidung kann im Rahmen weiterführender Auswertungen die Diagnostik nach dem CIDI angesehen werden. Ihre Validität wird sich dann auch mit Hilfe von anderen als klinisch-diagnostischen externen Kriterien (z.B. Therapieindikationen) prüfen lassen.

3.5.2
Prävalenz psychischer Störungen in der Gesamtstichprobe

Die Vorkommenshäufigkeit psychischer Störungen (ICD-10,V) nach klinischer und standardisierter Diagnostik in der Gesamtstichprobe (n = 400) ist in der nachfolgenden Tabelle 3.5.1 wiedergegeben. Die Tabelle zeigt nicht nur die Prävalenzraten der Hauptgruppen psychischer Störungen in der Gesamtstichprobe (vergleiche detaillierte Liste der einzelnen Störungseinheiten im Anhang 1), sondern läßt weitere wichtige Aspekte erkennen:

1. Sie zeigt den erheblichen Grad an Übereinstimmung zwischen den Prävalenzraten in so gut wie allen Störungsgruppen (vgl. Kapitel 4.2) der Teilstichproben, sowohl auf der Ebene der klinischen wie der standardisierten Diagnostik. Die Ergebnisse zeigen, daß sich beide Verteilungen nicht signifikant unterscheiden, also aus der gleichen Grundgesamtheit stammen könnten (vergleiche Diskussion der chirurgischen Stichprobe!).

2. Einhergehend hiermit zeigt sich, daß die Abbildungsfähigkeit des CIDI wahrscheinlich für die Bereiche F1 (Störungen durch psychotrope Substanzen) und F4 (Neurotische, Belastungs- und somatoforme Störungen) geringer ist. Die Differenz ist im Fall von F1 nicht signifikant, im Fall von F4 hochsignifikant. Die wesentliche Differenz in der Kategorie F4 kommt dadurch zustande, daß die klinisch diagnostizierten depressiven Reaktionen (F43.20/1) entweder nicht oder aber in der Kategorie F3 (Affektive Störungen) abgebildet werden.

Tab. 3.5.11
Prävalenzraten psychischer Störungen (ICD-10) in der internistischen und der chirurgischen Teilstichprobe sowie in der Gesamtstichprobe, jeweils gemäß klinischer und standardisierter Diagnostik
(Angaben in %, bezogen auf die jeweilige Stichprobe; I = internistische (n=200), Ch = chirurgische (n=200) Patienten, G = Gesamtstichprobe (n=400); Kategorien F0-F9 vergleiche Kapitel 3.1. und 3.2.

Diagnosegruppe	klinische Diagnose			CIDI-Diagnose		
	I	Ch	G	I	Ch	G
F0 Organische Störungen	16.0	17.0	16.5	20.0	16.5	18.3
F1 Substanzmißbrauch	8.0	8.0	8.0	3.5	5.0	4.3
F2 Schizophrenie	1.0	0.0	0.5	0.5	0.0	0.3
F3 Affektive Störungen	9.5	6.5	8.0	9.5	7.0	8.3
F4 Neurotische(..) Störungen	10.5	13.0	11.8	2.5	2.5	2.5
F5 Verhaltensauffälligkeiten	0.0	2.0	1.0	-	-	-
F7 Intelligenzminderung	1.5	0.0	0.8	-	-	-
F9 Emotionale Störungen(..)	0.0	0.5	0.3	-	-	-
Alle Diagnosen	46.5	47.0	46.8	36.0	31.0	33.5

3.5.3
Vorbehandlung von Patienten mit psychischen Störungen

Aus Studien in der Allgemeinbevölkerung ist bekannt, daß nur ein bestimmter Anteil von Menschen mit psychischen Störungen wegen dieser in allgemein- oder fachärztlicher Behandlung ist (Dilling et al., 1984). Für Krankenhauspatienten soll geprüft werden, wieviele Patienten mit aktuellen psychischen Störungen in psychiatrischer Vorbehandlung waren. Das Vorliegen einer Behandlungsanamnese kann als zusätzlicher Hinweis auf die Erkrankungsschwere gewertet werden.

Tab. 3.3.12
Anteile psychiatrisch vorbehandelter Patienten mit und ohne aktuelle psychische Störung

Psychiatrische Vorbehandlung	Aktualdiagnose n1 = 187	keine Diagnose n2 = 213
keine	73.8	90.1
ambulant	11.2	7.0
stationär	5.3	1.4
ambulant + stationär	6.9	1.4
keine Angaben	2.7	0.0

$\chi^2 = 17.5$, df = 3, p ≤ 0.001

Tabelle 3.5.12 zeigt, daß 23,4% der Patienten mit aktuellen psychischen Störungen bereits in psychiatrischer Vorbehandlung waren. 9,8% der Patienten ohne aktuelle Diagnose waren bereits in einer Vorbehandlung. Aus diesem Sachverhalt kann eine Odds Ratio von 2,9 errechnet werden. Für Patienten mit psychiatrischer Vorbehandlung besteht ein 2,9-faches relatives Risiko, im Krankenhaus eine aktuelle psychische Störung aufzuweisen. Wird nur die Tatsache einer stationären psychiatrischen Behandlung berücksichtigt, erhöht sich das relative Risiko auf 4,8.

Wie hoch ist der Anteil der Vorbehandlungen bei einzelnen Störungsgruppen? Tabelle 3.5.13 zeigt, daß hinsichtlich der größeren Gruppen psychischer Störungen insbesondere Patienten mit affektiven Störungen (im wesentlichen depressive Episoden und Dysthymien) und Suchtkranke vorbehandelt sind (ca.40%). Dieser Sachverhalt liegt signifikant seltener vor bei Patienten mit neurotischen Störungen einschließlich der in dieser Gruppe dominierenden Anpassungsstörungen (T = 2.0, p ≤ 0.05) und noch seltener bei Patienten mit organischen Psychosyndromen (T=3.1, p ≤ 0.05). Werden die Anteile ambulant und stationär (bzw. auch stationär) vorbehandelter Patienten in jeder Krankheitsgruppe miteinander verglichen, so zeigen sich keine wesentlichen Unterschiede.

Tab. 3.5.13
Anteil psychiatrischer Vorbehandlungen bei verschiedenen Störungsgruppen
(Angaben in % der aus der Störungsgruppe jeweils vorbehandelten Patienten; in Klammern: Anzahl der Patienten pro Störungsgruppe

Diagnosegruppe	ambulant	stationär	Summe + stat./amb
F0 Organische Störungen (66)	6.1	1.5	7.6
F1 Substanzmißbrauch (32)	15.6	25.0	40.6
F2 Schizophrenien (2)	0.0	100.0	100.0
F3 Affektive Störungen (32)	18.8	21.9	40.7
F4 Neurotische Störungen (47)	10.6	4.3	14.9
F5 Verhaltensstörungen (4)	25.0	25.0	50.0
F7 Oligophrenien (3)	0.0	33.3	33.3
F9 Verhaltensstörungen(...)(1)	0.0	100.0	100.0

3.5.4
Kausale Wirkung von körperlichen Erkrankungen auf psychische Störungen

3.5.4.1
Typologie

Mit Hilfe des Expertenurteils wurde versucht, eine Typologie somatopsychischer Zusammenhänge zu erstellen (Definition s. Anhang 2). Diese Aufgabe wird durch das Vorkommen von Mehrfachdiagnosen erheblich kompliziert. Es ist nicht sinnvoll, die beurteilten Kausalbeziehungen im Sinne von Alternativen zu betrachten: Wirkungen des somatischen Zustands auf die psychische Störung liegen auf einer Ebene, während die mögliche Beeinflussung des körperlichen Zustandes durch eine vorhandene psychische Störung auf einer weiteren Ebene betrachtet werden muß. Im Folgenden wird lediglich auf die Ebene der kausalen Wirkung somatischer auf psychische Erkrankungen eingegangen.

Tabelle 3.5.14 zeigt, daß nach Expertenschätzung bei knapp der Hälfte (44,9%) der Patienten mit psychischen Störungen die somatischen Erkrankungen erheblichen Einfluß auf das Störungsbild haben; bei fast einem Drittel der psychischen Störungen wurde eine kausale Wirkung körperlicher Erkrankungen als wahrscheinlich angenommen.

Tab. 3.5.14
Kausalzusammenhang psychische Störung somatische Erkrankung
(Eine Beurteilung war möglich bei n = 187 Patienten mit psychischen Störungen (Angaben in %)

Zusammenhangstypus	Patienten	
	n	%
psychische Störung wird: durch somatische Erkrankung		
verstärkt:	24	12.8
durch somat. Erkrankung verursacht:	60	32.1
keine kausale Beteiligung	103	55.1

Im folgenden soll gezeigt werden, welche psychischen Störungen durch eine bestehende somatische Erkrankung wesentlich verursacht oder in ihrer Ausprägung verstärkt werden.

Am häufigsten wurde eine kausale Wirkung einer somatischen Erkrankung im Falle der Kategorien F04-07 (hierzu zählen vielfältige, überwiegend akut auftretende, psychoorganische Syndrome, F04-06, aber auch Persönlichkeits- oder Verhaltensstörungen aufgrund einer Hirnschädigung) als gegeben beurteilt. Auch etwa 2/3 der Reaktionen werden vermutlich durch die somatische Erkrankung verursacht, der Unterschied zwischen der Variablenhäufigkeit "verursacht" und "unabhängig" ist jedoch nicht signifikant. Verstärkung, jedoch nicht Auslösung fand sich bei den anhaltenden affektiven Störungen (hier: Dysthymia; wird "verstärkt" gegen "verursacht" gestetet, findet sich eine signifikante Differenz). Das höchste Maß an Unabhängigkeit zeigten: Alkoholismus, Schizophrenie (geringste Fallzahl), Angststörungen und nicht-organische Schlafstörungen.

Tab. 3.5.15
Psychische Störungen, die durch somatische Erkrankung(en) wesentlich verursacht oder verstärkt werden.
Angegeben sind die wichtigsten Störungsgruppen und Untergruppen, absolute Häufigkeiten in Klammern, die Prozentangaben beziehen sich auf die jeweilige Zeile = Störungskategorie; * = signifikante Unterschiede in der Vorkommenshäufigkeiten der Variablen "verstärkt" bzw. "verursacht", getestet jeweils gegen "unabhängig" (Sokal-Rohlf-Test)

Diagnosegruppe		Zusammenhangmodus		
		verstärkt $n1 = 26$	verursacht $n2 = 67$	unabhängig $n3 = 94$
F01-03	Demenzen (44)#	11.4*	36.4	52.3
F04-07	andere organische Störungen (24)	8.3	75.0*	16.6
F10	Alkoholmißbrauch (25)	4.0*	0.0*	96.0
F11-19	anderer Substanzmißbrauch (7)	28.6	14.3	57.1
F2	Schizophrenie (2)	0.0	0.0	100.0
F32/33	depressive Episoden (15)	20.0	26.6	53.3
F34	anhaltende affektive Störungen (17)	35.3	0.0*	64.7
F40/41	Angststörungen (4)	0.0*	0.0*	100.0
F43	Reaktionen (29)	3.4*	65.5	31.1
F44-48	dissoziative/somatoforme Störungen (14)	28.6	14.3	57.1
F51	nicht-organische Schlafstörungen(4)	0.0*	0.0*	100.0

Bei der Durchsicht der Tabelle (z.B. Kategorie "Demenz") ist zu beachten, daß der Zusammenhangstypus "unabhängig" dann vergeben wurde, wenn zwischen der somatischen Erkrankung, die zum Behandlungszeitpunkt im Vordergrund stand, und der psychischen Störung kein erkennbarer Zusammenhang bestand.

3.5.4.2
Verursachung psychischer Störungen durch somatische Erkrankungen und Schätzung der Inzidenz psychischer Störungen

Die Typologie psychosomatischer Zusammenhänge zeigt, daß auf der Grundlage der Expertenschätzung bei 60 Patienten der Gesamtstichprobe (32,1% der Patienten mit psychischen Störungen) psychische Erkrankungen vorliegen, die im wesentlichen durch eine somatische Grunderkrankung verursacht werden.

Die Möglichkeiten zur externen Validierung dieser Schätzung bestehen zum einen in der Beurteilung der vorliegenden psychiatrischen Diagnose hinsichtlich der Plausibilität ihrer Verursachung durch eine somatische Erkrankung. Die klinische Plausibilität des

Expertenurteils kann anhand der Ergebnisse aus Tabelle 3.3.5 als gegeben angesehen werden. Kritisch muß jedoch gesehen werden, daß die Frage der Kausalität auch in der kriterienorientierten ICD-10 in die diagnostische Beurteilung eingeht, und zwar im Fall der organischen Störungen als auch der Reaktionen. Auch wenn ein Spezialfall von Kausalbeziehung vorliegt (Verursachung durch behandlungsauslösende körperliche Erkrankung), kann eine Konfundierung beider Merkmale nicht ausgeschlossen werden.

Die Schätzung der Inzidenz der psychiatrischen Diagnose im Vergleich zur Inzidenz der somatischen Diagnose ermöglicht jedoch eine externe Validierung der Kausalitätsfrage. Zeitlich späteres Auftreten einer psychischen Störung muß als notwendige, allerdings nicht hinreichende Bedingung ihrer Verursachung durch eine somatische Erkrankung angesehen werden. Die nachfolgende Tabelle zeigt Ergebnisse auf der Grundlage des Vergleichs der ermittelten Zeitpunkte des Beginns der psychischen und somatischen Morbidität bzw. der Krankenhausaufnahme:

Tab. 3.5.16
Inzidenz psychischer Störungen im Vergleich zur Inzidenz somatischer Erkrankungen

	Psychische Störung hat bestanden:		
	vorher	nachher	nicht feststellbar
F01-03 Demenzen (44)	50.0	25.0	25.0
F04-07 andere organische Störungen (24)	41.7	54.2	4.1
F10 Alkoholmißbrauch (25)	92.0	4.0	4.0
F11-19 anderer Substanzmißbrauch (7)	71.4	14.3	14.3
F2 Schizophrenie (2)	100.0	0.0	0.0
F32/33 depressive Episoden (15)	53.3	40.0	6.7
F34 anhaltende affektive Störungen (17)	88.2	11.8	0.0
F40/41 Angststörungen (4)	100.0	0.0	0.0
F43 Reaktionen (29)	34.5	65.5	0.0
F44-48 dissoziative/somatoforme Störungen (14)	50.0	50.0	0.0
F51 nicht-organische Schlafstörungen (4)	100.0	0.0	0.0

Die Feststellung des Beginns einer psychischen Störung war in einigen Fällen nicht möglich, insbesondere bei Demenzen, aber auch bei etwa 1/8 aller Patienten mit Substanzmißbrauch. Vor Beginn der relevanten organischen Erkrankung (notwendige Bedingung nicht erfüllt = keine Kausalität) haben bestanden die Fälle von: Alkoholmißbrauch/abhängigkeit, Schizophrenie, Angststörungen, nicht-organische Schlafstörungen. Diese Beobachtung deckt sich mit Tabelle 3.3.5 (vergleiche Spalte "vorher" in Tabelle 3.3.6 mit Spalte "unabhängig" in Tabelle 3.3.4). Akute organische Störungen, depressive Reaktionen, depressive Episoden und dissoziative/somatoforme Störungen sind zu 40,0 - 65,5% im zeitlichen Anschluß an die somatische Erkrankung aufgetreten (notwendige Bedingung erfüllt). Auch wenn diese Beobachtung nicht hinreichend zur Annahme von Kausalität ist, so fällt doch die Übereinstimmung mit der Schätzung in Tabelle 3.3.5 auf, insbesondere wenn "verstärkt" und "verursacht" zusammengenommen werden. Eine Addition beider Kategorien erscheint sinnvoll, wenn bedacht wird, daß die Verstärkung einer psychischen Symptomatik eine Erhöhung des Schweregrades und damit einen Wechsel von Nicht-Fall zu Fall herbeiführen kann.

Tab. 3.5.17
Vergleich der Fallhäufigkeiten einzelner Störungsgruppen hinsichtlich Inzidenz und Abhängigkeit von somatischer Störung
(in Klammern: Fallzahlen pro Störungsgruppe; VER= durch somatische Erkrankung verursacht oder verstärkt, N= zeitlich nach somatischer Erkrankung aufgetreten, UN= unabhängig von somatischer Erkrankung entstanden, V= zeitlich vor somatischer Erkrankung aufgetreten; verglichen werden jeweils die Paare VER : N und UN : V, mit χ^2-Test, * = p<0.05, ** = p<0.01)

Diagnosegruppen	VER	N	UN	V
F01-03 Demenzen (44)	21*	11	23	22
F04-07 andere organische Störungen. (24)	20**	9	4	10
F10 Alkoholmißbrauch (25)	1	1	24	23
F11-19 anderer Substanzmißbrauch (7)	3	1	4	5
F32/33 depressive Episoden (15)	7	6	8	8
F34 anhaltende affektive Störungen (17)	6	2	11	15
F43 Reaktionen (29)	20	19	9	10
F44-48 dissoziative/somatoforme Störungen (14)	7	7	8	7

Werden die Besetzungen der empirischen Verteilung "verstärkt" + "verursacht" (=VER, s.a. Tab. 3.3.5) gegen die Besetzungen der Variablen "nachher" (=N, s.a. Tab. 3.3.6) geprüft, wie dies in Tabelle 3.3.7 paarweise für jede Störungsgruppe geschieht, so zeigen sich signifikante Differenzen lediglich für die organischen Störungen. Für alle anderen Kategorien finden sich keine Unterschiede. Werden die Besetzungen der Verteilung der Variable "unabhängig" (= UN, s. a. Tab. 3.5.5) gegen die der Variablen "vorher" (=V, s.a. Tab. 3.5.6)geprüft, so zeigen sich ebenfalls in keiner Kategorie signifikante Unterschiede. Die genannten Befunde lassen erkennen, daß die Beurteilung eines Einflusses der körperlichen Erkrankung auf die psychische Störung mit der Inzidenzschätzung für psychische Störungen im wesentlichen übereinstimmen.

3.5.5
Depressionsrisiko und somatische Erkrankung

Im folgenden Kapitel soll der Frage nachgegangen werden, welche Variablen die an einer depressiven Störung erkrankten von den nicht erkrankten Patienten unterscheiden. Anschließend wird mit Hilfe mathematischer Modelle versucht, den Einfluß der entsprechenden (unabhängigen) Variablen auf die (abhängige?) Zielvariable Depression/keine psychische Störung einschätzbar zu machen. In der untersuchten Patientenpopulation sind depressive Störungen neben organischen Psychosyndromen am häufigsten diagnostiziert worden. Daher soll am Beispiel depressiver Störungen eine mögliche Assoziation mit soziodemographischen Variablen sowie Merkmale der im Vordergrund stehenden somatischen Erkrankung geprüft werden.

3.5.5.1
Soziodemographische Merkmale depressiver Patienten

Zunächst ist zu prüfen, ob sich Allgemeinkrankenhauspatienten mit depressiven Störungen (D) im Hinblick auf die soziodemographischen Merkmale Geschlecht, Alter und Familienstand von Patienten ohne psychische Störungen (NF) unterscheiden (Tab. A1.12 im Anhang 1). Als depressive Störungen werden, wie bereits dargestellt, die Störungsgruppen F32 (depressive Episode), F33 (rezidivierende depressive Episode), F34 (anhaltende affektive Störungen) sowie 43.20 und 43.21 (kurzdauernde bzw. längerdauernde depressive Reaktion) zusammengefaßt.

Die prozentuale Häufigkeit von Depressionen im Hinblick auf die Gesamtstichprobe beträgt 17,6% (Frauen) bzw. 11,6% (Männer). Es ergibt sich kein signifikanter Unterschied der Geschlechtsverteilung bei Depressionen im Vergleich zu Patienten ohne psychische Störungen. Auch hinsichtlich der Altersverteilung finden sich zwischen depressiven und psychiatrisch unauffälligen Patienten keine signifikanten Unterschiede. Die

Verteilung des Familienstands differiert ebenfalls nicht. Geschieden und verwitwet sind zuammen 41,4% der Depressiven aber nur 31,5% der Patienten ohne psychische Störung; dieser Unterschied ist jedoch nicht signifikant.

3.5.5.2
Schweregrad der somatischen Erkrankung und Depression

Zusammenhänge zwischen dem Schweregrad einer körperlichen Erkrankung und psychischen Störungen sind in der wissenschaftlichen Literatur umstritten. Daher sollte im Rahmen der vorliegenden Arbeit auf der Grundlage aller drei Schweregradachsen somatischer Erkrankungen die Möglichkeit eines Zusammenhangs zu depressiven Störungen geprüft werden (s. Tabelle A1.13 im Anahang 1).

Es zeigt sich, daß zwischen Depressiven und Nichtfällen hinsichtlich aller Schweregradskalen signifikante Unterschiede bestehen (da die Berechnung des χ^2-Wertes lediglich über die Möglichkeit der Unterschiedlichkeit von Verteilungen Auskunft gibt, wurde zum Vergleich des Ausprägungsgrades der gefundenen Differenzen Cramer's V ermittelt). Die deutlichsten Unterschiede bestehen in den Häufigkeitsverteilungen von Depressiven und Nichtfällen auf der Skala "Subjektive Beeinträchtigung", in ähnlicher Stärke auf der Skala "Medizinischer Schweregrad", weniger bei "Vitaler Bedrohung". Die Prüfung der jeweils stärksten Ausprägungsgrade ergibt signifikante Differenzen für den medizinischen Schweregrad "sehr schwer" und für eine "wahrscheinliche" oder "sichere" Lebensbedrohung.

3.5.5.3
Psychosoziale Belastung und Depression

Es ist zu vermuten, daß die aktuelle psychosoziale Belastung (unabhängig vom Vorliegen einer psychischen Störung) zur Entwicklung einer Depression beiträgt. In der vorliegenden Untersuchung wurde das Ausmaß der psychosozialen Belastung mit Hilfe einer Fremdbeurteilungsskala eingeschätzt (DSM-III-R, Achse IV, s. Kapitel 2.1.: Methoden).

Tab. 3.5.18
Psychosoziale Belastung bei Patienten ohne psychische Störung und mit Depression (Angaben in % n1, n2)

	Depression n1=56	Unauffällig n2=193
1 keine	12.5	47.6
2 leicht	7.1	10.9
3 mittel	19.6	10.4
4 schwer	8.9	7.8
5 sehr schwer	50.0	22.8
6 katastrophal	1.8	0.5

$\chi^2 = 28.7$, df = 5, p ≤ .001
Bei einer sinnvollen Gruppierung (G1 = keine/ leicht/ mittel; G2 = schwer/ sehr schwer/ katastrophal), zeigt sich zwischen Patienten mit Depression und Nichtfällen erwartungsgemäß eine hochsignifikante Differenz ($\chi^2 = 10.4$, df = 1, p ≤ .001).

3.5.5.4
Aktuelle Depression und Lebenszeitprävalenz depressiver Störungen

Eine Depression in der Anamnese wurde dann als vorliegend aufgefasst, wenn eine entsprechende Störungskategorie bereits *vor* einem 7-Tage-Zeitraum vor der Untersuchung bestand. Es zeigt sich, daß (überraschenderweise) bei den Nicht-Fällen signifikant häufiger Depressionen in der Anamnese vorkommen als bei den aktuell depressiv Erkrankten (20.7% vs. 8.6%; $\chi^2 = 3.9$, df = 1, p ≤ .05)

3.5.5.5
Suche nach Variablen mit prädiktiver Validität

In den vorangehenden Abschnitten 3.3.5.1-4 hat sich gezeigt, daß signifikante Differenzen zwischen den Subpopulationen depressiver Patienten und der Patienten ohne psychiatrische Diagnose nicht hinsichtlich der soziodemographischen Variablen Geschlecht, Alter und Familienstand, jedoch hinsichtlich der Schweregradachsen somatischer Erkrankungen, der aktuellen Belastung im psychosozialen Umfeld und dem Vorkommen einer depressiven Störung in der Anamnese (in umgekehrter Richtung!) bestanden. Im folgenden soll geprüft werden, welche Gewichtung den genannten Variablen bei dem Versuch einer Vorhersage einer Gruppenzuordnung "Depression/keine psychiatrische Diagnose" zukommt. Von den soziodemographischen Variablen wurde nur eine (Alter) einbezogen. Zusätzlich wurden die Merkmale "GAF-Wert" und "Psychiatrische Vorbehandlung" ausgewählt. Die so erfaßte Variablenmenge basiert auf einfachen (auch für den nicht psychiatrisch Weitergebildeten anwendbaren) Erhebungsmethoden.

Tab. 3.5.19
Geordnete Liste der Diskriminanzkoeffizienten Diskriminanzvariable Depression/Nicht-Fall

GAF-Score	-0.844
Psychosoziale Belastung	0.510
Medizinischer Erkrankungsschweregrad	0.300
Subjektive Beeinträchtigung	0.278
Lebensbedrohlichkeit	0.243
Psychiatrische Vorbehandlung	0.239
Depression in der Anamnese	-0.177
Alter	0.025

Die unterschiedliche Gewichtung der Koeffizienten bestätigt die Bedeutung der psychosozialen Belastung und der somatischen Schweregradachsen für die Gruppenzuordnung Depression/Nicht-Fall. Die geringe Bedeutung der Variablen "Alter" ist ebenfalls erkennbar. Der Umstand des Vorliegens einer Depression in der Anamnese hat nur eine geringere Bedeutung als die genannten somatischen Variablen; der negative Koeffizient weist auf den Umstand hin, daß sich Depressionen in der Vorgeschichte aktuell Depressiver in der Stichprobe seltener finden als bei psychisch nicht erkrankten Patienten. Hinsichtlich der neu aufgenommenen Merkmale zeigt sich, daß auch der Tatsache einer psychiatrischen Vorbehandlung keine wesentliche diskriminatorische Bedeutung zukommt. Von hoher Bedeutung ist jedoch der GAF-Score, also die Einschätzung des allgemeinen (körperlichen, psychischen und sozialen Funktionsniveaus). Aufgrund der mit den genannten Koeffizienten erstellten Diskriminanzfunktion gelingt eine korrekte Gruppenzuordnung (Depression/Nicht-Fall) bei 79,4% der Patienten, 44 von 58 depressiven Patienten (75,9%) wurden korrekt zugeordnet ("positive predictive power").

Zu beachten ist jedoch, daß der GAF-Score nicht unabhängig von der Diagnosenstellung beurteilt wurde, so daß als wahrscheinlich angesehen werden muß, daß die diagnostische Information die Vergabe des entsprechenden Punktwertes mitbestimmt. Wird eine zweite Diskriminanzfunktion, jedoch diesmal unter Auslassung des GAF-Scores errechnet, so ergibt sich lediglich eine korrekte Gruppenzuordnung in 64,4% der Fälle.

39 von 58 depressiven Patienten (67,2%) konnten richtig zugeordnet werden; die Zuordnungswahrscheinlichkeit liegt nur ca. 17% über der Zufallswahrscheinlichkeit (50%). Die Rangfolge der diskriminatorischen Bedeutung der in Tab. 3.3.19 genannten Koeffizienten wird jedoch im wesentlichen bestätigt.

Ausgehend von einem ähnlichen Variablensatz wurde versucht, die prädiktive Validität bestimmter Kandidatenvariablen zu klären. In eine lineare Regressionsgleichung wurden zunächst die folgenden Variablen einbezogen: Alter, Geschlecht, Familienstand, medizinischer Erkrankungsschweregrad, subjektive Beeinträchtigung, psychiatrische Vorbehandlung, Vorliegen einer Persönlichkeitsakzentuierung oder Persönlichkeitsstörung ("Persönlichkeitsmerkmal") und psychosoziale Belastung. Die unterschiedliche Gewichtung im Modell mit allen Variablen wird in Tabelle 3.3.20 deutlich.

Das unter Einschluß von acht Variablen entwickelte Modell zeigt, daß allein "Psychosoziale Belastung" und "Persönlichkeitsmerkmal" prädiktive Valenz für die Differenzierung zwischen Nicht-Fällen und Depressiven besitzen. Patienten mit mittlerer bis hoher (3-6, s.o.) psychosozialer Belastung haben nach dem Modell ein 5,6fach höheres Risiko, während der stationären Behandlung an einer Depression erkrankt zu sein, als Patienten ohne oder mit leichter Belastung (1-2, s.o.). Wenn pathologische Persönlichkeitsmerkmale vorliegen, scheint das Risiko ca. 2,5fach erhöht.

Tab. 3.5.20
Statistische Maße der Variablen in der Regressionsgleichung (8-Variablen-Modell)

Variable	B	S.E.	Sig.	Exp(B)
Alter	-0.026	0.099	0.788	0.973
Geschlecht	-0.153	0.362	0.672	0.858
Familienstand	0.415	0.377	0.271	1.515
Medizinische Erkrankungsschwere	0.009	0.396	0.982	1.009
Subjektive Beeinträchtigung	0.612	0.419	0.144	1.844
Psychiatrische Vorbehandlung	0.210	0.445	0.637	1.234
Persönlichkeitsmerkmal	0.944	0.369	0.010	2.571
Psychosoziale Belastung	1.738	0.395	0.000	5.686

Soziodemographischen, aber auch den bezeichneten somatischen Kandidatenvariablen kommt demgegenüber wesentlich geringere Bedeutung zu. Auch die schrittweise Ausführung eines Regressionsmodells führt zu einem ähnlichen Ergebnis: es ergibt sich ein Modell mit drei Variablen, unter denen die bereits benannten dominieren (Tab. 3.5.21)

Tab. 3.5.21
Statistische Maße der Variablen in der Regressionsgleichung nach schrittweiser Regression (3-Variablen-Modell)

Variable	B	S.E.	Sig.	Exp(B)
Subjektive Beeinträchtigung	0.632	0.395	0.108	1.881
Persönlichkeitsmerkmal	0.995	0.339	0.004	2.692
Psychosoziale Belastung	1.763	0.372	0.000	5.834

Auch der Versuch, nur die Patienten mit Depressionen zuzulassen, bei denen aufgrund des Expertenurteils die psychische Störung durch die somatischen Störung wesentlich verstärkt oder verursacht (Fall 1) wurde, bzw. verursacht (Fall 2) wurde, erbrachte ein ähnliches Ergebnis: in einem 3-Variablen-Modell blieben "Psychosoziale Belastung" und "Persönlichkeitsmerkmal" dominant, als dritte Variable trat "Psychiatrische Vorbehandlung" (Fall 1) bzw. "Medizinische Erkrankungsschwere" (Fall 2) hinzu.

Diese ersten explorativ angelegten multivariaten Analysen zeigen bereits, daß in dem vorliegenden komplexen Datensatz nicht mit einfachen Lösungen zu rechnen ist. Als Trend bildet sich die Bedeutung psychosozialer Belastungsfaktoren (z.B. Scheidung, Arbeitslosigkeit, chronische Erkrankung) klar heraus. Andererseits muß davor gewarnt werden, diesen Trend aufgrund seiner statistischen Signifikanz vorschnell zu akzeptieren, da aufgrund der Erhebungsmethodik eine Konfundierung des Ratings durch das Wissen um eine psychische Störung nicht ausgeschlossen werden kann. Die Weiterführung der Suche nach Variablen mit prädiktiver Validität unter bestimmten Bedingungen übersteigt den Rahmen der vorliegenden Arbeit.

3.6
Diskussion der Ergebnisse aus der Gesamtstichprobe

3.6.1
Vergleich der Häufigkeit psychischer Störungen bei Krankenhauspatienten mit der Allgemeinbevölkerung

Die "wahre Prävalenz" psychischer Störungen in der Allgemeinbevölkerung der Bundesrepublik kann aufgrund von drei epidemiologischen Untersuchungen geschätzt werden: der Studie von Dilling und Mitarbeitern (Dilling et al., 1984), der Verlaufsstudie von Fichter und Mitarbeitern (Fichter, 1990) sowie der Untersuchung von Schepank und Mitarbeitern (Schepank, 1987, 1990) zur Vorkommenshäufigkeit neurotischer und psychosomatischer Erkrankungen. Die Arbeit von Wittchen und v. Zerssen (1988) ist ebenfalls zu erwähnen, sie stützt sich jedoch auf eine wesentlich kleinere Stichprobe.

Hinsichtlich der ermittelten Prävalenzraten in der ländlich-kleinstädtischen Bevölkerung Oberbayerns besteht eine hohe Übereinstimmung zwischen der Erstuntersuchung durch Dilling und Mitarbeiter und der Verlaufsuntersuchung durch Fichter und Mitarbeiter. Dieser Befund muß als Hinweis auf die Validität der ermittelten Prävalenzraten gewertet werden. Zu dem folgenden Vergleich soll die Untersuchung von Fichter (1990) herangezogen werden, da sie aufgrund der diagnostischen Breite, der Verwendung der ICD-9 und der Übereinstimmung mit der Arbeit von Dilling et al. (sowie zum Teil auch Schepank) am besten geeignet erscheint.

Im Rahmen der vorliegenden Untersuchung ist von Interesse, welche Störungseinheiten in einer Population internistischer und chirurgischer Patienten im Krankenhaus überrepräsentiert sein könnten. Tabelle 3.6.1 zeigt den Vergleich der entsprechenden Prävalenzraten. Auch wenn hinsichtlich vieler Krankheitseinheiten die geringe Fallzahl zu beachten ist, so zeigt der Vergleich der Krankenhausstichprobe mit der Stichprobe aus der Allgemeinbevölkerung für mehrere Krankheitseinheiten eine gute Übereinstimmung.

Tab. 3.6.1
Häufigkeit psychiatrischer Erkrankungen (ICD-9) in der Allgemeinbevölkerung und bei Krankenhauspatienten
ICD-Nummern in Klammern, Störungsschweregrad 2-4; Bevölkerung: Punktprävalenz der Störungskategorie in der Allgemeinbevölkerung nach Fichter, 1990; AK-gesamt: Gesamtstichprobe der Allgemeinkrankenhauspatienten der vorliegenden Untersuchung; Persönlichkeitsstörungen wurden zum Vergleich miteinbezogen; * = signifikante Prozentsatzdifferenz nach Sokal-Rohlfs-Test)

	Bevölkerung nA = 1666	AK-gesamt nK = 400	p
Organische Psychosen (290-294)	1.6	15.75	*
Schizophrenien (295)	0.4	0.50	n.s.
Affektive Psychosen (296-299)	0.7	1.75	n.s.
Neurosen (300)	5.2	5.25	n.s.
Persönlichkeitsstörungen (301)	3.1	5.25	n.s.
Alkohol-/Drogenabhängigkeit (303-305)	3.1	7.25	*
Psychosomatische Erkrankungen (306, 316)	3.2	2.75	n.s.
Spezielle Syndrome (307)	0.9	0.75	n.s.
Anpassungsstörungen (308, 309)	1.7	9.75	*
Nichtpsychotische Psychosyndrome (310)	1.6	1.75	n.s.
Oligophrenien (317-319)	0.9	0.50	n.s.
gesamt	22.4	51.25	*

Eine deutliche Differenz zwischen Bevölkerungs- und Krankenhausstichprobe ist hinsichtlich derjenigen Krankheitsgruppen festzustellen, die in der Krankenhausstichprobe dominieren: Organische Psychosen, Suchterkrankungen und Anpassungsstörungen.

Aus diesen Beobachtungen läßt sich die plausible Schlußfolgerung ableiten, daß die Selektionsvorgänge, die zur Krankenhauseinweisung führen (und die durch folgende "Filter" gekennzeichnet sind: körperliche oder als körperlich vermutete Grunderkrankung, Hausarzt, Fachärzte, Krankenhäuser; vgl. hierzu Goldberg und Huxley, 1980), auf der Ebene der psychischen Erkrankungen so wirken, daß nur die Erkrankungen selektiert werden, die in engem Zusammenhang mit körperlichen Erkrankungen stehen. Der zusätzlich wirksame Einfluß der nach jenseits des 65. Lebensjahres verschobenen Altersstruktur der Krankenhausstichprobe darf nicht außer acht gelassen werden: dieser Faktor allein führt vermutlich zu einer Erhöhung der Vorkommenshäufigkeit organischer Psychosyndrome (und möglicherweise auch der affektiven Störungen); zusätzlich gleichsinnig wirksam ist das Querschnittsdesign der Untersuchung (s.4.1: Diskussion methodischer Probleme). Die wesentlich höhere Prävalenzrate psychischer Störungen bei Krankenhauspatienten, die auch durch die wissenschaftliche Literatur bestätigt wird (s. 1.1: Stand der Forschung), ist offensichtlich durch die Vorkommenshäufigkeit der Krankheitsgruppen bestimmt, die in einem kausalen Zusammenhang mit organischen Erkrankungen stehen. Im Rahmen der vorliegenden Untersuchung ließ sich zeigen, daß die diagnostizierten akuten organischen Störungen und die Anpassungsstörungen durch die somatische Grunderkrankung wesentlich bedingt waren und auch zeitlich später auftraten (3.5.3). Die Bedingungen des Zusammenwirkens chronischer organischer Psychosen oder Substanzmißbrauchs mit der somatischen Ebene ist komplexer. In der vorliegenden Darstellung konnte hierauf nicht detailliert eingegangen werden.

Auch die Rate der psychosomatischen Erkrankungen differiert nicht wesentlich (auch nicht in der internistischen Stichprobe: 3,5%). Dieser Umstand könnte darin begründet liegen, daß an der Medizinischen Universität zu Lübeck eine Abteilung für Psychosomatik (jetzt: Bereich Psychosomatik) besteht, die psychosomatische Patienten aus internistischen Abteilungen übernimmt. Ein weiterer Grund könnte in der sich stetig verbessernden ambulanten psychosomatischen Versorgung aber auch dem rasanten Ausbau stationärer psychosomatischer Einrichtungen außerhalb von Allgemeinkarnkenhäusern oder Universitäten liegen: es besteht hierdurch möglicherweise weniger Grund, Patienten mit psychosomatischen Krankheitsbildern in internistische Kliniken einzuweisen. Auch Neurosen wurden in der Krankenhausstichprobe nicht häufiger gefunden als in der Allgemeinbevölkerung, ebensowenig Schizophrenien und nur geringfügig mehr affektive Psychosen.

3.6.2
Depressive Störungen bei Krankenhauspatienten

Seit etwa Mitte der fünfziger Jahre wurde, wesentlich angestoßen durch die Arbeit von Robins, Guze und Winokur in St. Louis, versucht, aus der häufigen und klinisch plausiblen Beobachtung einer depressiven Symptomkonfiguration bei körperlich Kranken, das Konzept der "sekundären Depression" abzuleiten (vgl. Robins und Guze, 1972; Clayton und Lewis, 1981). Drei wesentliche Probleme ergaben sich jedoch bei der Anwendung dieser Kategorie. Zum einen wurde sie auch im Hinblick auf depressive Zustände verwandt, die im Gefolge einer anderen psychiatrischen Erkrankung (z.B. einer Schizophrenie) entstanden. Beim Vorliegen eines depressiven Syndroms im Zusammenhang mit körperlichen Erkrankungen mußte der Begriff "sekundär" trotz seiner ätiologischen

Formulierung hinsichtlich der Krankheitsursache und -entstehung unscharf bleiben, da zwei wesentliche Ätiologien depressiver Störungen bei körperlich Kranken existieren:

1. Depressive Symptome können als Symptome körperlicher Erkrankungen auftreten, Beispiel hierfür sind Hypothyreose und chronisches Nierenversagen (Hall, 1980).
2. Depressive Syndrome oder Störungen (Erkrankungen) können als eigenständige Krankheitsform in individuell nachvollziehbarem Zusammenhang mit einer körperlichen Erkrankung auftreten (Bestehen depressive Störungen unabhängig von körperlichen Erkrankungen, läge eine "primäre" Depression vor).

Mit der Problematik der Abgrenzung beider Symptomgruppen haben sich immer wieder Autoren auseinandergesetzt (Klerman, 1981; Clark et al., 1983; Rodin und Voshart, 1986; Cohen-Cole und Stoudemire, 1987; Schulberg et al., 1987). So zeigte sich, daß sowohl in der klinischen Praxis wie auch in der epidemiologischen Forschung die Abgrenzung zwischen beiden Ätiologien mit den zur Verfügung stehenden diagnostischen Instrumenten im individuellen Fall schwierig sein kann. Insbesondere die Verwendung von Selbstbeantwortungsfragebögen aber auch die klinisch-psychiatrische Diagnostik (auch bei Orientierung an diagnostischen Kriterien) wird in ihrer Validität wesentlich durch den konfundierenden Umstand eingeschränkt, daß Symptome der Depression ebenfalls Symptome einer körperlichen Erkrankung sein können (z.B. Antriebsdefizit, Müdigkeit, Schlafstörungen, innere Unruhe, Übelkeit, Schmerzen).

Die Frage nach den wesentlichen Unterschieden zwischen Depressionen bei körperlich Kranken und Depressionen bei körperlich Gesunden wird nur in wenigen empirischen Studien bearbeitet. In einer frühen Arbeit konnten Stewart et al. (1965) Hinweise auf eine Beziehung zwischen Lebensbedrohlichkeit einer Erkrankung und Auftreten einer Depression finden (die sie im Sinne einer psychogenen, bzw. reaktiven Depression verstanden). Suizidgedanken oder -versuche wurden bei Depressiven mit somatischer Grunderkrankung nicht festgestellt, im Gegensatz zu etwa der Hälfte der Patienten der Kontrollgruppe mit manisch-depressiven Erkrankungen. Schwab et al. (1967) konnten eine Beziehung von somatischer Erkrankungsschwere und Depressionshäufigkeit zeigen, jedoch fand sich keine Beziehung zur Art der somatischen Erkrankung. Soziodemographische Variablen korrelierten nicht mit dem Auftreten einer Depression. Dieser Befund steht im Gegensatz zu weitgehend gesicherten Befunden in der Allgemeinbevölkerung (vgl. Dilling et al., 1984; Fichter, 1990; Robins und Regier, 1991;): die Punkt- und Lebenszeitprävalenz von Depressionen (depressive Episode/major depression sowie neurotische Depression bzw. Dysthymia) ist deutlich höher bei Frauen und bei Geschiedenen/getrennt Lebenden sowie bei Verwitweten. Clark et al.(1983) konnten unter Anwendung des Beck Depression Inventory Symp-tome (mit Hilfe einer latent-trait-Analyse) identifizieren, die bei körperlich Kranken eine schwere Depression markieren, jedoch nicht durch die körperliche Erkrankung konfundiert werden (Unzufriedenheit, Verlust des sozialen Interesses, Entschlußlosigkeit, Gefühl der Bestrafung, Suizidgedanken). Mehrere Studien zeigen, daß leichte depressive Zustände bei bis zu einem Drittel der Patienten auftreten, mittelschwere bis schwere bei bis zu einem Viertel (vgl. Rodin und Voshart, 1986; vgl auch Kapitel 1.1).

Die vorliegende Untersuchung hat im Hinblick auf depressive Störungen bei Krankenhauspatienten folgende wesentliche Ergebnisse erbracht:

Depressionen verschiedener kategorialer Zuordnung wurden häufig diagnostiziert, unter Einbeziehung der Zweit- und Drittdiagnosen in 16,5% aller Fälle. Zu beachten ist, daß definierte depressive Störungen von klinischem Schweregrad (2-4) vorlagen. Die Übereinstimmung mit den Prävalenzraten anderer, methodisch ähnlicher Studien (s. besonders 3.2: Diskussion der internistischen Teilstichprobe) ist als gut zu bewerten.

Etwa ein Drittel der dysthymen Störungen, die Hälfte der depressiven Episoden und zwei Drittel der depressiven Anpassungsstörungen (Reaktionen) werden durch den Einfluß der aktuellen somatischen Erkrankung nach dem Urteil der psychiatrischen Untersucher verursacht oder wesentlich verstärkt. Das Vorliegen einer Depression ist (im Vergleich zur Störungsfreiheit) mit dem Ausmaß der psychosozialen Belastung, den Schweregradachsen der somatischen Erkrankung und dem anamnestischen Vorliegen einer Depression assoziiert. Diese Ergebnisse stimmen mit den Befunden von Schwab et al. (1967) überein. Es hat sich jedoch bei der Anwendung multivariater Verfahren gezeigt, daß die letztgenannten Variablen nur eine recht geringe diskriminatorische Kraft im Hinblick auf die Zuordnung Depression/Nicht-Fall haben. Die Bedeutung der somatischen Schweregradachsen, auch des Schweregrads der subjektiven Beeinträchtigung/Behinderung scheint damit in der Stichprobe von Krankenhauspatienten zwar nachweisbar, jedoch deutlich geringer ausgeprägt zu sein als dies bei Probanden aus Bevölkerungsstichproben der Fall ist (s. hierzu Weyerer, 1990). Der Unterschied beruht möglicherweise auf dem Umstand, daß in Studien aus der Allgemeinbevölkerung Patienten mit chronischen Erkrankungen/ Behinderungen untersucht wurden.

3.6.3
Differentielle Indikation zur psychiatrischen Behandlung

Es erscheint im Hinblick auf die Möglichkeiten einer empirisch abgesicherten Versorgungsplanung ausgesprochen problematisch, daß bei der Untersuchung von Krankenhauspatienten zwar Dimensionen und Kategorien psychischer Störungen erhoben wurden, jedoch keine differentiellen Indikationen zu Behandlungsverfahren. Der Umstand, daß für eine Indikationsstellung keine einheitlichen Beurteilungsmaßstäbe existieren, sollte nicht Anlaß geben, eine derartige Schätzung ganz zu unterlassen. Die Beurteilung des Behandlungsbedarfs bildet die wesentliche Grundlage zur Erstellung von Versorgungsmodellen (Jakubaschk et al., 1978). Eine Bedarfsschätzung kann auf Expertenurteilen aufgebaut werden. Auch wenn kritisch zu sehen ist, daß in der vorliegenden Untersuchung die Interraterreliabilität lediglich für die Diagnostik psychischer Störungen, nicht jedoch für andere Fragestellungen geprüft werden konnte, so muß bei der Beurteilung dieser Frage doch bedacht werden, daß die Beurteilung von weitergebildeten Ärzten vorgenommen wurde, die alle über umfangreiche Erfahrungen im Konsiliardienst verfügten und die zudem mehrere Jahre unter ähnlichen Bedingungen von Versorgung und wissenschaftlicher Weiterbildung gearbeitet haben.

Die Schätzung des Behandlungsbedarfs führte, im Hinblick auf die Gesamtstichprobe zu vier wesentlichen Ergebnissen:

1. Bei etwa 30% der Patienten ist eine psychiatrische Untersuchung mit diagnostischen und/oder therapeutischen Empfehlungen im Rahmen von ein bis zwei Besuchen indiziert (Schwerpunkt "Konsil"). Bei etwa 15-20% der Patienten, 8,0% in der Inneren Medizin und 25,5% in der Chirurgie, ist eine Mitbetreuung in mehreren Besuchen indiziert (Schwerpunkt "Liaison"). Eine Liaisonbetreuung wurde in beiden klinischen Bereichen im wesentlichen bei Patienten mit Depressionen als notwendig angesehen.

2. Eine psychotherapeutische Intervention war notwendig bei etwa 30% der Patienten, überwiegend in Form supportiver Psychotherapie. Eine Pharmakotherapie (überwiegend Antidepressiva) war notwendig bei etwa 20% der Patienten. Soziotherapeutische Maßnahmen waren bei etwa 20-25% der Patienten angezeigt.

3. Auch für den Zeitraum nach der Entlassung wurden psychiatrische/psychosomatische Therapieverfahren bei etwa 20-30% der Patienten für notwendig gehalten.

4. Hochrechnungen für die internistische und chirurgische Teilstichprobe haben jeweils gezeigt, daß im Rahmen des herkömmlichen Konsiliardienstes nur etwa ein Achtel des Bedarfs an Diagnostik und Therapie gedeckt werden kann.

Über den Rahmen der bisherigen Überlegungen geht die Frage hinaus, ob die gegenwärtige Leistungsstruktur des konventionellen psychiatrischen Konsiliardienstes auch hinsichtlich der Qualität der erbrachten Leistungen den Anforderungen genügen kann.

Eine Möglichkeit zur vorläufigen Beantwortung dieser komplexen Frage ist die Analyse der Empfehlungsstruktur des Konsiliardienstes.

Im folgenden sollen beispielhaft die Indikationen für bestimmte psychiatrische/psychosomatische Behandlungsverfahren, die in der internistischen Stichprobe vorlagen, mit tatsächlichen von Konsiliarpsychiatern an der MUL gegebenen Behandlungsempfehlungen verglichen werden. Hierdurch wird erkennbar, inwieweit Konsiliarpsychiater mit ihren Empfehlungen den gegebenen Interventionsnotwendigkeiten entsprechen. Dieser Vergleich ist aufgrund der Auswertung einer Stichprobe von 1000 Konsilen aus einer Grundgesamtheit von 5334 Konsilen aus den Jahren 1983-1989 möglich (Arolt et al., 1995c). Durch die Erfassung eines 7-jährigen Zeitraumes ist ein gültigeres Bild der Struktur der Empfehlungen zu erhalten, als dies ausschließlich bei der Betrachtung eines Jahrgangs möglich wäre.

Tab. 3.6.2
Vergleich indizierter spezifischer Interventionen bei Patienten mit Konsil/Liaisonindikation mit tatsächlich im Konsiliardienst (MUL) gegebenen Empfehlungen (Angaben in %, bezogen auf die jeweilige Teilstichprobe mit Angabe der Vertrauensbereiche; * = signifikante Differenz, Sokal-Rohlf-Test für Prozentwerte)

(95%)	Fälle mit Konsilindikation		Konsiliardienst	
	n = 186	VB (95%)	n2 = 1000	VB
Psychotherapie *	61.3	54.2-68.4	7.5	5.8- 9.2
Pharmakotherapie	44.6	37.3-51.9	41.3	38.2- 44.4
soziale Hilfe *	47.8	40.5-55.1	4.8	3.4- 6.2
Verlegung *	14.0	8.9-19.1	29.3	27.4- 32.2

Bei der Interpretation von Tabelle 3.6.2 ist zu beachten, daß im Konsiliardienst ein psychotherapeutisch orientiertes Gespräch 5,0% der Patienten empfohlen wurde, eine Wiedervorstellung beim Konsiliar in 8,6%; es ist möglich, daß ein Teil der Wiedervorstellungsempfehlungen mit der Absicht einer psychotherapeutischen Stützung vorgenommen wird (aus der klinischen Erfahrung: ca. 1/3%). Zusammengenommen wurde daher bei dieser Empfehlungsgruppe eine Häufigkeit von 7,5% geschätzt. Eine genauere Differenzierung war im gegebenen Rahmen der Untersuchung auf der Grundlage dokumentierter Konsile nicht möglich.

Aufallend ist vor allem die Beobachtung, daß psychotherapeutische Empfehlungen im regulären Konsiliardienst wesentlich seltener gegeben werden, als dies indiziert wäre (die Vertrauensbereiche liegen weit auseinander). Die Ursache für die im Vergleich mit der Indikation seltene Konsiliarempfehlung "Psychotherapie" liegt wahrscheinlich in der so gut wie nicht vorhandenen Möglichkeit ihrer Realisierung, die eine Empfehlung sinnlos erscheinen läßt. Möglich ist jedoch auch, daß im Konsiliardienst nur die als auffällig imponierenden und als dringend behandlungsbedürftig wahrgenommenen Fälle vom Psychiater untersucht werden. Es ist daher denkbar, daß im Rahmen einer an Notfällen orientierten Konsiltätigkeit an psychotherapeutische Interventionsmöglichkeiten (im Gegensatz zur leicht verfügbaren Pharmakotherapie) wenig gedacht wird. Die Differenz zwischen "wahrer Indikation" und Konsiliarempfehlung könnte auch z.T. auf einer Überschätzung der Indikation beruhen: die Empfehlung von supportiver Psychotherapie kann wenig spezifisch sein (auch bei tiefenpsychologischem Verständnis), die Konsiliarempfehlung hingegen spezifisch, wenn z.B. dezidiert Verfahren der Regelpsychotherapie empfohlen werden.

Im Hinblick auf eine Behandlungsindikation mit Psychopharmaka besteht mit tatsächlich gegebenen Empfehlungen Übereinstimmung. Diese kann zum einen im Notfallcharakter des Konsildienstes begründet liegen, zum anderen sind Psychopharmaka auf jeder Station problemlos verfügbar, im Gegensatz zu Psychotherapie. Auch soziale Hilfen werden wesentlich seltener empfohlen, als sie indiziert wären. Die Möglichkeiten zur Gewährung sozialer Hilfen sind jedoch prinzipiell vorhanden. Eine plausible Erklärungsmöglichkeit ergibt sich aus der Beobachtung, daß der Konsiliarpsychiater in erster Linie den momentanen Zustand des Patienten bedenkt und eine Planung in die Zukunft möglicherweise vernachlässigt, eventuell weil er dies auch für eine Aufgabe des somatisch betreuenden Arztes hält. Verlegungen werden in der Konsilstichprobe signifikant häufiger empfohlen als in der Untersuchungsstichprobe. Diese Beobachtung spricht im wesentlichen ebenfalls für den bereits diskutierten Umstand, daß der psychiatrische Konsiliardienst am Prinzip der Notfallbehandlung ausgerichtet ist (Arolt, 1994c). Die bessere Verfügbarkeit von Psychopharmaka im Vergleich zur Psychotherapie scheint im übrigen Ihre Entsprechung in der in Deutschland traditionell neuropsychiatrisch ausgerichteten Nervenarztpraxis zu finden, wie neuere Arbeiten zur Behandlung Depressiver gezeigt haben (Arolt, 1994a; Arolt und Dilling, 1993; Arolt und Schmidt, 1992). Die Problematik der dargestellten Versorgungssituation im Krankenhaus wird noch deutlicher, wenn bedacht wird, daß der überwiegende Teil der Indikationsstellungen für psychotherapeutische, aber auch für pharmakotherapeutische Verfahren und soziale Hilfen nach Krankenhausentlassung offenbar fortbesteht.

4
Diskussion der Methodik und Stichprobenwahl

4.1
Probleme der Stichprobenziehung

Bei der vorliegenden Untersuchung handelt es sich aus epidemiologischer Sicht um eine Primärerhebung: Die notwendigen Daten werden an den Untersuchungsobjekten direkt erhoben. Bei einer Sekundärerhebung werden Daten analysiert, die bereits vorliegen und meist unabhängig von der Zielsetzung der Sekundärerhebung zusammengestellt wurden (vgl. Häfner, 1978). Ein wesentliches Merkmal von Primärerhebungen besteht in der arbeitsaufwendigen Datensammlung. Totalerhebungen sind mit dieser Methode im allgemeinen nicht durchführbar. Statt dessen werden Methoden angewandt, die einen zuverlässigen Rückschluß auf das Vorliegen von Merkmalen in der Gesamtpopulation ermöglichen sollen. Hierzu zählt das Ziehen einer möglichst hinsichtlich mehrerer Kernvariablen repräsentativen Stichprobe. Häufig haben sich zusätzlich Siebverfahren als nutzbringend erwiesen, da bei Wahl eines geeigneten Screening-Instruments (genügend hohe Sensitivität) Merkmalsträger arbeitssparend ausgelesen werden können.

Bei der vorliegenden Untersuchung wurde eine Zufallsstichprobe von insgesamt 400 Patienten gezogen (s.u.). Ein Siebverfahren wurde jedoch aus verschiedenen Gründen (s.u.) nicht angewandt; es wurde statt dessen der direkten Untersuchung der Vorzug gegeben.

Da ein wesentliches Ziel der Untersuchung darin bestand, die Vorkommenshäufigkeit psychischer Störungen bei internistischen und chirurgischen Patienten einzuschätzen, und da gleichzeitig nur begrenzt Arbeitskraft zur Verfügung stand, wurde eine Querschnittsuntersuchung durchgeführt (vgl. Cooper und Morgan, 1977). Es wurden also die Patienten in die Stichprobe aufgenommen, die zu einem bestimmten Zeitpunkt auf der Station angetroffen wurden. Da nicht zum gleichen Zeitpunkt alle 400 Stichprobenpatienten untersucht werden konnten, mußte der Untersuchungszeitraum auf etwa 6 Monate ausgedehnt werden.

Eine Querschnittserhebung birgt auch Nachteile:

Auf den meisten Stationen werden Patienten in unterschiedlichen Zeiträumen (Liegezeiten) behandelt. Wenn ein bestimmtes zu erfassendes Merkmal mit einer langen Liegezeit stark assoziiert ist, nicht (oder schwächer) jedoch mit einer kurzen, dann ist wahrscheinlich, daß bei einer Querschnittserhebung dieses Merkmal in der Stichprobe aggregiert. "Langlieger" haben eine größere Chance von den Untersuchern erfaßt zu werden als "Kurzlieger". Dieser Umstand liegt nicht vor, wenn konsekutive Aufnahmen untersucht werden : jeder Patient hat die gleiche Chance, in die Stichprobe zu gelangen.

Der Selektionseffekt wirkt sich nachteilig auf die Repräsentativität der Stichprobe aus, da befürchtet werden muß, daß die Variablen, die mit einer langen Liegezeit assoziiert sind, in der Stichprobe unverhältnismäßig häufig auftauchen. Folgende Merkmale können daher in Verdacht geraten:

1. Variablen, die mit einem verzögerten Heilungsprozeß einhergehen:
    - hohes Alter,
    - schwere somatische Erkrankung,
    - psychische Störungen, die den Verlauf der somatischen Erkrankung komplizieren
    oder eine eigene Mithilfe am Heilungsprozeß blockieren (z.B. Demenz, Depression, Artefaktkrankheit).

2. Variablen, die eine medizinisch zeitgerechte Entlassung erschweren:
    - problematische soziale Integration, z.B. mit der Schwierigkeit, eine geeignete Wohnmöglichkeit zu finden,
    - psychische Störungen, die z.B. aufgrund ihrer Behandlungsbedürftigkeit eine Entlassung problematisch erscheinen lassen (Demenz, aktuelle Depression,
    - aktuelle Alkoholproblematik),
    - psychologische Probleme, die nicht zur Überschreitung der Fallschwelle führen, z.B. interpersonelle Konflikte, denen aber durch Widerstand gegen eine Entlassung ausgewichen wird.

Bei der Durchführung einer Querschnittserhebung, mit Hilfe derer die Punktprävalenz psychischer Störungen in einer Stichprobe erhoben werden soll, muß also damit gerechnet werden, daß insbesondere diejenigen Störungseinheiten in der Stichprobe aggregieren, die mit mehreren der o.g. Variablen assoziiert sind. Dieser Fall liegt in erster Linie bei dementiellen Entwicklungen vor: die entsprechenden Patienten haben ein hohes Alter, sind häufig somatisch multimorbide, der Heilungsprozeß ist verzögert, eine aktive Mithilfe in der Rehabilitation ist erschwert, die soziale Integration ist oft gefährdet und durch die Notwendigkeit der Überleitung in ein Heim (mit den zugehörigen Schwierigkeiten) gekennzeichnet. Möglicherweise liegen ein Teil der Variablen auch im Fall depressiver oder Alkoholerkrankungen vor, jedoch weit weniger offensichtlich. Aus methodischer Sicht ist also damit zu rechnen, daß die Punktprävalenz von Demenzen in Querschnittsuntersuchungen generell höher ist als in Untersuchungen mit konsekutivem Vorgehen. Diese Vermutung kann jedoch mit Hilfe der Literaturübersicht nicht bestätigt werden (s. 1.1: Stand der Forschung). Es ist zu vermuten, daß insbesondere institutionelle Differenzen einen stärkeren Einfluß auf die Rate von Demenzerkrankungen haben als die Untersuchungstechnik. Diese Vermutung wird durch die Beobachtung gestützt, daß auch das angewandte Screeningverfahren in den meisten Untersuchungen das gleiche ist (Mini Mental State). In der vorliegenden Untersuchung fällt die bei internistischen wie chirurgischen Patienten gleich hohe Rate an Demenzen auf (in der Gesamtstichprobe: 11,5%, unter Einschluß der organischen Persönlichkeits- und Verhaltensstörungen

14%). Das angewandte Untersuchungsinstrument (CIDI) entspricht in seiner "Sektion M" im wesentlichen dem MMS. Während diese hohe Rate international durchaus vergleichbar ist, liegt sie jedoch um das 3- bis 4fache höher als die Rate der Demenzen in der einzigen vergleichbaren und methodisch zuverlässigen deutschen Untersuchung (Cooper und Bickel, 1987). Auch wenn die niedrigere Rate der Mannheimer Untersuchung andere Gründe haben könnte (vgl. 4.2), ist nicht auszuschließen, daß die vergleichsweise hohe Rate an Demenzen in der vorliegenden Untersuchung z.T. auf eine methodenbedingte und damit artifizielle Selektion zurückgeht und damit die "wahre" Vorkommenshäufigkeit in der Grundgesamtheit verzerrt darstellt. Diese Vermutung wird gestützt durch das relativ hohe Durchschnittsalter in beiden Teilstichproben (s.u.).

Die Auswahl der 400 Stichprobenpatienten beruht auf der Ansprache von insgesamt 438 Patienten, hiervon lehnten 21 die Untersuchung ab (4,8%), 17 (3,9%) konnten aufgrund des Schweregrads ihrer Erkrankung oder anderer Ursachen nicht teilnehmen. Der bei der Stichprobenziehung entstandene, Selektionsbias ist damit gering (8,7%).

4.2
Repräsentativität der Stichproben

Wesentliches Ziel der vorliegenden Untersuchung ist der Versuch, mit Hilfe einer Stichprobe von 400 Patienten die durchschnittlich in internistischen und chirurgischen Allgemeinkrankenhausabteilungen zu erwartenden Patientenpopulationen abzubilden. Daher sollte geprüft werden, ob die gezogenen Stichproben hinsichtlich der Kernvariablen Alter und Geschlecht repräsentativ sind.

Eine Prüfung für die Variablen Alter und Geschlecht ist möglich anhand der Belegungsdaten der MUL und des Städtischen Krankenhauses Süd (Tabelle 4.1). Der Vergleich mit der Grundgesamtheit der Patienten zeigt keine Abweichungen in der Geschlechtsverteilung. In der internistischen Teilstichprobe ist die Gruppe der 40-64jährigen in bezug auf die MUL unterrepräsentiert, für das Krankenhaus Süd ergeben sich keine Abweichungen. In der chirurgischen Teilstichprobe sind in Bezug auf die MUL Patienten bis zu 64 Jahren unter-, über 75jährige jedoch überrepräsentiert, in Bezug auf das Krankenhaus Süd ist die Gruppe bis zu 39 Jahren ebenfalls unterrepräsentiert.

Tab. 4.1
Alters- und Geschlechtsverteilung der Aufnahmen des Jahres 1992 (MUL) und des Jahres 1991 (Krankenhaus Süd), ohne Aufnahmestationen, Intensivstationen und Klinik für Psychosomatik der MUL im Vergleich zur internistischen und chirurgischen Teilstichprobe
(aus dem Krankenhaus Süd waren nur Daten aus dem Jahr 1991 zu erhalten; Angaben in %/n, * = signifikante Abweichung, nur signifikante Abweichungen angegeben)

	Stichprobe 1991/1992	MUL 1992	KH Süd 1991
Innere Medizin	n1 = 200	n2 = 6696	n3 = 5159
Frauenanteil	50.5	41.7	55.0
Altersgruppen			
5-39	12.5	10.9	12.0
40-64	30.5	42.2*	34.8
65-74	25.5	22.7	19.1
75-	31.5	24.1	34.1
Chirurgie	n4 = 200	n5 = 3720	n6 = 4685
Frauenanteil	53.0	47.1	45.5
Altersgruppen			
5-39	22.0	32.5*	31.2*
40-64	29.5	39.6*	30.9
65-74	19.5	14.1	14.9
75-	29.0	13.7*	22.9

Die Aufteilung der Altersgruppen wurde in der gegebenen Form aus der Krankenhausstatistik übernommen. Weitere soziodemographische Variablen (Familienstand, Schicht) wurden in der Grundgesamtheit nicht erfaßt.

Zusammenfassend zeigt sich, daß die Altersverteilung der chirurgischen Stichprobe im Vergleich zur Grundgesamtheit in Richtung auf ein höheres Alter verschoben ist. Bemerkenswert sind auch die Unterschiede zwischen den Altersverteilungen in den Krankenhäusern: die Altersverteilung in der Grundgesamtheit des Krankenhaus' Süd wird insgesamt von der Stichprobe besser repräsentiert. Werden die Altersverteilungen der Grundgesamtheit auf der Basis von Chiquadrat gegen die Stichprobe getestet und als Maß für die Stärke der Abweichungen von der Erwartungswahrscheinlichkeit Cramer's V gewählt, so ergibt sich:

Innere Medizin:	KH Süd	$V = 0.03$
	MUL	$V = 0.04$
Chirurgie:	MUL	$V = 0.11$
	KH Süd	$V = 0.04$

Es zeigt sich, daß die vermutlich geringste Repräsentativität für die Altersverteilung hinsichtlich der chirurgischen Stichprobe in der MUL besteht. Bessere und vergleichsweise ähnliche Übereinstimmungen finden sich für die übrigen Bereiche. Die beste Übereinstimmung besteht für die Altersverteilungen Innere/Süd und Innere/Stichprobe ($\chi^2 = 5.50$, df = 3, n.s.).

Insgesamt kann die gezogene Stichprobe hinsichtlich der Variablen Geschlechtsverteilung und Alter als hinreichend repräsentativ angesehen werden, insbesondere wenn bedacht wird, daß gerade hinsichtlich der Altersverteilung erhebliche Differenzen zwischen den Institutionen und möglicherweise auch den Jahrgängen bestehen. Ebenfalls muß beachtet werden, daß sich in der Altersverteilung der Teilstichproben etwas stärkere Ausprägungen höherer Altersgruppen zeigen: dieser Umstand ist sehr wahrscheinlich ein Effekt des Querschnittsdesigns der Studie.

Eine Prüfung der Variablen "somatische Diagnose" ist nicht sinnvoll, da in den vom Klinikum zusammengestellten Diagnosenstatistiken alle gestellten Diagnosen berücksichtigt werden. Dieses Vorgehen weicht von dem Dokumentationsprinzip der Studie insofern ab, als aus Gründen der ökonomischen Durchführung im Rahmen der Studie nur diejenigen somatischen Diagnosen verzeichnet wurden, die unmittelbaren Behandlungsanlaß boten. Unterschiedliche Dokumentationsprinzipien lassen daher einen aussagekräftigen Vergleich nicht zu. Für eine Repräsentativität beider Teilstichproben hinsichtlich der Behandlungsanlaß darstellenden Erkrankungen spricht: 1. Die Beschränkung der Probandenauswahl auf Stationen, deren medizinische Versorgungsleistung prinzipiell auch in einem Allgemeinkrankenhaus zur Verfügung steht: Stationen mit hochspezialisierten Versorgungsangeboten wurden nicht berücksichtigt; 2. die Einbeziehung von zwei Krankenhäusern, die den größten Teil des Lübecker Stadtgebietes und der näheren Umgebung versorgen und 3. die breitgestreute Durchführung der Untersuchung auf 15 Stationen (8 chirurgische, 7 internistische; siehe Kapitel 2.). In der internationalen Literatur wird die Frage der Repräsentativität der gewählten Stichproben kaum berührt. Die Beschreibung der jeweiligen Untersuchungsfelder zeigt jedoch (dies gilt besonders für die Untersuchungen aus den USA), daß diese nur schwer mit denen deutscher Untersuchungen vergleichbar sind (vgl. Kapitel 1.1: Stand der Forschung).

5
Kurzgefaßte Überlegungen zum Bedarf an psychiatrischer/ psychosomatischer/ medizinpsychologischer Versorgung

Die Kenntnis des Entwicklungsstandes der Konsiliarpsychiatrie in den USA läßt erhebliche Defizite der Konsiliartätigkeit im psychiatrischen Fachgebiet in der Bundesrepublik erkennen (Levy, 1989; Lipowsky, 1989; Rothermundt et al., im Druck; Schwab, 1989; Strain et al., 1989). Die Konsiliartätigkeit nimmt im psychosomatischen Fachgebiet dagegen wahrscheinlich einen höheren Stellenwert ein (zum Vergleich s. Herzog und Hartmann, 1990; auch: Köhle und Joraschky, 1990; Pontzen, 1990; v. Rad et al., 1992; Schmeling-Kludas, 1995), andererseits sind psychosomatische Abteilungen (mit wenigen Ausnahmen) nur an Universitätskliniken vertreten, während in den letzten 20 Jahren über 100 psychiatrische Abteilungen an Allgemeinkrankenhäusern entstanden sind. Bei Kenntnis der Versorgungsstrukturen ist der Sachverhalt offensichtlich, daß im Bereich psychiatrischer Abteilungen der Konsiliardienst als Aufgabe angesehen wird, die zusätzlich zum üblichen Spektrum psychiatrischer Versorgungsleistungen erbracht werden muß (im allgemeinen von Oberärzten oder Assistenten mit längerer Weiterbildungszeit).

Eigenständige Konsiliar-/Liaisonteilungen sind selten (z.B. München-Großhadern). Die Problematik dieser Situation konnte auch im Vergleich mit den Verhältnissen in den USA wissenschaftlich bearbeitet werden (Rothermundt, 1993). Eine gleichzeitig durchgeführte Analyse bestimmter Leistungsstrukturmerkmale des psychiatrischen Konsiliardienstes belegt die Orientierung an den Maßstäben einer Notfallversorgung (Arolt et al., 1995c). Erst in jüngster Zeit hat im psychiatrischen Fachgebiet das Interesse an einer systematischen praktischen und wissenschaftlichen Beschäftigung mit Fragen der Konsiliararbeit zugenommen (Saupe und Dieffenbacher, 1996).

Ein wesentliches Ergebnis der vorliegenden Untersuchung ist die Schätzung eines Bedarfs an Konsiliar/Liaisonleistungen, wobei hinsichtlich ihrer Erbringung sinnvollerweise nicht zwischen den Fachgebieten unterschieden wurde. Die Tabelle 5.1 gibt eine Berechnung des Bedarfs wieder. Bei der nachfolgenden Berechnung wurde wie folgt vorgegangen: "Konsilbedarf" entspricht 1-2 konsiliarischen Besuchen = 1,5 Stunden; "Liaisonbedarf" entspricht 3-6 Besuchen = 4 Stunden. Berücksichtigt wurde der gesamte Zeitaufwand, d.h. nicht nur Arbeit am Patienten, sondern Wegezeit, Dokumentationszeit und Zeit für Rücksprache mit dem behandelnden Arzt (!). Hieraus errechnet sich der Bedarf an Konsiliar/Liaisonstunden für die Fachgebiete (Tabelle 5.1)

Tab. 5.1
Bedarf an Konsiliar/Liaisonstunden für Innere Medizin und Chirurgie auf jeweils 100 stationär behandelte Patienten

Fachgebiet	Anteil K/L-pflichtiger Patienten	Bedarf K/L-Stunden für 100 Patienten
Innere Medizin	K: 29,0%	43,5
	L: 8,0%	32,0
		gesamt 75,5
Chirurgie	K: 31,5%	47,3
	L: 24,5%	98,0
		gesamt 145,3

Aufgrund der Schätzung von Konsil/Liaisonstunden pro 100 internistisch bzw. chirurgisch stationär behandelten Patienten läßt sich der Bedarf an Mitarbeitern für Kliniken berechnen. Die Errechnung der Anzahl an Mitarbeitern (Tab. 5.2), die notwendig wäre, um den hochgerechneten Konsil-/Liaisonbedarf in den untersuchten Institutionen zu decken, orientiert sich an den folgenden Schätzungen: Ein Mitarbeiter steht im Jahr etwa 250 Tage multipliziert mit 7,7 Stunden = 1925 Studen zur Verfügung, abzüglich 15% bezahlter Ausfälle (z.B. Krankheit, Dienstreisen, Fortbildung) = 1636 Stunden. Die Schätzung des Bedarfs an Mitarbeitern ergibt sich aus Tabelle 5.2.

Tab. 5.2
Errechung des Mitarbeiterbedarfs am Beispiel der untersuchten Institutionen (ohne Aufnahme- und Intensivstation)

Institution	Patienten 1992	K/L-Stunden 1992	Anzahl Mitarbeiter
MUL			
Innere Medizin	6696	5055	3,1
Chirurgie	3720	5405	3,3
KH Süd			
Innere Medizin	5550	4190	2,6
Chirurgie	3141	4564	2.8

Allein für die internistischen und chirurgischen Abteilungen wäre also eine Mitarbeiterausstattung von mindestens 6 für die MUL und mindestens 5 für das Krankenhaus Süd zur Deckung des hochgerechneten Bedarfs erforderlich.

Im Hinblick auf die vorgelegte Schätzung sollten die folgenden Aspekte kritisch bedacht werden:

1. Es muß festgehalten werden, daß die Berechnung an den Bedarfsschätzungen der Studie und damit an der Hochrechnung auf den "wahren Bedarf" orientiert ist. Ob eine derartige, verallgemeinerte Eischätzung die Bedürfnisse der konkreten Praxis deckt, bleibt bis zur empirischen Überprüfung (durch eine kontrollierte Interventionsstudie) unklar. Dieser Aspekt könnte, auch in Anbetracht klinischer Erfahrungen für eine Überschätzung des Bedarfs sprechen.
2. Bei der Beurteilung der Schätzung muß berücksichtigt werden, daß Aufnahme und Intensivstationen, in denen ebenfalls ein Konsil/Liaisonbedarf besteht, nicht mitgerechnet wurden, da hierüber in der Studie keine Aussagen gemacht werden können. Dieser Gesichtspunkt könnte für eine Unterschätzung des Bedarfs sprechen.
3. Ebenfalls wurde davon ausgegangen, daß die Mitarbeiter wesentliche Teile ihrer Weiterbildung abgeschlossen haben, bzw. keine Dienstzeit auf eine berufsbegleitende Weiterbildung (z.B. Psychotherapie) verwendet wird. Auch wissenschaftliche Tätigkeit wurde nicht eingerechnet. Auch dieser Gesichtspunkt spricht für eine Unterschätzung, für den Fall, daß beide Pukte von Bedeutung sind (besonders: Universitätskliniken)

Es ist aus den genannten Gründen selbstverständlich, daß Bedarfsschätzungen aufgrund von Wirkgrößen, die hinsichtlich ihrer Einflüsse schwer einschätzbarer sind, aber auch aufgrund verschiedener Fehlermöglichkeiten mit größter Vorsicht interpretiert werden sollten. Der Vergleich mit psychiatrischen Liaisondiensten in den USA, die unter einem erheblichen Kosten- und damit Rechtferzigungsdruck stehen, zeigt aber auch, daß eine Anzahl von etwa 10 Mitarbeitern zur Versorgung eines Universitätsklinikums mit etwa 1000 Betten nicht übertrieben, sondern eher realistisch erscheint (Rothermundt, 1993).

Die Implementierung von Konsiliar-/Liaisonsystemen ist ein ausgesprochen komplexer Vorgang, der nicht durch eine einfache Stellenaufstockung gelingen kann (s.a. Pontzen, 1990). Die klinische Erfahrung zeigt zudem, daß selbst mit weniger als der berechneten Mitarbeiterzahl schon erhebliche Verbesserungen im Vergleich zu dem bestehenden Konsiliarsystem geschaffen werden könnten. Es muß sicher auch bedacht werden, daß es weder möglich noch sinnvoll erscheint, alle Patienten mit psychischen Störungen im Krankenhaus psychiatrisch/psychosomatisch vollständig zu versorgen. Zum einen kann derzeit nicht abgeschätzt werden, wieviele Patienten ein derartiges Angebot überhaupt annehmen würden. Zum anderen stehen inzwischen genügend ambulante Behandlungsmöglichkeiten (Nervenärzte, Psychotherapeuten, Beratungsstellen) zur Verfügung, die von den Patienten nach der Entlassung aus stationärer Behandlung aufgesucht werden können. Als Fazit ergibt sich, daß zwar eine spürbare Verbesserung psychiatrischer und psychosomatischer Konsiliar-/Liaison-möglichkeiten notwendig erscheint, daß jedoch auch (mit Hilfe prospektiv angelegter wissenschaftlicher Untersuchungen) der klinische Nutzen der entstehenden Versorgungssysteme überprüft werden muß.

Psychiatrische Konsiliardienste in der Bundesrepublik sind auf ihrem gegenwärtigen Entwicklungsstand ebensowenig wie psychosomatische und medizinpsychologische Dienste in der Lage, ein qualitativ und quantitativ wesentlich erweitertes Aufgabenspektrum wahrzunehmen. Diese Herausforderung müßte jedoch bewältigt werden, wenn in Krankenhäusern nicht nur die Sekundärprävention psychischer Störungen als ärztliche Aufgabe angesehen wird, sondern auch, wenn Komplikationen der somatischen Behandlung entgegengewirkt werden soll, die durch eine Komorbidität psychischer Störungen verursacht werden.

Erst eine erheblich verbesserte personelle Ausstattung kann hierfür eine geeignete Grundlage schaffen. Bei Implementierung eines funktionsfähigen Konsiliar/Liaisondienstes ist möglicherweise mit einer Verkürzung der Liegedauer zu rechnen: im Durchschnitt können pro Patient (mit psychischer Störung) etwa 2 Liegetage eingespart werden (Morris, 1991; Saravay et al., 1991). Bei den zu beteiligenden Mitarbeitern sollte es sich nicht nur um Ärzte und Psychologen handeln, sondern auch um speziell geschultes Pflegepersonal, dessen Bedeutung im Konsiliardienst nicht mehr von der Hand zu weisen ist (vgl. Robinson, 1991). Auch können die genannten Aufgaben in effektiver und kostensparender Weise nur im Rahmen einer fächerübergreifenden Kooperation (Psychiatrie - Psychsomatik - Medizinpsychologie) bewältigt werden.

6
Zusammenfassung

Der Wissensstand hinsichtlich der Vorkommenshäufigkeit psychischer Störungen und ihrer differentiellen Behandlungsindikation bei internistischen und chirurgischen Krankenhauspatienten in der Bundesrepublik ist gering. Die Ergebnisse von Studien aus dem angloamerikanischen Sprachraum sind insbesondere aufgrund unterschiedlicher Versorgungsbedingungen kaum übertragbar. Sie lassen jedoch die Schätzung zu, daß etwa zwischen 10% und 30% internistischer Krankenhauspatienten die Symptomatik einer Depression aufweisen. Bei jeweils ebenso vielen Patienten besteht möglicherweise eine psychoorganische Störung oder eine Abhängigkeitserkrankung.

Eine wesentliche Zielsetzung der vorliegenden Untersuchung bestand in der Erhebung der Punkt(7-Tages)prävalenz psychischer Störungen bei internistischen und chirurgischen Krankenhauspatienten. Weitere Untersuchungsziele waren die Erfassung differentieller Indikationsstellungen für psychiatrische Therapieverfahren sowie die Überprüfung diagnostischer Methoden der psychiatrischen Epidemiologie. Die Stichprobenselektion war auf die Repräsentanz von Patienten der Regel- und Schwerpunktversorgung abgestimmt. Von November 1991 bis Mai 1992 wurde eine Stichprobe von insgesamt 400 Patienten, je 200 in einer internistischen und einer chirurgischen Teilstichprobe, im Rahmen einer Primärerhebung im zeitlichen Querschnitt untersucht. Die Durchführung erfolgte in den Kliniken für Innere Medizin und den Kliniken für Chirurgie der Medizinischen Universität zu Lübeck und des Städtischen Krankenhauses Süd in Lübeck. Als Untersuchungsinstrumente dienten das standardisierte Composite International Diagnostik Interview (CIDI), ein angeschlossenes strukturiertes klinisches Interview, sowie Fremd- und Selbstbeurteilungsskalen. Die Therapieindikationen wurden auf der Grundlage von Expertenurteilen gestellt. Die Prüfung der Interraterreliabilität zeigte sowohl für das standardisierte Verfahren wie auch für das klinische Interview gute Resultate. Um die geplante Stichprobengröße zu erreichen, mußten 438 Patienten um die Teilnahme gebeten werden, aus unterschiedlichen Gründen konnten 8,7% der Angesprochenen nicht einbezogen werden. Das CIDI, das klinische Interview und die Fremdbeurteilungsskalen zeigten in der Untersuchungssituation eine hohe Praktikabiltät: klinisches Interview und Fremdbeurteilungsskalen konnten bei allen 400 Patienten angewendet werden, das CIDI vollständig oder in Form einzelner Module bei 394 Patienten. Die Selbstbeurteilungsfragebögen wurden hingegen schlechter akzeptiert: nur durchschnittlich die Hälfte der Patienten antworteten.

In der internistischen Teilstichprobe erfüllten auf der Grundlage des klinischen Interviews 46,0% der Patienten die Falldefinition, auf der Grundlage des CIDI 36,5%. Die am häufigsten klinisch diagnostizierten Krankheitseinheiten (ICD-10, Hauptdiagnosen) waren: organische Psychosyndrome (16,0%), affektive Störungen (9,5%; depressive Episoden bei unipolaren und bipolaren affektiven Störungen), Substanzmißbrauch und -abhängigkeit (8,0%, davon 7,0% Alkoholabhängigkeit) sowie neurotische Störungen

(10,5%, davon 6,0% depressive Reaktionen). Die Einbeziehung von aktuellen Zweit- und Drittdiagnosen ergab geringfügig höhere Prävalenzraten, die Rate von Alkoholmißbrauch/-abhängigkeit erhöhte sich auf 9,5%.

Die Vorkommenshäufigkeiten der einzelnen Störungskategorien in der chirurgischen Teilstichprobe waren denen der internistischen Teilstichprobe ähnlich (ICD-10, Hauptdiagnosen): die Gesamtprävalenz psychischer Störungen betrug 47,0% (klinisch) bzw. 30,5% (CIDI). In bezug auf diagnostische Kategorien fanden sich 17,0% organische Psychosyndrome, 6,5% affektive Störungen, 8,0% Substanzmißbrauch (davon 6,0% Alkoholkrankheiten) und 13,0% neurotische Störungen (davon 6,5% depressive Reaktionen). Wurden aktuelle Zweit- und Drittdiagnosen einbezogen ergeben sich ebenfalls geringfügig höhere Prävalenzraten (7,0% Alkoholkrankheiten). Im Vergleich zur Literatur zeigten sich in beiden Teilstichproben in der Größenordnung plausible Prävalenzraten.

Die Vorkommenshäufigkeiten der diagnostischen Kategorien waren im Vergleich beider Teilstichproben nicht signifikant verschieden. Dieses Ergebnis widerspricht der in der Literatur häufig wiedergegebenen Vermutung einer geringeren Störungsprävalenz in chirurgischen Abteilungen. Auch hinsichtlich der differentiellen Therapieindikationen wiesen beide Teilstichproben Ähnlichkeiten auf. Die Hinzuziehung eines psychiatrischen Konsiliars wurde bei 37,0% der internistischen und bei 56,0% der chirurgischen Patienten für sinnvoll angesehen. Eine psychotherapeutische Mitbetreuung, überwiegend in Form supportiver Verfahren, wurde bei 24,0% der internistischen und 33,0% der chirurgischen Patienten als indiziert angesehen. Eine Therapie mit Psychopharmaka, überwiegend mit Antidepressiva, wurde in 21,0% bzw. 20,5% als notwendig beurteilt. Psychosoziale Maßnahmen, überwiegend in Form von praktischen Hilfen, besonders bei der Haushaltsführung, wurden in 21,5% bzw. 23,5% der Patienten als empfehlenswert angesehen. Eine spezifische psychiatrische oder psychosomatische Weiterbehandlung nach der Entlassung sollte bei 26% der internistischen und 28,5% der chirurgischen Patienten erfolgen.

Im Vergleich der diagnostischen Instrumente zeigte das klinische Interview gegenüber dem CIDI eine höhere, jedoch störungsspezifische, Sensitivität: insbesondere depressive Reaktionen und Alkoholismus wurden besser abgebildet. Die Übereinstimmung zwischen beiden Verfahren erwies sich bei psychoorganischen Störungen als sehr gut, bei affektiven und neurotischen Störungen als teilweise befriedigend, bei Substanzmißbrauch als schlecht.

Werden auf der Grundlage von Hochrechnungen die Indikationsstellungen zu spezifischen konsiliarischen und insbesondere therapeutischen Aufgaben mit der im Konsiliardienst auf dem gegenwärtigen Entwicklungsniveau zu realisierenden Versorgungsleistung verglichen, so zeigen sich deutliche Defizite insbesondere in der Versorgung von Patienten mit neurotischen und belastungsreaktiven Störungen.

7
LITERATURVERZEICHNIS

American Psychiatric Association (1987) Diagnostic and Statistical Manual of Mental Disorders (3rd Edition-revisited) American Psychiatric Association, WashingtonDC

Angst J, Dobler-Mikola A, Binder J (1984) The Zürich Study - a prospective epidemiological study of depressive, neurotic and psychosomatic syndromes I. Problem, methodology. Eur Arch Psychiat Neurol Sci 234: 13-20

Anthony JC, Leresche L, Niaz U, von Korff NR, Folstein MF (1982) Limits of the "Mini-mental-State" as a screening test für dementia and delirium among hospital patients. Psychol Med 12: 397-408

Arolt V (1994a) Psychotherapie der Depression in den Praxen niedergelassener Nervenärzte: Ergebnisse einer empirischen Untersuchung. PPmP 44:177-183

Arolt V (1994b) Die Einführung kriterienorientierter Klassifikationen: Probleme und Risiken in der Praxis. Krankenhauspsychiatrie 5, 21-24, 1994

Arolt V (1994c) Aufgaben und Perspektiven psychiatrischer Konsiliartätigkeit. In: Arolt V, Reimer C (Hrsg.) Perspektiven psychiatrischer Versorgung. Roderer, Regensburg

Arolt V, Dilling H (1993) Differentielle Typologie und Behandlungsindikation depressiver Erkrankungen in den Praxen niedergelassener Nervenärzte. Nervenarzt 64: 303-311

Arolt V, Dilling H (1994) Confounding diagnostic systems - A major risk in the use of criteria- oriented classifications. Psychopathology 27: 58-63

Arolt V, Driessen M (1996) Alcoholism and psychiatric comorbidity in general hospital inpatients. Gen Hosp Psychiatry 18: 271-277

Arolt V, Driessen M, Bangert-Verleger A., Neubauer H, Schürmann A, Seibert R (1995a) Psychische Störungen bei internistischen und chirurgischen Krankenhauspatienten: Prävalenz und Behandlungsbedarf. Nervenarzt 66: 670-677

Arolt V, Driessen M, Schürmann A (1995b) Häufigkeit und Behandlungsbedarf von Alkoholismus bei internistischen und chirurgischen Krankenhauspatienten. Fortschr Neurol Psychiatr 63: 283-288

Arolt V, Driessen M, Schürmann A (1997a) Bedarf an psychotherapeutischen Interventionen bei Allgemeinkrankenhauspatienten. Ergebnisse der Lübecker Allgemeinkrankenhausstudie. In: Fickentscher E, Henning H, Rosendahl W (Hrsg.) Kurzzeitbehandlung und Krisenintervention in der Psychotherapie und Psychosomatik. Pabst, Leibzig,

Arolt V, Driessen M, Schürmann A (1997b) Indikation zu psychotherapeutischen Interventionen bei somatisch Kranken - Ergebnisse der Lübecker Allgemeinkrankenhausstudie. In: Mundt C, Linden M, Barnett W (Hrsg.) Psychotherapie in der Psychiatrie. Springer, Wien, New York

Arolt V, Gehrmann A, John U, Dilling H (1995c) Psychiatrischer Konsiliardienst an einem Universitätsklinikum: Eine empirische Untersuchung zur Leistungscharakteristik. Nervenarzt 66 (1995c) 347-354

Arolt V, Schmidt EH (1992) Differentielle Typologie und Psychotherapie depressiver Erkrankungen im höheren Lebensalter - Ergebnisse einer epidemiologischen Untersuchung in Nervenarztpraxen. Ztschr Gerontopsychol Psychiatr 5:17-24

Artner K, Biener A, Castell R (1984) Psychiatrische Epidemiologie im Kindesalter. Untersuchung an 3- bis 14jährigen Kindern. In: Dilling H, Weyerer S, Castell R (Hrsg) Psychische Erkrankungen in der Bevölkerung.Enke, Stuttgart

Athen D, Schranner B (1981) Zur Häufigkeit von Alkoholikern im Krankengut einer medizinischen Klinik. In: Keup W (Hrsg) Behandlung der Sucht und des Mißbrauchs chemischer Stoffe. Thieme, Stuttgart

Auerbach P, Melchertsen K (1981) Zur Häufigkeit des Alkoholismus stationär behandelter Patienten aus Lübeck.Schlesw-Holst Ärztebl 5: 223-227

Balck F, Koch U, Speidel H (Hrsg) (1985) Psychonephrologie. Psychische Probleme bei Niereninsuffizienz. Springer, Berlin Heidelberg New York

Banks MH (1983) Validation of a General Health Questionnaire in a young community sample. Psychol Med 13: 349-354

Barrett JE, Barrett JA, Oxman T, Gerber P (1988) The prevalence of psychiatric disorders in a primary care practice. Arch Gen Psychiatry 45, 1100-1106

Barryson IG, Viola L, Mumfort J, Morray RM, Gordon M, Marrey-Lion I (1982) Detecting excessive drinking among admissions to a general hospital. Health Trans 14: 80-83

Bayliss R (1984) The deceivers. Br Med J 288: 583-584

Beck AT, Ward CH, Mendelsohn M, Mock M, Erbough J (1961) Inventory for measuring depression. Arch Gen Psychiatry 4: 561-571

Bellantuono C, Fiorio R, Cortina P, Zanotelli R, Tansella M (1987) Psychiatric screening in general practice in Italy: A validity study of the GHQ. Soc Psychiatry 22: 113-117

Benjamin S (1989) Psychological treatment of chronic pain: a selective review. J Psychosom Res 33: 121-131

Beresford T, Low D, Adduci R, Goggans F (1982) Alcoholism assessment on an othopedic surgery service. J Bone Joint Surg 64: 730-733

Bergman K, Eastham EJ (1974) Psychogeriatric ascertainment and assessment for treatment in an acute medical ward setting. Age Ageing 3: 174-188

Bernadt MW, Taylor C, Mumford J, Smith B, Murray RM (1982) Comparison of questionnaire and laboratory tests in the detection of excessive drinking and alcoholism. Lancet I,1: 325-328

Bickel H (1988) Psychogeriatrisches Screening im Allgemeinkrankenhaus. Z Geronto Psychol Psychiat 1: 259-275

Bickel H, Cooper B, Wankata J (1993) Psychische Erkrankungen von älteren Allgemeinkrankenhauspatienten: Häufigkeit und Langzeitprognose. Nervenarzt 64: 53-61

Brezel BS, Kassenbrock JM, Stein JM (1988) Burns in substance abusers and in neurologically and mentally impaired patients. J Burn Care Rehabil 9: 169-171

Bridges KW, Goldberg DP (1984) Psychiatric illness in in-patients with neurological disorders. Patient's views on discussion of emotional problems with neurologists. Br Med J 289: 656-658

Burke JD, Regier DA (1988) Epidemiology of mental disorders. In: Talbott JA, Hales RE, Yudofsky SC (eds) Textbook of Psychiatry. American Psychiatric Press, Washington

Burvill PW (1990) The epidemiology of psychological disorders in general medical settings. In: Sartorius N, Goldberg D, de Girolamo G, Costa e Silva JA, Lecrubier

Y, Wittchen HU (eds) Psychological disorders in general medical health settings. Hogrefe und Huber, Toronto Bern Stuttgart

Carney MWP, Brown JP (1983) Clinical features and motives among 42 artefactual illness patients. Br J Med Psychol 56: 57-66

Cavanaugh SA (1983) The prevalence of emotional and cognitive dysfunction in a general medical population: Using the MMSE, GHQ, and BDI. Gen Hosp Psychiatry 5: 15-24

Cavanaugh SA, Wettstein RM (1984) Prevalence of psychiatric morbidity in medical populations. In: Grinspoon L (ed.) Psychiatry Update. American Psychiatric Press, Washington DC

Cheah D, Paulo JR, Folstein MF (1978) Psychiatric disturbances in neurological patients: detection, recognition and hospital cause. Ann Neurology 4: 225-228

Clare AW, Cairns VE (1978) Design, development, and use of a standardized interview to assess social maladjustment and dysfunction in community studies. Psychol Med 8: 589-604

Clark VA, Aneshensel CS, Frerichs RR, Morgan TM (1983) Analysis of non-response in a prospective study of depression in Los Angeles country. Int J Epidemilogy 12: 193-198

Clarc DC, Cavanaugh SvA, Gibbons RD (1983) The core symptoms of depression in medical and psychiatric patients. J Nerv Ment Dis 171: 705-713

Clayton PJ, Lewis CE (1981) The significance of secondary depression. J Affective Disord 3: 25-35

Cohen J (1960) A coefficient of agreement for nominal scales. Educat Psychol Measurement 20: 37-46

Cohen-Cole FA, Stoudemire A (1987) Major depression and physical illness. Psychiatr Clin North Am 10: 1-17

Conger AJ (1980) Integration and generalization of kappas for multiple raters. Psychol Bull 88: 322-328

Cooper B (1978) Probleme der Fallidentifikation. Nervenarzt 49: 437-444

Cooper B (1987): Psychiatric disorders among elderly patients admitted to hospital medical wards. J Royal Soc Med 80: 13-16

Cooper B, Morgan HG (1977) Epidemiologische Psychiatrie. Urban und Schwarzenberg, München Wien Baltimore

Cooper B, Sosna U (1983) Psychische Erkrankung in der Altenbevölkerung. Eine epidemiologische Feldstudie in Mannheim. Nervenarzt 54: 239-249

Cooper B, Bickel H (1987) Old people in hospital: A study of a psychiatric high-risk group. In: Angermeier MC (Ed): From social class to social stress. Springer, Berlin Heidelberg New York: 235-246

Cooper JE (1990) The classification of mental disorders for use in general medical settings. In: Sartorius N, Goldberg D, de Girolamo G, Costa e Silva JA, Lecrubier Y, Wittchen HU (eds) Psychological disorders in general medical health settings. Hogrefe und Huber, Toronto Bern Stuttgart

Corrigan GV, Wabb MG, Onewin AR (1986) Alcohol dependence among general medical in-patients. Brit J Adict 81: 237-245

Cox A, Rutter M, Yule B, Quinton D (1977) Bias resulting from missing information: Some epidemiological findings.Br J Prev Soc Med 31: 131-136

Crow EL, Gardner RS (1959) Confidence intervals for the expectation of a poisson variable. Biometrica 46: 441-453

Creed F (1996) Developments in liaison psychiatry. Curr Op Psychiatry 9: 433-438

Curtis JL, Millman EJ, Joseph M, Charles J, Bajwa WK (1986) Prevalence rates for alcoholism, associated depression and dementia on the Harlem Hospital Medicine and Surgery Services. Adv Alc Subst Abuse 6: 45-64

Cushman LA (1988) Secondary neuropsychiatric complications in stroke. Implications for acute care. Arch Phys Med Rehabil 69: 877-879

Delius P, Schürmann A, Schüffelgen-Daus U, Arolt V, Dilling H: Indikation psychiatrischer Konsile: Eine fallbezogene Parallelbefragung von Psychiatern und behandelnden Ärzten. Psychiatrische Praxis 20, 218-223, 1993

Denney D, Quass RM, Rich DC, Thompson JK (1966) Psychiatric patients on medical wards. Arch Gen Psychiat 14: 530-535

Dilling H (1987) Zur Basisdokumentation der Berufsschicht. Spektrum 5: 212-216

Dilling H, Weyerer S, Enders I (1978) Patienten mit psychischen Störungen in der Allgemeinpraxis und ihre psychiatrische Überweisungsbedürftigkeit. In: Häfner H (Hrsg) Psychiatrische Epidemiologie. Springer, Berlin Heidelberg New York

Dilling H, Weyerer S (1981) Identification of neurosis and alcoholism in a fieldsurvey. In: Wing JK, Bebbington P, Robins L (eds) What is a case? Grant McIntyre, London

Dilling H, Weyerer S, Castell R (1984) Psychische Erkrankungen in der Bevölkerung. Enke, Stuttgart

Dilling H, Oschinsky AM, Nieder CH (1987) Trends in epidemiological and evaluative research on alcoholism in the Federal Republic of Germany. In: Cooper B (ed) Psychiatric epidemiology - progress and prospects. Croom Helm, London Sydney

Driessen M, Arolt V, John U, Veltrup C, Dilling H (1996) Psychiatric comorbidity in hospitalized alcoholics after detoxification treatment. European Journal of Addiction Research 2: 17-23

Dvoredsky AE, Cooley WH (1986) Comparative severity of illness in patients with combined medical and psychiatric diagnosis. Psychosomatics 27: 625-63

Eichinger HJ, Güntzel M (1987) Interdisziplinäre Versorgung psychosomatisch Kranker. Münch Med Wochenschr 129: 91-93

Erkinjuntti T, Wikström J, Palo J, Autio L (1986) Dementia among medical inpatients. Arch Intern Med 146: 1923-1926

Essen-Möller E (1956) Individual traits and morbidity in a Swedisch rural population. A Psychiat Neurol Scand Suppl 100

Esser G, Schmidt MH (1987) Epidemiologie und Verlauf kinderpsychiatrischer Störungen im Schulalter - Ergebnisse einer Längsschnittstudie. Nervenheilkunde 6: 27-35

Fava GA, Pilowsky I, Pierfrederici A, Bernardi M, Pathak D (1982) Depression and illness behaviour in a general hospital: A prevalence study. Psychother Psychosom 38: 141-153

Feldman E, Mayou R, Hawton K, Ardern M, Smith EBO (1987) Psychiatric disorders in medical in-patients. Q J Med 241: 405-412

Feuerlein W (1979) Alkoholismus - Mißbrauch und Abhängigkeit. Thieme, Stuttgart

Feuerlein W, Küfner H, Ringer C, Antons K (1979) Der Münchner Alkoholismustest (MALT) - Testmanual. Beltz, Weinheim

Fichter MM (1990) Verlauf psychischer Erkrankungen in der Bevölkerung. Springer, Berlin Heidelberg New York

Fink P (1995) Psychiatric Illness in patients with somatization disorder. Br J Psychiatry 166: 93-99

Fleiss JL (1971) Measuring nominal scale agreement among many raters. Psychol Bull 76: 378-382

Fletcher RH, Fletcher SW, Wagner EH (1982) Clinical epidemiology - the essentials.
Williams and Wilkins, Baltimore

Folstein MF, Folstein SE, McHugh PR (1975) "Mini-mental-State". A pratical method for grading the cognitive state of patients for the clinician.
J Psychiatric Res 12: 189-198

Francis J, Martin D, Kapoor WN (1990) A prospective study of delirium in hospitalized elderly. JAMA 263: 1097-1101

Frasure-Smith N: Depression and 18-month progosis after myocardial infarction Circulation 1995, 91:999-1005

Freyberger H (1979) Chirurgie. In: P. Hahn (Hrsg.)
Psychologie des 20. Jahrhunderts/Psychosomatik. Beltz, Weinheim

Freyberger H, Freyberger HJ (1994) Supportive psychotherapy. Psychother Psychosom 61: 132-142

Freyberger H, Nordmeyer JP, Freyberger HJ (1994) Patients suffering from factitious disorders in the clinico-psychosomatic consultation-liaison service: psychodynamic processes, psychotherapeutic initial care and clinicointerdisciplinary cooperation. Psychother Psychosom 62: 108-122

Freyberger H, Speidel H (1976) Die supportive Therapie in der klinischen Medizin. Bibl Psychiat Neurol 152: 141-169

Fulop G (1990) Anxiety disorders in the general hospital setting. Psychiatr Med 8: 187-195

Fulop G, Strain JJ, Vita J. Lyons JS, Hammer JS (1987) Impact of psychiatry comorbidity on length of hospital stay for medical/surgical patients: a preliminary report. A J Psychiatry 144: 878-882

Fulop G, Strain JJ (1991) Diagnosis and treatment of psychiatric disorders in medically ill in-patients. Hosp Community Psychiatry 42: 389-394.

Glass R, Allan A, Uhlenhut M, Kimball CP, Borinstein DI (1978) Psychiatric screening in a medical clinic. Arch Gen Psychiatry 35: 1189-1195

Götze P (1980) Psychopathologie der Herzoperierten. Enke, Stuttgart

Goldberg DP (1972) The detection of psychiatric illness by questionnaire. Maudsley Monograph No. 21. Qxford University Press, London

Goldberg D, Cooper P, Eastwood RR, Cedward HB, Shepherd M (1970) A standardized psychiatric interview for use in community survey. Br J Prev Soc Med 24: 18-23

Goldberg D, Blackwell B (1970) Psychiatric illness in the general practice. A detailled study using a new method of case identification. Brit Med J 2: 439-443

Goldberg D, Huxley P (1980) Mental illness in the community. The pathway to psychiatric care. Tavistock Publications, London NewYork

Goldberg D, Williams P (1988) A user's guide to the General Health Questionnaire. Nfer-Nelson, London

Goldberg RJ, Stoudemire A (1995) The future of consultation-liaison psychiatry and medical-psychiatric units in the era of managed care. Hosp Comm Psychiatry 17: 268-277

Häfner H (1978) Einführung in die psychiatrische Epidemiologie, Geschichte, Suchfeld, Problemlage. Springer, Berlin Heidelberg New York

Hagnell O (1966) A prospective study of the incidence of mental disorders. Svensk Bokförlaget, Stockholm

Hagnell O, Öjesjö L (1975) A prospective study concerning mental disorders of a total population investigated 1947, 1957 and 1972. Acta Psychiat Scand 263, 1

Hall RCW (1980) Depression in psychiatric presentations of medical illness: somatopsychic disorders. SP Medical and Scientific Books, New York

Hawton K (1981) The long-term outcome of psychiatric morbidity detected in general medical patients. J Psychosomatic Res 25: 237-243

Hecht H, Faltermaier A, Wittchen HU (1987) Social Interview Schedule (SIS). Halbstrukturiertes Interview zur Erfassung der aktuellen sozialpsychologischen Situation. Roderer, Regensburg

Heeren TJ, Rooymans HGM (1985) Psychiatrische stoornissen bij oudere patienten in het ziekenhuis: voorkomen, herkenning. E Gerontologie en Geriatrie 16: 53-59

Helmchen H (1991) Der Einfluß diagnostischer Systeme auf die Behandlungsplanung. Fundamenta Psychiatrica 5: 18-23

Helsborg HC (1958) Psychiatric investigations of patients in a medical department. Acta Psychiat Neurol Scand 33: 304-335

Hengeveld MW, Ancion FA, Rooymans HG (1987) Prevalence and recognition of depressive disorders in general medical in-patients. Int J Psychiat Med 17: 341 - 349

Herzog T, Hartmann A (1990) Psychiatrische, psychosomatische und medizinpsychologische Konsiliar- und Liaisontätigkeit in der Bundesrepublik Deutschland. Ergebnisse einer Umfrage. Nervenarzt 61: 281-293

Holt S, Steward IC, Dixon JMJ, Elton RA, Taylor TV, Little K (1980) Alcohol and the emergency service patient. Br Med J 281: 638-640

Holt S, Skinner HA, Israel, Y (1981) Early identification of alcohol abuse: 2. clinical and laboratory indicators. Can Med Assoc J 124: 1279-1293

Jakubaschk J, Klug J, Weyerer S, Dilling H (1978) Bedarf und Behandlungsbedürftigkeit - Überlegungen zur psychiatrischen Versorgung. Pschiat Prax 5: 203-211

Jariwalla AG, Adams BH, Hore BD (1979) Alcohol and acute general medical admissions to hospital. Health Trends 11: 95-98

John U, Hapke U, Rumpf H-J, Hill A, Dilling H (1996) Prävalenz und Sekundärprävention von Alkoholmißbrauch und -abhängigkeit in der medizinischen Versorgung. Schriftenreihe des Bundesministeriums für Gesundheit. Nomos, Baden-Baden

John U, Veltrup C, Schnofl A, Bunge S, Wetterling T, Dilling H (1992) Entwicklung eines Verfahrens zur Erfassung von Ausprägungen der Alkoholabhängigkeit aufgrund von Selbstaussagen: die Lübecker Alkoholabhängigkeitsskala (LAS). Sucht 38: 291-303

Johnson, J., Weissman, M.M., G.L. Klerman (1992) Service utilization and social morbidity associated with depressive symptoms in the community. JAMA 267: 1478-1483

Johnson M (1986) Pre-operative emotional status and post-operative recovery. In: Psychological Aspects of Surgery. Adv Psychosom Med 15: 1-22

Johnston M, Wakeling A, Graham N, Spokes S (1987) Cognitive impairment, emotional disorder and length of stay of elderly patients in a district general hospital. Br J Med Psychol 60: 133-139

Kaminer Y, Robbins DR (1989) Insulin misuse: a review of an overlooked psychiatric problem. Psychosomatics 30: 19-24

Kaufman R (1959) zit. nach Cavanaugh S, Wettstein RM (1984) Prevalence of psychiatric morbidity in medical populations. In: Grinspoon L (ed) Psychiatry update. Am Psychiatric Press, Washington DC

Kendell RE (1975) The role of diagnosis in psychiatry. Blackwell Scientific Publications, Oxford

Kendell RE (1988) What is a case? Food for epidemiologists. Arch Gen Psychiatry 45: 374-376

Kimball CP (1975) Medical Psychotherapy. Psychother Psychosom 18: 193-200

Kleining G, Moore H (1968) Soziale Selbsteinstufung (SSE) Köln Ztschr Soziol Sozpsychol 20: 502-552

Klerman GL (1981) Depression in the medically ill. Psychiatr Clin North Am 4: 301-317

Knights E, Folstein MF (1977) Unsuspected emotional and cognitive disturbance in medical patients. Ann Int Med 67: 723

Köhle K, Joraschky P (1990) Die Instituionalisierung der psychosomatischen Medizin im klinischen Bereich. In: v. Uexkyll T (Hg) Psychosomatische Medizin. Urban und Schwarzenberg, München

Kolbeinnsson H, Jonsson A (1993) Delirium and dementia in acute medical admissions of elderly patients in Iceland. Acta Psychiatr Scand 87: 123-127

Krauß B, Cornelsen J, Lauter H, Schlegel M (1977): Vorläufiger Bericht über eine epidemiologische Studie der 70jährigen und Älteren in Göttingen. In: Degkwitz R, Radebold H, Schulte, PW (Hrsg): Gerontopsychiatrie 4, Janssen-Symposion. Janssen, Düsseldorf.

Künsebeck HW, Lempa W, Freyberger H (1984) Häufigkeit psychischer Störungen bei nicht-psychiatrischen Klinikpatienten. Dtsch Med Wochenschr 109: 1438-1442

Leighton DC, Harding JS, Macklin DB, McMillan AM, Leighton AH (1963) The character of danger. The Stirling County Study of Psychiatric Disorder and Sociocultural Environment, Vol. III, Basic Books, Ney York London

Lefkowitz P, Sulyaga-Petchel K (1985) The prevalence of alcoholism in an acute care general hospital patients. Mt Sinai J Med 52: 291-296

Levenson JL, Hamer R, Silverman JJ (1987) Psychopathology in medical in-patients and its relationship tolength of hospital stay. Int J Psychiatry Med 16: 231-236

Levy NB (1989) Psychosomatic medicine and consultation-liaison psychiatry: past, present, and future. Hosp Community Psychiatry 40: 1049-1056

Linden M, Maier W, Achberger M, Herr R, Helmchen H, Benkert O (1996) Psychische Erkrankungen und ihre Behandlung in Allgemeinpraxen in Deutschland. Nervenarzt 67: 205-215

Lipowski Z (1975) Psychiatry of somatic diseases: Epidemiology, pathogenesis, classification. Comprehens Psychiatry 16: 105-124

Lipowski ZJ (1989) Konsiliar- und Liaisonpsychiatrie in Amerika in den 80er Jahren. Psychosom Psychother Med Psychol 39: 337-341

Lloyd G, Chick J, Crombie E (1982) Screening for problem drinkers among medical in-patients. Drug Alc Depend 10: 355-359

Lobo A (1990) Mental health in general medical clinics. In: Sartorius N, Goldberg D, de Girolamo G, Costa e Silva JA, Lecrubier Y, Wittchen HU (eds) Psychological disorders in general medical health settings. Hogrefe und Huber, Toronto Bern Stuttgart

Lohaus A, Schmitt GM (1990) Fragebogen zur Erhebung von Kontrollüberzeugungen zu Krankheit und Gesundheit (KKG). Hogrefe, Göttingen)

Lucente L, Fleck K (1972) zit. nach Cavanaugh S, Wettstein RM (1984) Prevalence of psychiatric morbidity in medical populations. In: Grinspoon L (ed) Psychiatry update. Am Psychiatric Press, Washington DC

Lykouras E, Joannidis C, Voulgari A, Jemos J, Ztzonou A (1989) Depression among general hospital patients in Greece. A Psychiat Scand 79: 184-152

Lyons JS, Larson DB, Bruns BJ (1988) Psychiatric co-morbidities in patients with head and spinal cord trauma: effects on acute hospital care. Gen Hosp Psychiatry 10: 292-297

Maguire GP, Julier DL, Hawton KE, Bancroft JHJ (1974) Psychiatric morbidity and referral on two general medical wards. Br Med J 1: 268-270

Maier W, Linden M, Sartorius N (1996) Psychische Erkrankungen in der Allgemeinpraxis. Ergebnisse und Schlußfolgerungen einer WHO-Studie. Dtsch Ärzteblatt 93: 947-950

Markgraf J, Heidmeier K, Spörkel H (1990) Psychische Störungen bei internistisch-psychosomatischen Patienten. Nervenarzt 61: 658-666

Mari JJ, Williams P (1985) A comparison of the validity of two psychiatric screening questionnaires in Brazil using ROC analysis. Psychol Med 15: 651-659

Martin RL (1991) Somatoform disorders in the general hospital setting. In: Judd FK, Burrows GD, Lipsitt DR (eds) Handbook of studies on general hospital psychiatry. Elsevier, Amsterdam NewYork Oxford

Martin BJ, Northcote RJ, Scullion H, Reilly D (1983) Alcohol-related morbidity in acute male medical admissions. Health Bull 41: 263-267

Mayfield GD, McLeod G, Hall P (1974) The CAGE Question-naire: validation of a new alcoholism screening instrument. Am J Psychiatry 113: 1121-1123

Mayou RA (1989) Invited review: atypical chest pain. J Psychosom Res 33: 393-496

Mayou R, Hawton K (1986) Psychiatric disorder in the general hospital. Brit J Psychiatry 149: 172-190

Mayou R, Hawton K, Feldman E (1988) What happens to medical patients with psychiatric disorder? J Psychosom Res 32: 541-549

Mayou R, Sharpe M (1991) Psychiatric problems in the general hospital. In: Judd FK, Borrows GD, Lipsitt DR (eds) Handbook of studies on general hospital psychiatry. Elsevier, Amsterdam, New York Oxford

McIntosh ID (1982) Alkohol-related disabilities in general hospital patients: a critical assessment of evidence. Int J Addict 17: 609-630

Meffert HJ, Dahme B. Flemming B, Goetze P, Huse-Kleinstoll G, Rodewald G, Speidel H (1979) Open-heart surgery from the psychological point of view and resulting therapeutic considerations. Psychother Psychosom 23: 148-156

Metcalfe R, Firth D, Pollock S, Creed F (1988) Psychiatric morbidity and illness behaviour in female neurological in-patients. J Neurol Neurosurg Psychiatry 51: 387-390

Meyer AE, Richter R, Grawe K, Graf v.d. Schulenburg JM, Schulte B (1991) Forschungsgutachten zu Fragen eines Psychotherapeutengesetzes. Im Auftrag des Bundesminsiteriums für Jugend, Frauen, Familie und Gesundheit. Klinik für Psychosomatik und Psychotherapie des UKE, Hamburg

Modestin J (1977) Psychiatrische Morbidität bei intern-medizinisch hospitalisierten Patienten. Med Wschr 101: 1354-1361

Möller HJ, Angermund A, Mühlen B (1987) Prävalenzraten von Alkoholismus an einem chirurgischen Allgemeinkrankenhaus: Empirische Untersuchungen mit dem Münchner Alkoholismus-Test

Moffic HS, Paykl ES (1975) Depression in medical in-patients. Br J Psychiatry 126: 346-353

Moore R, Bone LR, Geller E, Mamon JA, Stokes EJ, Levine DM (1989) Prevalence, detection and treatment of alcoholism in hospitalized patients. J Am Med Assoc 261: 403-407

Morris P (1991) Psychological co-morbidity and length of stay (letter). Am J Psychiatry 148: 1623-1624

Morris P, Goldberg RJ (1990) Impact of psychiatric co-morbidity on length of hospital stay in gastroenterology patients. Gen Hosp Psychiatry 12: 77-82

Muthny FA (1989) Fragebogen zur Krankheitsverarbeitung. Beltz, Weinheim

Naber D, Bullinger M, Holzbach R, Oliveri G, Schmitt T, Klein E, Preuss U, Schmidt-Habelmann P (1990) Psychopathological symptoms after open-heart surgery: Effects of a major stressor. In: Puglisi-Allegra S, Oliverio A (eds) Psychobiology of Stress. Kluver Academic Publishers, Amsterdam

Nelson A, Fogel BS, Faust D (1986) Bedside cognitive screening instruments: a critical assessment. J Nerv Ment Dis 174: 73-83

Nielsen AC, Williams TA (1980) Depression in ambulatory medical practice. Arch Gen Psychiatry 37: 999-1004

Nielsen J, Juel-Nielsen N, Strömgren E (1965) A 5-years survey of a psychiatric service in a geographically delimited rural population given easy access to the service. Comp Psychiatry 6: 139-165

Newman SC, Shrout PE, Bland RC (1990) The efficiency of two-phase designs in prevalence surveys of mental disorders. Psychol Med 20: 183-193

Nieder C (1985) Vergleichende Untersuchung über die Prävalenz und Diagnostik von Alkoholismus an drei Kliniken der Medizinischen Hochschule Lübeck. Inauguraldissertation, Lübeck

Novalis PN, Rojcewicz SJ, Peele R (1993) Clinical manual of supportive psychotherapy. American Psychiatric Press, Washington DC

Olfson M (1991) General hospitals and the severely mentally ill: changing patterns of diagnosis. Am J Psychiatry 148: 727-732

Pattie AH, Gilleard CJ (1979) Manual of the Clifton Assessment Procedure for the Elderly (CAPE). Hodder and Stoughton Educational, Sevenoaks

De Paulo JR, Gordon B (1980) Psychiatric screening on a neurological ward. Psychol Med 10: 125-132

Paulsen G, Speidel H (1985) Neurologische und psychiatrische Komplikationen unter der Dialyse. In: Balck F, Koch U, Speidel H: Psychonephrologie. Springer, Berlin Heidelberg new York

Pfeiffer E (1975) A short portable mental status questionnaire for the assessment of organic brain deficit in elderly patients. J A Geriatr Soc 23: 433-441

Pincus HA, Lyons JS, Larson DB (1991) The benefits of consultation/ liaison psychiatry. In: In: Judd FK, Borrows GD, Lipsitt DR (eds) Handbook of studies on general hospital psychiatry. Elsevier, Amsterdam, New York Oxford

Pontzen W (1990) 10 Jahre psychosomatische Abteilung am Allgemeinkrankenhaus. Rückblick und Perspektiven. Psychosom Psychother Med Psychol 40: 346-350

Pontzen W (1988) Probleme und Möglichkeiten der Zusammenarbeit zwischen internistischen Onkologen und Psychosomatikern. Prax Psychother Psychosom 33: 35-41

Prestidge B, Lake C (1987) Prevalence and recognition of depression among primary care outpatients. J Family Practice 25: 67-72

Querido A (1959) An investigation to the clinical social and mental factors determining the results of hospital treatment. Br J Prev Soc Med 13: 33-49

Radavanovice Z, Eric L (1983) Validity of the General Health Questionnaire in a Yugoslavia student population. Psychol Med 13: 205-207

Reich P, Gottfried LA (1983) Factitious disorders in a teaching hospital. Am Int Med 99:240-247 Rockland LH (1989) Supportive therapy: a psychodynamic approach. Basic Books, New York

Robins LN (1992) The future of psychiatric epidemiology. Int J Meth Psychiat Res 2: 1-3

Robins G, Guze SB (1972) Classification of affective disorders. In: Williams T, Katz M, Shield A (eds) Recent advances in the psychobiology of the depressive illnesses. Government Printing Office, Washington DC

Robins LN, Regier DA (1991) Psychiatric disorders in America. The Epidemiological Catchment Area Study. The Free Press, New York

Robinson L (1991) Psychiatric consultation - liaison nursing. In: Judd FK, Burrows G, Lipsitt DR (eds) Handbook of studies on general hospital psychiatry. Elsevier, Amsterdam New York Oxford

Roca RP, Klein LE, Kirby SM, McArthur JC, Vogelsang GB, Folstein MF, Smith CR (1984) Recognition of dementia among medical patients. Arch Intern Med 144: 73-75

Rodin G, Voshart K (1986) Depression in the medical ill. An overview. Am J Psychiatry 143: 696-705

Rogers MP, Liang MH, Daltroy LH (1989) Delirium after elective orthopedic surgery: risk factors and natural history. Int J Psychiatry Med 19: 109-121

Rothermundt M (1993) Konsiliarpsychiatrie. Die Einschätzung der eigenen konsiliarischen Tätigkeit durch Psychiater. Ein Vergleich zwischen Deutschland und den USA. Inauguraldissertation, Medizinische Universität zu Lübeck

Rothermundt M, Arolt V, Levy NB: Deutsche und amerikanische Konsiliarpsychiater beurteilen ihre Tätigkeit. Ein Beitrag zur Qualitätsverbesserung in der Konsiliarpsychiatrie. Nervenarzt, im Druck

Sachverständigenkommission (1975) Bericht über die Lage der Psychiatrie in der Bundesrepublik Deutschland - Zur psychiatrischen und psychotherapeutisch/psychosomatischen Versorgung der Bevölkerung. BT Drucksache 7/4200, Bonn

Sachs L (1984) Angewandte Statistik. Springer, Berlin Heidelberg New York

Saravay SM, Steinberg M, Weinschel B, Pollack S, Alovis M (1991) Psychological comorbidity and length of stay in the general hospital. Am J Psychiatry 148: 324-329

Saß H (1987) Psychopathie-Soziopathie-Dissozialität. Springer, Berlin Heidelberg New York

Saupe R, Diefenbacher A (1996) Praktische Konsiliarpsychiatrie und -psychotherapie. Enke, Stuttgart

Schade DS, Drumm DA, Eaton RP, Sterlin WA (1985) Factitious brittle diabetes mellitus. Am J Med 78: 777-783

Schepank H (1987) Psychogene Erkrankungen in der Stadtbevölkerung. Eine tiefenpsychologisch-epidemiologische Feldstudie in Mannheim. Springer, Berlin Heidelberg New York

Schepank (1990) Verläufe. Seelische Gesundheit und psychogene Erkrankungen heute. Springer, Berlin Heidelberg New York

Schmeling-Kludas C (1995) Psychosomatik im Allgemeinen Krankenhaus - Belastungsspektrum, Bewältigung und Therapiemöglichkeiten bei internistischen Patienten. VAS, Frankfurt

Schmid R (1992) Psychotherapie-Bedarf: Analyse und Bewertung epidemiologischer Anhaltsziffern und bedarfsbezogener Aussagen unter Bezugnahme auf das "Forschungsgutachten zu Fragen eines Psychotherapeutengesetzes". Expertise im Auftrag des Bundesministeriums für Gesundheit. Forschungsgruppe Gesundheit und Soziales, Köln

Schofield MA (1989) The contribution of problem drinking to the level of psychiatric morbidity in the general hospital. Brit J Psychiatry 155: 229-232

Schranner B (1981) Zur Häufigkeit von Alkoholkranken in einer internistischen Klinik. Inauguraldissertation, München

Schuckit MA, Miller P, Berman J (1980) The 3-year course of psychiatric probands in a geriatric population. J Clin Psychiatry 41: 27-32

Schulberg HC, McClelland M, Burns BJ (1987) Depression and physical illness: the prevalence, causation and diagnosis comorbidity. Clin Psychol Rev 7: 145-167

Schwab JJ (1989) Consultation-liaison psychiatry: A historical overview. Psychosomatics 30: 245-254

Schwab JJ, Bialow MK, Brown JMK (1967) Diagnosing depression in medical inpatients. Ann Intern Med 67: 695-707

Semler G, Wittchen HU, Joschke K, Zaudig M, v. Geiso T, Kaiser S, v. Cranach M, Zister H (1987) Test-Retest Reliability of a standardized psychiatric interview (DIS/CIDI). Eur Arch Psychiatr Neurol Sci 236:214-222

Shamasunda C, Murthy FH, Prakash UM, Prabhakar N, Krishma DKS (1986) Psychiatric morbidity in a general practice in an Indian city. Br Med J 292: 713-715

Siede H, Lindner R, Wollbrink K (1975): Untersuchung über die Häufigkeit von psychischen Störungen und die Versorgung von psychisch Kranken in Allgemeinkrankenhäusern (internistische und chirurgische Abteilungen). Psychiatr Prax 2: 215-225

Silverstone PH (1996) Prevalence of psychiatric disorders in medical inpatients. J Nerv Ment Dis 184:43-51

Sneddon IB (1983) Simulated desease: problems in diagnosis and management. J Royal College Physicians 17: 199-205

Snyder S, Strain JJ (1989) Somatoform disorders in the general hospital in-patient setting. Gen Hosp Psychiatry 11: 288-293

Sokal RR, Rohlf J (1969) Biometry. WH Freeman and Company, San Francisco

Speidel H, Dahme B, Flemming B, Götze P, Huse-Kleinstoll G, Meffert, HJ, Rodewald G (1979) Psychische Störungen nach offenen Herzoperationen. Nervenarzt 50: 85-91

Spitzer C, Freyberger HJ, Kessler Ch, Kömpf D (1994) Psychiatrische Komorbidität dissoziativer Störungen in der Neurologie. Nervenarzt 65: 680-688

Spitzer RL, Endicott J, Robins E (1978) Research Diagnostic Criteria: Rationale and reliability. Arch Gen Psychiatry 23: 41-55

Spitzer RL, Williams JB (1985) Structured clinical interview for DSM-III-R. (Deutsche Bearbeitung: HU Wittchen, 1987) New York Psychiatric Institut, New York

Srole L, Langner TS, Michael ST, Opler MK, Rennie TAC (1962) Mental health in the metropolis: The Midtown Manhattan Study. McGraw Hill, Ney York

Stein M, Miller AH, Trestman RL (1991) Depression, the immune system, and health and illness. Arch Gen Psychiatry 48: 171-177

Stewart MA, Fenton D, Winokur G (1965) Depression among medically ill patients. Dis Nerv Syst 26: 479-485

Strain JJ, Giese LH, Fulop G (1989) Consultation-liaison psychiatry. Possibilities for the 1990's. Gen Hosp Psychiatr 11: 235-240

Stuhr U, Haag A (1989) Eine Prävalenzstudie zum Bedarf an psychosomatischer Versorgung in den Allgemeinkrankenhäusern Hamburgs. Psychother Med Psychol 39: 273-281

Taylor CL, Kilbane P, Passmore N, Davies R (1986) A Prospective study of alcohol-related admissions in an inner city hospital. Lancet 2: 265-268

Tennant C (1977) The General Health Questionnaire: a valid index of psychological impairment in Australian populations. Med J Australia 12: 392-394

Thomas RI, Cameron DJ, Fahs MC (1988) A prospective study of delirium and prolonged hospital stay: an exploratory study. Arch Gen Psychiatry 45: 937-940

Tölle R (1986) Persönlichkeitsstörungen. In: Kisker KP, Lauter H, Meyer JE, Müller C, Strömgren E (Hrg) Psychiatrie der Gegenwart. Dritte Auflage, Band 1: Neurosen, Psychosomatische Erkrankungen, Psychotherapie. Springer, Berlin Heidelberg New York

Üstün TB, Sartorius N (1995) Mental illness in general health care. An international study. John Wiley & Sons, Chichester

Von Korff M (1992) Case definitions in primary care - the need for clinical epidemiology. Gen Hosp Psychiatry 14: 293-295

Von Korff M, Shapiro S, Burke J, Teitlebaum M, Skinner H, German P., Turner R, Klein L, Burns B (1987) Anxiety and depression in a primary care clinic. Arch Gen Psychiatry 44: 152-156

Von Rath M, Schurs R, Fenke G (1992) Psychosomatische Medizin und Psychotherapie in Deutschland. In: Tress W (Hg) Psychosomatische Medizin und Psychotherapie in Deutschland. Vandenhoeck und Ruprecht, Göttingen

von Uexküll T, Wesiack W (1986): Wissenschaftstheorie und psychosomatische Medizin, ein bio-psycho-soziales Modell. In: von Uexküll T: Psychosomatische Medizin. Urban & Schwarzenberg, München Wien Baltimore

Wallen J, Noble JA (1989) Alcoholism treatment in general hospitals. J Stud Alc 50: 301-305

Watson HE, Kershaw PW, Davies JB (1991) Alcohol problems among women in a general hospital ward. Brit J Addiction 86: 889-894

Weisse CS (1992) Depression and immunocompetence: A review of the literature. Psychol Bull 3: 475-489

Weltgesundheitsorganisation (1991) Internationale Klassifikation psychischer Störungen. Dilling H, Mombour W, Schmidt MH (Hrsg.) Huber, Bern Göttingen Toronto

Weyerer S (1990) Relationships between physical and psychological disorders. In: Sartorius N, Goldberg D, de Girolamo G, Costa e Silva JA, Lecrubier Y, Wittchen HU (eds) Psychological disorders in general medical health settings. Hogrefe und Huber, Toronto Bern Stuttgart

Weyerer S, Dilling H, Zintl-Wiegand A, Krumm B (1987) Psychische Erkrankungen und psychiatrische Überweisungen in Hausarztpraxen. Eine vergleichende Studie in Mannheim und im Landkreis Traunstein. Fundamenta Psychiatrica 1: 217-222

Williams P, Goldberg D, Mari J (1987) The validity of the GHQ. Unpublished research report

Wing JK, Cooper P, Sartorius N (1974) The measurement and classification of psychiatric symptoms. Cambridge University Press, Cambridge

Wing JK, Bebbington P, Robins LN (1981) What is a case? Grant McIntyre, London

Wittchen HU, Semler G, Schramm E, Spengler P (1988) Diagnostik psychischer Störungen mit strukturierten und standardisierten Interviews: Konzepte und Vorgehensweisen. Diagnostika 34: 58-84

Wittchen HU, von Zerssen D (1988) Der Verlauf behandelter und unbehandelter Depressionen und Angststörungen. Springer, Berlin Heidelberg New York

Wittchen HU, Burke JD, Semler G, Pfister H ,v.Cranach M, Zaudig M (1989) Recall and dating of psychiatric symptoms: Test-retest reliability of time-related symptom questions in a standardized psychiatric interview (CIDI/DIS). Arch Gen Psychiatry 46: 437-443

Wittchen HU, Essau CA (1990) Assessment of symptoms and psychosocial disabilities in primary care. In: Sartorius N, Goldberg D, de Girolamo G, Costa e Silva JA, Lecrubier Y, Wittchen HU (eds) Psychological disorders in general medical health settings. Hogrefe und Huber, Toronto Bern Stuttgart

Wöller W, Kruse J, Alberti L (1996) Was ist supportive Psychotherapie? Nervenarzt 67: 249-252

World Health Organisation (1992) CIDI: Composite International Diagnostic Interview (Deutsche Bearbeitung: HU Wittchen, G Semler). Beltz Test, Weinheim

World Health Organisation (1992) CIDI: Eine Einführung und Durchführungsbeschreibung zum Composite International Diagnostic Interview. Deutsche Bearbeitung: HU Wittchen. Beltz Test, Weinheim

Zintl-Wiegand A, Cooper B (1979) Psychische Erkrankungen in der Allgemeinpraxis: Eine Untersuchung in Mannheim. Nervenarzt 50: 352-359

Zung W, Magill M, Moore J, George D (1983) Recognition and treatment of depression an a family medicine practice. J Clin Psychiatry 44: 3-6

Zwerling I (1955) Personality disorder and the relationships of emotion to surgical illness in 200 surgical patients. Am J Psychiat 112: 270-277

ANHANG 1 : TABELLEN

1
Punkt(7-Tage)prävalenz psychischer Störungen in den Teilstichproben und der Gesamtstichprobe

1.1
Prävalenz psychiatrischer Erkrankungen (ICD-9) bei den Patienten der Stichproben

In der nachfolgenden Tabelle sind alle psychischen Erkrankungen mit dem Schweregrad 2-4 wiedergegeben, die in der Gesamtstichprobe und den Teilstichproben Innere Medizin und Chirurgie diagnostiziert wurden. "Dg1" bezeichnet die Erstdiagnose und damit die wesentliche handlungsrelevante Erkrankung. "DgG" bezeichnet die Summe der Erst-, Zweit- und Drittdiagnosen und gibt damit die Störungshäufigkeit eines Typus bzw. einer Kategorie an (Angaben in %)

Tab. A.1.1
Psychiatrische Erkrankungen (ICD-9) bei internistischen und chirurgischen Krankenhauspatienten

Psychische Erkrankungen		Innere Med. n1 = 200		Chirurgie n2 = 200		Gesamt ng = 400	
ICD-Nr.		Dg1	DgG	Dg1	DgG	Dg1	DgG
290	Senile u. präs. org. Psychosen	12.0	12.0	12.5	12.5	12.3	12.3
290.0	Einfache senile Demenz	3.5	3.5	3.5	3.5	3.5	3.5
290.1	Präsenile Demenz			0.5	0.5	0.3	0.3
290.2	Sen. Demenz mit depr. Oder paranoidem Bild	0.5	0.5			0.3	0.3
290.3	Sen. Demenz mit akutem Verwirrtheitszustand	0.5	0.5			0.3	0.3
290.4	Arteriosklerotische D.	4.5	4.5	3.5	3.5	4.0	4.0
290.8	Andere	1.0	1.0	3.5	3.5	2.3	2.3
290.9	nnb	2.0	2.0	1.5	1.5	1.8	1.8

Psychische Erkrankungen		Innere Med. n1 = 200		Chirurgie n2 = 200		Gesamt ng = 400	
ICD-Nr.		Dg1	DgG	Dg1	DgG	Dg1	DgG
291	**Alkoholpsychosen**	**0.5**	**0.5**	**1.0**	**1.5**	**0.8**	**1.0**
291.0	Delirium tremens			0.5	0.5	0.3	0.3
291.1	Alk. Korsakow-Syndrom						
291.2	Andere Alkoholdemenz	0.5	0.5	0.5		0.3	0.5
291.3	Alkoholhalluzinose						
291.4	Pathologischer Rausch						
291.5	Alk. Eifersuchtswahn						
291.8	Andere			0.5	0.5	0.3	0.3
291.9	nnb			0.5	0.5	0.3	0.3
292	**Drogenpsychosen**	**0.0**	**0.0**	**0.5**	**0.5**	**0.3**	**0.3**
292.0	Drogenentzugssyndrom						
292.1	Par.-hall. Zustandsbilder			0.5	0.5	0.3	0.3
292.2	Pathologischer Drogenrausch			0.5	0.5	0.3	0.3
292.8	Andere						
292.9	nnb						
293	**Vorüberg. org. Psychosen**	**2.0**	**2.0**	**1.0**	**1.0**	**1.5**	**1.5**
293.0	Akuter Verwirrtheitszustand	0.5	0.5			0.3	0.3
293.1	Subakuter Verwirrtheitszustand						
293.2	Durchgangssyndrom	1.0	1.0	0.5	0.5	0.8	0.8
293.8	Andere	0.5	0.5	0.5	0.5	0.5	0.5
293.9	nnb						
294	**Andere chron. org. Psychosen**	**1.5**	**1.5**	**0.5**	**0.5**	**1.0**	**1.0**
294.0	Korsakowsyndrom			0.5	0.5	0.3	0.3
294.1	Demenz bei and. Krankheitsbildern						
294.8	Andere	1.5	1.5			0.8	0.8
294.9	nnb						

Psychische Erkrankungen		Innere Med. n1 = 200		Chirurgie n2 = 200		Gesamt ng = 400	
ICD-Nr.		Dg1	DgG	Dg1	DgG	Dg1	DgG
295	**Schizophrene Psychosen**	**1.0**	**1.0**	**0.0**	**0.0**	**0.5**	**0.5**
295.0	Schizphrenia simplex	0.5	0.5			0.3	0.3
295.1	Hebephrene Form						
295.2	Katatone Form						
295.3	Paranoide (halluz.) Form						
295.4	Akute schiz. Episode						
295.5	Latente Schizophrenie						
295.6	Schizoph. Restzustände	0.5	0.5			0.3	0.3
295.7	Schizoaffektive Psychose						
295.8	Andere						
295.9	nnb						
296	**Affektive Psychosen**	**2.0**	**2.0**	**1.5**	**1.5**	**1.8**	**1.8**
296.0	Manie, monopolar						
296.1	Endog. Depression, monopolar	2.0	2.0	1.5	1.5	1.8	1.8
296.2	Manie bei MDE						
296.3	Depression bei MDE						
296.4	Mischzustand bei MDE						
296.5	MDE ohne Angaben über Zustand						
296.6	Andere m-d. Psychosen						
296.8	Andere						
296.9	nnb						
297	**Paranoide Syndrome**	**0.0**	**0.0**	**0.0**	**0.0**	**0.0**	**0.0**
297.0	Einf. paranoide Psychose						
297.1	Paranoia						
297.x	Andere und nnb						
298	**And. nicht-org. Psychosen**	**0.0**	**0.0**	**0.0**	**0.0**	**0.0**	**0.0**
298.x	gesamte Kategorie						
300	**Neurosen**	**5.0**	**7.0**	**5.5**	**7.5**	**5.3**	**7.3**
300.0	Angstneurose			1.0	1.5	0.5	0.8
300.1	Hysterische Neurose			0.5	0.5	0.3	0.3
300.2	Phobie		0.5	1.0	2.0	0.5	1.3
300.3	Zwangsneurose						
300.4	Neurotische Depression	4.5	6.0	2.5	3.0	3.5	4.5
300.5	Neurasthenie						
300.6	Neurot. Depersonalisation						
300.7	Hypochondrische Neurose						
300.8	Andere	0.5	0.5	0.5	0.5	0.5	0.5
300.9	nnb						

ICD-Nr.	Psychische Erkrankungen	Innere Med. n1 = 200		Chirurgie n2 = 200		Gesamt ng = 400	
		Dg1	DgG	Dg1	DgG	Dg1	DgG
302	**Sex. Verhaltensabweich.**	**0.0**	**0.0**	**0.0**	**0.0**	**0.0**	**0.0**
302.x	gesamte Kategorie						
303	**Alkoholabhängigkeit**	**4.0**	**4.0**	**5.0**	**5.5**	**4.5**	**4.8**
303.0	Rausch	2.0	2.0			1.0	1.0
303.1	Chronischer Alkoholismus	2.0	2.0	5.0	5.5	3.5	3.8
303.2	Dipsomanie						
304	**Medikam./Drogenabh.**	**0.5**	**0.5**	**0.5**	**1.0**	**0.5**	**0.8**
304.0	Morphintyp						
304.1	Barbiturattyp						
304.2	Kocain und Derivate						
304.3	**Kannabis**						
304.4	Psychostimulantien						
304.5	Halluzinogene						
304.6	Andere			0.5	0.5	0.3	0.3
304.7	Politoxikomanie ohne Morphin	0.5	0.5			0.3	0.3
304.8	Politoxikomanie mit Morphin		0.5		0.5	0.0	0.5
304.9	nnb						
305	**Mißbrauch ohne Abhängigkeit**	**3.0**	**6.0**	**1.5**	**2.5**	**2.3**	**4.3**
305.0	Alkohol	2.0	3.5	0.5	1.0	1.3	2.3
305.1	Nikotin	1.0	2.0			0.5	1.0
305.2	Cannabis		0.5			0.0	0.3
305.3	Halluzinogene						
305.4	Barbiturate und Tranquil.			1.0	1.5	0.5	0.8
305.5	Morphintyp						
305.6	Kokaintyp						
305.7	Amphetamintyp						
305.8	Antidepressiva						
305.9	Andere und nnb						

Psychische Erkrankungen		Innere Med. n1 = 200		Chirurgie n2 = 200		Gesamt ng = 400	
ICD-Nr.		Dg1	DgG	Dg1	DgG	Dg1	DgG
306	**Funktionelle Störungen**	**4.0**	**4.5**	**1.5**	**2.0**	**2.8**	**3.3**
306.0	Muskulatur + Skelett	0.5	0.5		0.5	0.3	0.5
306.1	Atmungsorgane						
306.2	Herz-/Kreislauf	1.0	1.0			0.5	0.5
306.3	Haut						
306.4	Magen-Darm	1.5	1.5			0.8	0.8
306.5	Urogenitalsystem						
306.6	Endokrines System						
306.7	Sinnesorgane	0.5	0.5			0.3	0.3
306.8	Andere			1.0	1.5	0.5	0.8
306.9	nnb	0.5	1.0	0.5		0.5	0.5
307	**Spezielle Syndrome**	**0.0**	**0.0**	**1.5**	**1.5**	**0.8**	**0.8**
307.0	Stammeln/Stottern						
307.1	Anorexia nervosa						
307.2	Tics						
307.3	Stereotypien						
307.4	Spezifische Schlafstrg.			1.5	1.5	0.8	0.8
307.5	andere + nnb Eßstörungen						
307.6	Enuresis						
307.7	Enkopresis						
307.8	Psychalgie						
307.9	Andere + nnb						
308	**Akute Belastungsreaktion**	**0.5**	**2.0**	**1.0**	**1.0**	**0.8**	**1.5**
308.x	gesamte Kategorie	0.5	2.0	1.0	1.0	0.8	1.5
309	**Anpassungsstörung**	**8.5**	**9.5**	**9.5**	**11.0**	**9.0**	**10.3**
309.0	kurzdauernde depr. Reakt.	2.5	2.5	3.0	3.0	2.8	2.8
309.1	längerdauernde depr. Reaktion	5.5	6.5	6.5	8.0	6.0	7.3
309.2	A. mit emotionaler Symp.	0.5	0.5			0.3	0.3
309.3	A. im Sozialverhalten						
309.4	A. im Soz. mit emot. Sym.						
309.8	Andere						
309.9	nnb						

Psychische Erkrankungen		Innere Med. n1 = 200		Chirurgie n2 = 200		Gesamt ng = 400	
ICD-Nr.		Dg1	DgG	Dg1	DgG	Dg1	DgG
310	**Nichtpsychot. Strg. Nach Hirnschädigung**	**0.5**	**1.0**	**3.0**	**4.5**	**1.8**	**2.8**
310.0	Frontalhirnsyndrom						
310.1	Intelligenz oder Persönlichkeitsveräng. And. Typologie			2.5	4.0	1.3	2.0
310.2	Postkontusion. Syndrom			0.5	0.5	0.3	0.5
310.8	Andere						
310.9	nnb	0.5	0.5			0.3	0.3
312	**Störungen des Sozialverh.**	**0.0**	**0.0**	**0.5**	**0.5**	**0.3**	**0.3**
312.x	gesamte Kategorie			0.5	0.5	0.3	0.3
317	**Schwachsinn**	**1.5**	**1.5**	**0.0**	**0.0**	**0.8**	**0.8**
317.x	alle Formen	1.5	1.5			0.8	0.8

1.2
Punkt(7-Tage)prävalenz psychischer Störungen (ICD-10) bei internistischen und chirurgischen Patienten

Angegeben ist die Punkt(7-Tage-)prävalenz der Erstdiagnosen; diese sind wesentlich handlungsrelevant im Sinne der Untersuchung. Zweit- und Drittdiagnosen sind in der nachfolgenden Tabelle A.1.3 eingeschlossen. Die Angaben erfolgen in %. Da 400 Patienten klinisch untersucht wurden, sind zum Erhalt der Fallzahlen die Prozentangaben jeweils zu verdoppeln. Mit dem CIDI wurden 394 Patienten untersucht; die Prozentangaben sind zum Erhalt der entsprechenden Fallzahlen ebenfalls etwa zu verdoppeln. Die 2. Stelle hinter dem Komma ist gerundet. Zu beachten ist die Verteilung depressiver Störungen auf die F-Kategorien 31, 32, 33, 34.1, 34.2, 43.20, 43.21, 43.22. Die Gesamtprävalenz einzelner Krankheitsgruppen ist fettgedruckt.

Tab. A.1.2.
Psychische Störungen (ICD-10) aufgrund des klinischen Interviews (KI) und des CIDI (Angaben in %)

Psychische Störungen		Innere Med. KI Dg1	CIDI DgG	Chirurgie KI Dg1	CIDI DgG	Gesamt KI Dg1	CIDI DgG
F0	**Organische Störungen**	**16.0**	**20.0**	**17.0**	**16.5**	**16.5**	**18.3**
F00	Demenz/AT	3.0		3.5		3.3	
F01	Demenz/VT	6.5		5.5		6.0	
F02	Demenz/andere Erkr.	0.5		0.5		1.0	
F03	Demenz/nicht bez.	0.5		1.0		0.8	
F04	org. amnest. Syndrom			0.5		0.3	
F05	Delir/nicht d. Alk.						
F06	andere Störungen	3.0		4.5		3.8	
F07	Pers.-od. Verh.st.	2.5		1.5		2.0	
F08	nicht. bez. St.						
F1	**Strg. Psychtrope Subst.**	**8.0**	**3.5**	**8.0**	**5.0**	**8.0**	**4.3**
F10	Alkohol	7.0	3.5	5.5	4.5	6.3	4.0
10.0	akute Intoxikation	0.5				0.3	
10.1	schädlicher Gebrauch	2.5	1.5	0.5	1.5	1.5	1.5
10.2	Abhängigkeitssyndrom	2.5	2.0	4.0	3.0	3.3	2.5
10.3	Entzugssyndrom	0.5		0.5		0.5	
10.4	Entzugssyndrom/Delir	0.5				0.3	
10.x	andere Störungen	0.5		0.5		0.5	
F11	Opioide						
F12	Cannabis						
F13	Sedativa/Hypnotika			1.5		0.8	
F18	Lösungsmittel	0.5				0.3	
F19	mult. Substanzgebrauch	0.5		0.5	0.5	0.5	0.3
F1X	andere Substanzen			0.5		0.3	
F2	**Schizophrenie**	**1.0**	**0.5**	**0.0**	**0.0**	**0.5**	**0.3**
F20	Schizophrenie	1.0	0.5				
F21	schizotype Störung						
F22	anhaltende wahnh. St.						
F23	akute psychot. St.						
F24	induzierte wahnhaft. St.						
F25	schizoaffektive St.						
F2X	andere Störungen						

Psychische Störungen		Innere Med.		Chirurgie		Gesamt	
		KI Dg1	CIDI DgG	KI Dg1	CIDI DgG	KI Dg1	CIDI DgG
F3	**Affektive Störungen**	**9.5**	**9.5**	**6.5**	**7.0**	**8.0**	**8.3**
F30	manische Episode						
F31	bipolare affektive St.						
F32	depressive Episode	2.0	5.5	2.5	3.5	2.3	4.5
32.0	leicht		2.0	1.0	0.5	0.5	1.3
32.1	mittelgradig	1.5	2.5	1.0	1.5	1.3	2.0
32.2	schwer ohne psychot. St.	0.5	1.0	0.5	1.5	0.5	0.5
32.3	schwer mit psychot. St.						
32.x	andere						
F33	rezidivierende depre. St.	2.0	3.5	1.0	2.5	1.5	3.0
33.0	leicht			0.5		0.3	
33.1	mittelgradig	2.0	3.0		2.0	1.0	2.5
33.2	schwer ohne psychot. St.		0.5	0.5	0.5	0.3	0.5
33.3	schwer mit psychot. St.						
33.x	andere						
F34	anhaltende affektive St.	5.5	0.5	3.0	1.0	4.3	0.8
34.0	Zyklothymia						
34.1	Dysthymia	5.5	0.5	3.0	1.0	4.3	0.8
34.x	andere						
F3X	andere affektive St.						
F4	**neurotische etc. Störungen**	**10.5**	**2.5**	**13.0**	**2.5**	**11.8**	**2.5**
F40	phobische Störung	0.0	0.5	1.5	0.5	0.8	0.5
40.0	Agoraphobie			0.5		0.3	
40.1	soziale Phobien						
40.2	spezifische Phobien		0.5	1.0	0.5	0.5	0.5
40.x	andere Phobien						
F41	andere Angststörungen	0.0	0.0	0.5	0.5	0.3	0.3
41.0	Panikstörung						
41.1	generalisierte Angstst.				0.5		0.3
41.2	Angst- und depressive St.						
41.x	andere			0.5		0.3	
F42	Zwangsstörung	0.0	0.0	0.0	0.0	0.0	0.0

Psychische Störungen		Innere Med.		Chirurgie		Gesamt	
		KI Dg1	CIDI DgG	KI Dg1	CIDI DgG	KI Dg1	CIDI DgG
F43	Reaktionen	6.5	-	8.0	-	7.3	-
43.0	akute Belastungsreakt.			1.0		0.5	
43.1	posttraum. Belast.	0.5		0.5		0.5	
43.2	Anpassungsstörungen						
43.20	kurze depr. Reaktionen	3.5		3.5		3.5	
43.21	längere depr. Reaktionen	2.5		3.0		2.8	
43.22	Angst u. depr. Reaktionen						
43.2x	andere						
43.x	andere						
F44	dissoziative Störungen	0.0	0.5	0.5	0.5	0.3	0.5
44.0	dissoziative Amnesie						
44.1	dissoziative Fugue						
44.2	dissoziativer Stupor						
44.3	Trance oder Besessenheit						
44.4	dissoz. Bewegungsstör.			0.5	0.5	0.3	0.3
44.5	dissoz. Krampfanfälle		0.5				0.3
44.6	dissoz. Empfindungst.						
44.7	dissoz. St., gemischt						
44.x	andere						
F45	somatoforma Störungen	4.0	1.5	2.0	1.0	3.0	1.3
45.0	Somatisierungstörung	2.0		1.0		1.5	
45.1	undiff. Somat.st.	0.5		1.0		0.8	
45.2	hypochondrische St.						
45.3	somatof. Aut. Fnsst.						
45.30	kardiovaskulär	1.0				0.5	
45.31	ob. Gastrointest.	0.5				0.3	
45.32	unt. Gastrointest						
45.33	respiratorisch						
45.34	urogenital						
45.4	somatoforme Schmerzst.		1.5		1.0		1.3
45.x	andere						
F48	andere neurot. St.			0.5		0.3	
48.x	alle Störungen			0.5		0.3	
F5	**Verhaltungsauffälligkeit.**	**0.0**	**-**	**2.0**	**-**	**1.0**	**-**

Psychische Störungen		Innere Med.		Chirurgie		Gesamt	
		KI Dg1	CIDI DgG	KI Dg1	CIDI DgG	KI Dg1	CIDI DgG
F50	Eßstörungen						
50.0	Anorexia nervosa						
50.1	atypische Anorexie						
50.2	Bulimia nervosa						
50.3	atypische B.						
50.x	andere						
F51	nicht-org. Schlafst.			2.0		1.0	
51.0	nicht-org. Insomnie			2.0		1.0	
51.1	nicht-org. Hypersomnie			2.0		1.0	
51.x	andere						
F52	sexuelle Funktionsst.						
F53	St. im Wochenbett						
F55	Mißbrauch Subst. o. Abh.						
F5X	andere						
F7	Intelligenzminderung	1.5	-	-	-	-	-
F70	leichte	0.5					
F71	mittelgradige	0.5					
F72	schwere	0.5					
F9	**Verhaltens- und emot. Störung mit Beginn in Kindheit und Jugend**	0.0	0.0	0.5	-	0.3	-
F9x	alle Störungen			0.5		0.3	

1.3
Psychische Störungen in der Gesamtstichprobe: Addition der Erst-, Zweit- und Drittdiagnosen (Aktualdiagnosen)

In Tabelle A.1.3 angegeben ist die Punkt(7-Tage-)prävalenz der Summe der Erst-, Zweit- und Drittdiagnosen, die innerhalb der letzten sieben Tage vor der Untersuchung bestanden haben. Die Angaben erfolgen in %. Da 400 Patienten klinisch untersucht wurden, sind zum Erhalt der Fallzahlen die Prozentangaben jeweils zu verdoppeln. Mit dem CIDI wurden 394 Patienten untersucht; die Prozentangaben sind zum Erhalt der entsprechenden Fallzahlen ebenfalls etwa zu verdoppeln. Die 2. Stelle hinter dem Komma ist gerundet. Zu beachten ist die Verteilung depressiver Störungen auf die F-Kategorien 31, 32, 33, 34.1, 34.2, 43.20, 43.21, 43.22. Die Gesamtprävalenz einzelner Krankheitsgruppen ist fettgedruckt.

Tab. A.1.3
Psychische Störungen (ICD-10) aufgrund des klinischen Interviews (KI) und des CIDI (Angaben in %)
(Angegeben ist die Punktprävalenz für die Summe der Erst-, Zweit- und Drittdiagnosen)

Psychische Störungen		Innere Med.		Chirurgie		Gesamt	
		KI Dg1	CIDI DgG	KI Dg1	CIDI DgG	KI Dg1	CIDI DgG
F0	Organische Störungen	16.5	21.5	19.0	18.0	17.8	19.8
F00	Demenz/AT	3.0		3.5		3.3	
F01	Demenz/VT	6.5		6.5		6.5	
F02	Demenz/andere Erkr.	0.5		0.5		1.0	
F03	Demenz/nicht bez.	0.5		1.0		0.8	
F04	org. amnest. Syndrom			0.5		0.3	
F05	Delir/nicht d. Alk.						
F06	andere Störungen	3.0		5.0		4.0	
F07	Pers.- oder. Verh.st.	3.0		2.0		2.5	
F08	nicht. bez. St.						
F1	Strg. Psychtrope Subst.	11.5	4.5	10.5	5.0	11.0	4.8
F10	Alkohol	9.5	4.5	7.0	4.5	8.3	4.5
10.0	akute Intoxikation	0.5		0.5		0.5	
10.1	schädlicher Gebrauch	5.0	2.5	1.0	1.5	3.0	2.0
10.2	Abhängigkeitssyndrom	2.5	2.0	4.5	3.0	3.5	2.5
10.3	Entzugssyndrom	0.5		0.5		0.5	
10.4	Entzugssyndrom/Delir	0.5				0.3	
10.x	andere Störungen	0.5		0.5		0.5	
F11	Opioide						
F12	Cannabis	0.5				0.3	
F13	Sedativa/Hypnotika			2.0		1.0	
F18	Lösungsmittel	0.5				0.3	
F19	mult. Substanzgebrauch	1.0		1.0	0.5	1.0	0.3
F1X	andere Substanzen			0.5		0.3	

Psychische Störungen		Innere Med.		Chirurgie		Gesamt	
		KI Dg1	CIDI DgG	KI Dg1	CIDI DgG	KI Dg1	CIDI DgG
F2	Schizophrenie	1.0	0.5	0.0	0.5	0.5	0.5
F20	Schizophrenie	1.0	0.5	0.0	0.5	0.5	0.5
F21	schizotype Störung	1.0	0.5	0.0	0.5	0.5	0.5
F22	anhaltende wahnhafte St.						
F23	akute psychot. St.						
F24	induzierte wahnhafte St.						
F25	schizoaffektive St.						
F2X	andere Störungen						
F3	**Affektive Störungen**	**11.5**	**9.5**	**7.5**	**7.5**	**9.5**	**8.5**
F30	manische Episode						
F31	bipolare affektive St.						
F32	depressive Episode	**2.0**	**5.5**	**3.0**	**4.0**	**2.3**	**4.5**
32.0	leicht		2.0	1.0	0.5	0.5	1.3
32.1	mittelgradig	1.5	2.5	1.5	2.0	1.5	2.3
32.2	schwer ohne psychot. St.	0.5	1.0	0.5	1.5	0.5	0.5
32.3	schwer mit psychot. St.						
32.x	andere						
F33	rezidivierende depr. St.	**2.0**	**3.5**	**1.5**	**2.5**	**1.8**	**3.0**
33.0	leicht			1.0		0.5	
33.1	mittelgradig	2.0	3.0		2.0	1.0	2.5
33.2	schwer ohne psychot. St.		0.5	0.5	0.5	0.3	0.5
33.3	schwer mit psychot. St.						
33.x	andere						
F34	anhaltende affektive St.	**7.5**	**0.5**	**3.0**	**1.0**	**5.3**	**0.8**
34.0	Zyklothymia						
34.1	Dysthymia	7.5	0.5	3.0	1.0	5.3	0.8
34.x	andere						
F3X	andere affektive St.						

Psychische Störungen		Innere Med.		Chirurgie		Gesamt	
		KI Dg1	CIDI DgG	KI Dg1	CIDI DgG	KI Dg1	CIDI DgG
F4	neurotische etc. Störungen	13.0	5.0	17.0	3.0	15.0	4.0
F40	phobische Störung	0.5	2.0	3.0	0.5	1.8	1.3
40.0	Agoraphobie		0.5	0.5		0.3	0.3
40.1	soziale Phobien			0.5		0.3	
40.2	spezifische Phobien	0.5	1.5	2.0	0.5	1.3	1.0
40.x	andere Phobien						
F41	andere Angststörungen	0.0	0.0	1.0	0.5	0.5	0.3
41.0	Panikstörung						
41.1	generalisierte Angstst.				0.5		0.3
41.2	Angst- u. depressive St.			0.5		0.3	
41.x	andere			0.5		0.3	
F42	Zwangsstörung	0.0	0.0	0.0	0.0	0.0	0.0
F43	Reaktionen	8.0	-	9.0	-	8.5	-
43.0	akute Belastungsreakt.			1.0		0.5	
43.1	posttraum. Belast.	0.5		0.5		0.5	
43.2	Anpassungsstörungen						
43.20	kurze depr. Reaktionen	3.5		3.5		3.5	
43.21	längere depr. Reaktionen	3.0		4.0		3.5	
43.22	Angst u. depr. Reaktionen	0.5				0.3	
43.2x	andere	0.5				0.3	
43.x	andere						
F44	dissoziative Störungen	0.0	1.0	0.0	0.5	0.3	0.8
44.0	dissoziative Amnesie						
44.1	dissoziative Fugue						
44.2	dissoziativer Stupor						
44.3	Trance oder Besessenheit						
44.4	dissoz. Bewegungstörung		0.5	0.5	0.5	0.3	0.5
44.5	dissoz. Krampfanfälle		0.5				0.3
44.6	dissoz. Empfindungst.						
44.7	dissoz. St., gemischt						
44.x	andere						

Psychische Störungen		Innere Med.		Chirurgie		Gesamt	
		KI	CIDI	KI	CIDI	KI	CIDI
		Dg1	DgG	Dg1	DgG	Dg1	DgG
F45	somatoforme Störungen	4.5	2.5	3.0	1.5	3.8	2.0
45.0	Somatisierungsstörung	2.0		1.5		1.8	
45.1	undiff. Somat. St.	0.5		1.0		0.8	
45.2	hypochondrische St.						
45.3	somatof.aut. Fnsst.						
45.30	kardiovaskulär	1.0				0.5	
45.31	ob. Gastrointest.	0.5				0.3	
45.32	unt. Gastrointest.						
45.33	respiratorisch						
45.34	urogenital						
45.4	somatoforme Schmerzst.	0.5	2.5	0.5	1.5	0.5	2.0
45.x	andere						
F48	andere neurot. St.			0.5		0.3	
48.x	alle Störungen			0.5		0.3	
F5	Verhaltensauffälligkeiten	0.0	-	2.5	-	1.0	-
F50	Eßstörungen						
50.0	Anorexia nervosa						
50.1	atypische Anorexie						
50.2	Bulimia nervosa						
50.3	atypische B.						
50.x	andere						
F51	nicht-org. Schlafst.			2.5		1.0	-
51.0	nicht-org. Insomnie			2.5		1.0	-
51.1	nicht-org. Hypersomnie						
51.x	andere						
F52	sexuelle Funktionsst.						
F53	St. im Wochenbett						
F55	Mißbrauch Subst. o. Abh.						
F5X	andere						
F7	Intelligenzminderung	1.5	-	-		-	
F70	leichte	0.5					
F71	mittelgradige	0.5					
F72	schwere	0.5					
F9	Verhaltens- und emot. Störung mit Beginn in Kindheit und Jugend	0.0	0.0	0.5	-	0.3	-
F9x	alle Störungen			0.5		0.3	-

Hinweise zur Bewertung der Tabellen A.1.1 - A.1.3

Bei der Betrachtung der Prävalenzziffern in den Tabellen A.1.1. bis A.1.3. ist offensichtlich, daß bei vielen Störungseinheiten nur sehr geringe Fallzahlen gefunden werden, häufig nicht mehr als 1-3 Fälle, entsprechend 0,5-1,5% in den Teilstichproben bzw. 0.3-0.8% (gerundet) in der Gesamtstichprobe. Bei insgesamt 400 Personen existiert zwar eine recht große Zahl von Ereignismöglichkeiten, für viele diagnostische Einheiten ist jedoch die Ereigniswahrscheinlichkeit ausgesprochen gering. Zudem erfolgt das Eintreffen von Ereignissen (Auftreten von Diagnosen) weitgehend unabhängig; vom seltenen Fall einer eventuell vermutbaren systematischen Kombination von Diagnosen bei mehreren Personen kann abgesehen werden. Es ist daher zu vermuten, daß die Poisson-Verteilung gilt. Soll nun mit vertretbarer Sicherheit (Irrtumswahrscheinlichkeit < 0.05) auf die Verteilung in einer Grundgesamtheit geschlossen werden, so ist die Angabe eines Vertrauensbereichs sinnvoll. Angegeben wird im folgenden der nicht-zentrale Vertrauenbereich nach Crow und Gardner (1959) jeweils für häufiger auftretende Fallzahlen bzw. Prozentwerte. Die folgende Liste dient als Hilfsmittel zur Interpretation geringer Prävalenzraten der o.g. Tabellen. Die in den vorausgehenden Tabellen angegebenen Prozentwerte variieren also mit 95% Wahrscheinlichkeit in den Grenzen von VB/%.

Vertrauensbereiche (p≤0.05) für kleine Fallzahlen

N = 400

n	%	VB/n	VB/%
1	0.25	0.05- 5.32	0.01-1.33
2	0.50	0.35- 6.68	0.08-1.67
3	0.75	0.82- 8.10	0.20-2.03
4	1.00	1.36- 9.60	0.34-2.40
5	1.25	1.97-11.17	0.49-2.79
6	1.50	2.61-12.81	0.65-3.20
7	1.75	3.28-13.76	0.82-3.44
8	2.00	3.28-14.92	0.82-3.73
9	2.25	4.46-16.77	1.16-4.19
10	2.50	5.32-17.63	1.33-4.41

Tabelle A1.4
Diagnostische Übereinstimmung für psychische Störungen (ICD-10) aufgrund der Durchführung des CIDI

F- Nr.	Diagnose	κ
00.	Organische Hirnleistungsstörung	1.00
10.20	Alkoholabhängigkeit	1.00
20.	Schizophrenie	1.00
32.20	Depressive Episode, leicht	0.73
33.10	Rezidivierende depr. Störung, Episode mittelschwer	0.76
33.20	Rezidivierende depr. Störung, Episode schwer	0.90
40.00	Agoraphobie ohne Panikstörung	1.00
40.10	Soziale Phobien	1.00
40.20	Spezifische Phobien	1.00
41.1	Panikstörung	1.00
44.4	Dissoziative Bewegungsstörungen	1.00
44.5	Dissoziative Krampfanfälle	1.00
44.6	Dissoziative Sensibilitätsstörungen	1.00
gesamt		0.92

Tabelle A1.5
Diagnostische Übereinstimmung für psychische Störungen nach DSM-III-R aufgrund Durchführung des CIDI

DSM-III-R- Nr.	Diagnose	κ
290	Organische Hirnleistungsstörung	1.00
295	Schizophrenie	1.00
296.23	Major Depression, einzelne Episode	1.00
296.31	Major Depression, rezidivierend, leicht	1.00
296.32	Major Depression, rezidivierend, mittel	0.46
296.33	Major Depression, rezidivierend, schwer	0.83
300.21	Agoraphobie mit Panikattacken	1.00
300.22	Agoraphobie ohne Panikattacken	1.00
300.23	Soziale Phobie	1.00
300.29	Einfache Phobie	1.00
300.40	Dysthymie	1.00
305.00	Alkoholmißbrauch	1.00
gesamt		0.93

Tabelle A1.6
Diagnostische Übereinstimmung für psychiatrische Erkrankungen nach ICD-9

ICD-Nr.	Diagnose	κ
290.0	Senile Demenz	1.00
295.3	Schizophrenie, paranoider Typus	0.75
296.3	Depression bei Zyklothymie	1.00
300.0	Angstneurose	0.72
300.1	Hysterische Neurose	1.00
300.2	Phobie	0.47
300.4	Neurotische Depression	0.62
303.1	Chronischer Alkoholismus	1.00
309.1	Depressive Reaktion	0.54
gesamt		0.80

Tabelle A1.7
Diagnostische Übereinstimmung für psychische Störungen nach ICD-10, klinische Diagnosen

F- Nr.		κ
00.1	Demenz Alzheimer, früher Beginn	1.00
10.2	Alkohol, Abhängigkeitssyndrom	1.00
20.0	Schizophrenie, paranoid	1.00
31.3	Bipolare aff. Störung, depr. Episode	0.73
33.1	Rezidiv. depr. Störung, mittelgradig	1.00
34.1	Dysthymie	0.05
40.0	Phobische Störung	1.00
41.0	Panikstörung	1.00
41.2	Angst- und depressive Störung	1.00
43.2	Depressive Reaktion (kurz)	0.64
gesamt		0.87

Tabelle A 1.8
Punktprävalenz (%) von Zweit- und Drittdiagnosen psychischer Störungen (ICD-10, Schweregrad 2-4) bei internistischen Patienten sowie Addition zu Erstdiagnosen.

	Diagnose klinisch 2.+3.	Diagnose CIDI 2.+3.	Diagnose klinisch gesamt	Diagnose CIDI gesamt
F0 Oganische, einschließlich symptomatischer psychischer Störungen	0.5	1.5	16.5	21.5
F1 Psychische und Verhaltensstörungen durch psychotrope Substanzen	3.5	1.0	11.5	4.5
F2 Schizophrenie, schizotype und wahnhafte Störungen	0.0	0.0	1.0	0.5
F3 Affektive Störungen	2.0	0.0	11.5	9.5
F4 Neurotische, Belastungs- und somatoforme Störungen	2.5	2.5	13.0	5.0
F5 Verhaltensauffälligkeiten mit körperlichen Störungen und Faktoren	0.0	-	0.0	-
F7 Intelligenzminderung	0.0	-	1.5	-
gesamt	8.5	5.0	55.0	41.0

Tabelle A1.9
Punktprävalenz (%) von Zweit- und Drittdiagnosen psychischer Störungen
(ICD-10, Schweregrad 2-4) bei chirurgischen Patienten sowie Addition
zu Erstdiagnosen.

	Diagnose klinisch 2+3	Diagnose CIDI 2+3	Diagnose klinisch gesamt	Diagnose CIDI gesamt
F0 Organische, einschließlich symptomatischer psychischer Störungen	2.0	1.5	19.0	18.0
F1 Psychische und Verhaltensstörungen durch psychotrope Substanzen	2.5	0.0	10.5	5.0
F2 Schizophrenie, schizotype und wahnhafte Störungen	0.0	0.5	0.0	0.5
F3 Affektive Störungen	1.0	0.5	7.5	7.5
F4 Neurotische, Belastungs- und somatoforme Störungen	4.0	0.5	17.0	3.0
F5 Verhaltensauffälligkeiten mit körperlichen Störungen und Faktoren	0.5	-	2.5	-
F7 Intelligenzminderung	0.0	-	0.0	-
F9 Verhaltens- und emotionale Störungen mit Beginn in Kindheit/Jugend	0.0	-	0.5	-
gesamt	*10.0*	*3.0*	*57.0*	*34.0*

Tabelle A1.10
Vergleich der Kennvariablen internistischer Stichprobenpatienten mit Bedarf an psychiatrischer Intervention (n1 = 77) mit allen internistischen Patienten (außer Notaufnahme und Intensivstation), bei denen 1992 ein psychiatrisches Konsil durchgeführt wurde (n2 = 313).
(Die Zahlen in Klammern geben die Fälle in der Stichprobe an.)

Kennvariablen	Stichprobe n1 = 77	Konsilpatienten n2 = 313
Frauenanteil (%) (Geschlechtsdifferenz n.s.)	50.5	52.1
Altersverteilung (Jahre, gruppiert)		
15-24	2.6	0.6
25-34	10.4	2.9
35-44	10.4	9.3
45-54	16.9	19.2
55-64	7.8	16.3
65-74	22.1	26.5
75-	29.9	25.2

(ab Gruppe 25-34: $\chi^2 = 13.591$, df = 5, p<0.05)

Diagnosen		n=292
Chronische organische Psychosen (ICD 290,294,310)	28.6	27.0
Akute organische Psychosen (ICD 291,293)	6.5	9.9
Schizophrenie u.a. Psychosen (ICD 295,297,298)	1.3	5.9*
Affektive Psychosen (ICD 296)	3.9	8.6
Neurosen (ICD 300)	15.6	3.9*
Substanzmißbrauch (ICD 303,304,305)	16.9	19.7
Reaktionen (ICD 308,309)	16.9	19.0
Körperliche Funktionsstörungen (ICD 306, 316)	9.1	2.0*
Oligophrenien (ICD 317,318)	1.3	0.0
(keine Diagnose: 4.0)	-	

(* p ≤ 0.05, Sokal-Rohlf-Test)

Tabelle A1.11
Vergleich der Kennvariablen chirurgischer Stichprobenpatienten mit psychischen Störungen und Bedarf an psychiatrischer Intervention (n1 = 76) mit allen chirurgischen Patienten (außer Notaufnahme und Intensivstation), bei denen 1992 ein psychiatrisches Konsil ausgeführt wurde (n2 = 180).
(Die Zahlen in Klammern geben die Fälle in der Stichprobe an.)

Kennvariablen	Stichprobe n1 = 76	Konsilpatienten n2 = 180
Frauenanteil (%) (T = 0.231, n.s.)	53.0	48.3
Altersverteilung (Jahre, gruppiert)		
15-24	2.6	3.3
25-34	10.4	20.0
35-44	10.4	13.9
45-54	16.9	12.2
55-64	7.8	16.1
65-74	22.1	15.6
75-	29.9	18.9
(χ^2 = 10.9, df = 6, n.s.)		
Verteilung der Diagnosen (ICD-9)	n3=163	
Chronische org. Psychosen (ICD 290,294,310)	26.3	20.2
Akute organische Psychosen (ICD 291,293)	5.2	23.3*
Schizophrene u.a. Psychosen (ICD 295,297,298)	0.0	4.9
Affektive Psychosen (ICD 296)	2.6	3.7
Neurosen (ICD 300)	14.5	4.3*
Substanzmißbrauch (ICD 303,304,305)	18.4	24.6
Reaktionen (ICD 308,309)	27.7	18.4
Körperliche Funktionsstörungen (ICD 306,316)	3.9	0.6
Störung des Sozialverhaltens (ICD 312)	1.3	0.0
(* p ≤ 0.05, Sokal-Rohlf-Test)		

Tabelle A1.12

Vergleich soziodemographischer Merkmale depressiver und psychiatrisch unauffälliger Allgemeinkrankenhauspatienten

	Depression (n1 = 58)	Unauffällig (n2 = 213)	
Geschlechtsverteilung (n)			
Frauen (n = 137)	34	103	
Männer (n = 134)	24	110	
			$\chi^2 = 1.9$, df = 1, n.s
Altersverteilung (%)			
15-24	1.7	6.1	
25-34	8.6	7.5	
35-44	6.8	7.0	
45-54	13.8	12.7	
55-64	15.5	14.1	
65-74	27.6	23.9	
75-84	22.4	23.9	
85-	3.4	4.7	
			$\chi^2 = 2.3$, df = 7, n.s.
Familienstand (%)			
ledig	8.6	12.2	
verheiratet	50.0	56.3	
geschieden	8.6	6.6	
verwitwet	32.8	24.9	
			$\chi^2 = 2.2$, df = 3, n.s.

Tabelle A1.13
Schweregrad der aktuellen somatischen Erkrankung bei Patienten ohne psychische Störung und mit Depression
(Angaben in % der Störungskategorien, nur die beurteilbaren Fälle werden einbezogen)

Schweregradtypus	Depression	Unauffällig
Medizinischer Schweregrad	n1=56	n2=212
leicht	5.4	8.0
mittel	25.0	36.8
schwer	32.1	40.6
sehr schwer	37.5	14.6

$\chi^2 = 15.0$, df = 3, p $\leq$ 0.01; Cramer's V = 0.24;
Prozentsatzdifferenz "sehr schwer": T = 2.8, p $\leq$ 0.05

Vitale Bedrohung	n1=56	n2=213
keine	46.4	57.1
möglich	30.4	33.0
wahrscheinlich	17.9	6.1
sicher	5.4	3.8

$\chi^2 = 8.4$, df = 3, p $\leq$ 0.05; Cramer's V = 0.18;
Prozentsatzdifferenz "wahrscheinlich" + "sicher" T = 2, p $\leq$ 0.05

Subjektive Beeinträchtigung	n1=57	n2=213
beschwerdefrei	5.3	6.1
gering	15.8	25.4
deutlich	33.3	41.8
ausgeprägt	29.8	23.5
sehr schwer	15.8	3.3

$\chi^2 = 15.2$, df = 4, p $\leq$ 0.01; Cramer's V = 0.24;
Prozentsatzdifferenz "ausgeprägt" + "sehr schwer" T = 1.9, n.s.

ANHANG 2:
Untersuchungsinstrumente und Skalen

A2.1

Schweregradeinteilung psychischer Störungen (modifiziert nach Cooper, 1978)

Die Schweregrade psychischer Störungen wurden in folgender Weise klassifiziert:

0: keine psychiatrische Auffälligkeit

1: leichte psychische Auffälligkeit oder einzelne identifizierbare Symptome, die jedoch den Probanden nicht sonderlich belasten und auch zu keiner Anstrengung zur Krankheitsbewältigung veranlassen (eine medizinische Intervention ist im allgemeinen nicht notwendig).

2: deutliche psychische Störung, die Symptomatik ist unübersehbar vorhanden und führt zu einer gewissen Beeinträchtigung, mit der sich der Proband auseinandersetzt. Der Proband wird jedoch nicht aus bestimmten Lebensbereichen ausgeschlossen (eine allgemeinärztliche Versorgung kann erforderlich sein, in machen Fällen auch eine spezialisierte Versorgung, z.B. Psychotherapie).

3: schwere psychische Störung mit erheblicher Beeinträchtigung, die psychische Erkrankung führt zu einschneidenden Belastungen und unübersehbaren, z.T. erheblichen Behinderungen in bestimmten Lebensbereichen (im allgemeinen ist eine Überweisung zu einem Psychiater, in bestimmten Fällen auch zu Psychotherapeuten oder Beratungsstellen erforderlich).

4: sehr schwere psychische Störung, die Intensität der Störung hat für den Probanden ein ausgesprochen quälendes Ausmaß erreicht, in vielen Lebensbereichen treten schwere Behinderungen durch die Erkrankung auf, der Erkrankte ist in seinen Möglichkeiten stark eingeschränkt (im allgemeinen ist die Einweisung in eine psychiatrische oder psychosomatische Klinik erforderlich).

A2.2
Klassifikation der Schweregrade somatischer Erkrankungen

Die Klassifikation der Schweregrade somatischer Erkrankungen erfolgte auf drei Achsen:

Achse 1:   medizinischer ("objektiver") Schweregrad

Einteilung: leicht, mittelgradig, schwer, sehr schwer

Achse 2:   Ausmaß der Lebensbedrohung

Einteilung: keine, möglich, wahrscheinlich, sicher

Achse 3:   Ausmaß der subjektiven Beeinträchtigung/ Behinderung durch die vorliegende Erkrankung

Einteilung: keine, leicht, mittelschwer, schwer, sehr schwer

A.2.3

Klassifikation möglicher Zusammenhänge zwischen somatischen und psychiatrischen Erkrankungen

Die in der Studie angewandte Klassifikation wurde auf der Grundlage der Vorschläge von Goldberg(1989) und Mayou und Sharpe (1991) entwickelt. Dabei wurde die Situation der Datenerhebung einer Studie im Krankenhaus berücksichtigt. Die Untersuchung am Krankenbett ist durch die Belastungsgrenzen des Patienten und zeitliche Einschränkungen gekennzeichnet und muß sich in vielen Fällen auf direkt erfragbare Symptome und Verhaltensweisen sowie auf die aktuelle Lebensproblematik beschränken.

Psychologische Faktoren in der Entstehung somatischer Erkrankungen, aus empirischer und epidemiologischer Sicht umstritten, sind in den gegebenen Untersuchungssituationen nicht erfaßbar. Die Möglichkeit einer gemeinsamen Ursache für eine psychiatrische und eine gleizeitig bestehende somatische Erkrankung muß zwar prinzipiell berücksichtigt werden. Die empirische Fundierung dieser Möglichkeit ist schwach. Zum anderen sind die Erhebungsmöglichkeiten für diesen Zusammenhangstyp im Krankenhaus kaum in reliabler Weise gegeben. Mayou und Sharpe(1991) führen als Beispiel die Wirkung von Lebensereignissen auf eine sowohl somatische wie psychische Störung an. Diese Möglichkeit muß vor allem bei körperlichen Traumata im Rahmen von Unfällen diskutiert werden. Sie wurde in der vorliegenden Studie jedoch nicht als eigenständiger Typus aufgefaßt, sondern anderen Zusammenhangsmöglichkeiten zugeordnet.

In die für die vorliegende Studie erarbeitete Klassifikation wurde jedoch die Möglichkeit der Verstärkung (und/ oder Modifikation) einer unabhängig entstandenen psychischen bzw. körperlichen Symptomatik durch eine körperliche bzw. psychische Erkrankung aufgenommen. Das Phänomen der Verstärkung oder Modifikation bleibt in beiden Klassifikationen unberücksichtigt, stellt jedoch ebenfalls einen eigenständigen Modus körperlich-psychischer Interdependenz dar. Sowohl in der hausärztlichen als auch der psychiatrischen Praxis, aber auch in Krankenhausabteilungen ist das Phänomen der Symptomverstärkung häufig beobachtbar. Wissenschaftlich und praktisch ist von besonderem Interesse, daß körperliche oder psychische Symptome und Befunde, die für sich genommen, noch nicht eine Ausprägung angenommen haben, die die Annahme eines manifesten Krankheitsbildes rechtfertigen würde (also z.B. im epidemiologischen Sinn unterschwellig bleiben), durch eine hinzutretende psychische oder körperliche Erkrankung klinisch manifest werden und damit oft zu therapeutischen Interventionen führen. In dieser Situation besonders ausgeprägter Verflechtung von Symptomhintergründen ist die Abgrenzung des somatisch bedingten vom psychisch bedingten Anteil prinzipiell schwierig.

Beispiele:

1.
Ein Patient mit langjähriger Neigung zu leichter Traurigkeit und geringer Beeinträchtigung des Antriebs, einer Symptomatik die die Diagnose einer Dysthymie (ICD-10) noch nicht rechtfertigt, entwickelt im Zusammenhang mit einer chronisch myeloischen Leukämie einen anhaltenden depressiven Verstimmungszustand, der jetzt die Kriterien der Dystymie erfüllt. Unabhängig von Überlegungen zur möglichen Ätiologie der Symptomverstärkung, ist weder die Behauptung ausreichend gerechtfertigt, die Dysthymie sei als Folge der Myelose entstanden, noch die Annahme, die Dysthymie sei unabhängig von der Myelose aufgetreten. Wahrscheinlich ist vielmehr, daß die körperliche Erkrankung (verschiedene Mechanismen sind denkbar) zu einer Verstärkung, eventuell Modifikation, der depressiven Symptomatik geführt hat, die jetzt als psychiatrische Erkrankung aufzufassen ist.

2.
Eine Patientin mit leichter Lumbago infolge eines M. Bechterew entwickelt nach dem Verlust ihres Partners eine längerdauernde depressive Reaktion. Mit zunehmender Ausprägung der depressiven Symptomatik nehmen auch die Rückenschmerzen zu. Es wäre nicht gerechtfertigt, die Rückenschmerzen ausschließlich als Folge der depressiven Reaktion i.S. einer Somatisierung aufzufassen; dies gälte allenfalls für ihre Verstärkung, ebensowenig könnten Lumbago und depressive Reaktion als unabhängig angesehen werden. Wahrscheinlich ist demgegenüber, daß die depressive Reaktion zur Verstärkung (auch eine Modifikation wäre denkbar) der bereits bestehenden Beschwerden geführt hat. Auch wenn sich an den erhobenen apparativen Befunden nichts geändert hat,

so hat doch die klinische Symptomatik zugenommen, ein Umstand, der wiederum in eine intensivierte somatische Behandlung führen kann.

Beide Beispiele zeigen die bekannte enge Verflechtung somatischer und psychischer Symptome ("Überlagerung"), der unabhängig vom jeweiligen konkreten Fall und der vermuteten Ätiologie in einer Klassifikation möglicher Zusammenhänge somatischer und psychischer Erkrankungen Rechnung getragen werden sollte.

Die folgende Klassifikation wurde daher in der vorliegenden Studie verwandt:

1. Somatische und psychiatrische Erkrankung existieren unabhängig voneinander

2. Somatische und psychiatrische Erkrankung existieren unabhängig voneinander, die Symptomatik der psychiatrischen Erkrankung wird jedoch durch die somatische Erkrankung verstärkt oder modifiziert

3. Die psychiatrische Erkrankung ist aufgrund der somatischen Erkrankung entstanden

4. Die somatische Erkrankung ist aufgrund der psychiatrischen Erkrankung entstanden

5. Die somatischen Symptome sind ausschließlich Ausdruck einer psychiatrischen Erkrankung

6. Die somatischen Symptome beruhen auf einer somatischen Erkrankung, werden jedoch durch psychische Faktoren verstärkt oder modifiziert

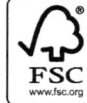

MIX
Papier aus verantwortungsvollen Quellen
Paper from responsible sources
FSC® C105338

If you have any concerns about our products,
you can contact us on
ProductSafety@springernature.com

In case Publisher is established outside the EU,
the EU authorized representative is:
**Springer Nature Customer Service Center GmbH
Europaplatz 3, 69115 Heidelberg, Germany**

Printed by Libri Plureos GmbH
in Hamburg, Germany